GRUNDRISS DER MEDIZIN DER ALTEN ÄGYPTER II

HERMANN GRAPOW

VON DEN MEDIZINISCHEN TEXTEN

Art, Inhalt, Sprache und Stil der medizinischen Einzeltexte sowie Überlieferung, Bestand und Analyse der medizinischen Papyri

Unveränderter Nachdruck

AKADEMIE-VERLAG · BERLIN
1959

Erschienen im Akademie-Verlag GmbH, Berlin W 8, Mohrenstraße 39
Lizenz-Nr. 202 · 100/76/59
Offsetdruck VEB Druckerei „Thomas Müntzer" Bad Langensalza
Bestell- und Verlagsnummer: 3014/2
Printed in Germany
ES 7 L

Vorwort

Dieser zweite Band des Grundrisses soll einen Einblick in das medizinische Schrifttum vermitteln, noch bevor unsere Übersetzung der Texte vorgelegt werden kann. Das Buch stellt teilweise eine erweiterte und verbesserte Neubearbeitung der Untersuchungen dar, die ich vor zwanzig Jahren über die Medizinischen Papyrus durchgeführt habe. Und ich habe hier und da einzelnes aus ihnen übernommen. Aber alles beruht auf erneuter Durchforschung der Texte von mir und meinen Mitarbeitern Dr. v. Deines und Dr. Westendorf, von deren Beobachtungen manches auch schon diesen „Prolegomena" zugute gekommen ist, ohne ausdrücklich gekennzeichnet zu sein. Unsere Zusammenarbeit ist eine so enge, daß wir unser sogenanntes geistiges Eigentum zunächst weder auseinanderhalten können noch wollen. Über die Aufteilung des Stoffes habe ich in den Vorbemerkungen gesprochen, auf den vorbereiteten dritten Band ist auf Seite 60 hingewiesen worden. Das Register habe ich knapp gehalten und in ihm vieles nicht wiederholt, das sich aus dem Inhaltsverzeichnis ergibt.

Berlin, im Februar 1955

Hermann Grapow

Inhaltsverzeichnis

Zweiter Teil:
Überlieferung und Bestand, Analyse und Inhalt der medizinischen Papyrus

Vorbemerkungen

Unter den zweiundvierzig „Hermetischen Büchern“ der Ägypter, die Clemens Alexandrinus nennt[1]), sollen auch sechs medizinischen Inhalts gewesen sein: 1. „über den Bau des Körpers“; 2. „über die Krankheiten“; 3. „über die Geräte (des Arztes)“; 4. „[über] die Heilmittel“; 5. „über die Augen[krankheiten]“[2]); 6. „über die Zustände der Frauen“. Diese Bücher sind für uns verloren, und wir vermögen uns auch keine Vorstellung davon zu machen, wie umfangreich sie gewesen sein mögen, wie sie angelegt waren und welchen Inhalt sie im einzelnen hatten. Denn darüber erfahren wir von Clemens nichts. Gleichwohl ist die Mitteilung, daß es damals (Clemens schrieb um 200 post) solche systematischen medizinischen Werke gegeben haben soll, für uns von Interesse, zumal wir auch sonst Nachrichten haben, die dazu stimmen. So erzählt Diodor, der etwa um 50 ante seine Geschichtsbibliothek zusammenschrieb, von einem heiligen, für die ägyptischen Ärzte verbindlichen Buch, das die gesetzlich vorgeschriebenen Behandlungsweisen enthalten habe, wie sie von zahlreichen berühmten Ärzten älterer Zeit verfaßt worden seien[3]). Und das wunderliche Buch „Über die Hieroglyphen“[4]) eines gewissen (d. h. uns nicht näher bekannten oder faßbaren)

---

[1]) Strōmata VI 37, 3: *ἓξ οἱ παστοφόροι ἰατρικὰς οὔσας περί τε τῆς τοῦ σώματος κατασκευῆς καὶ περὶ νόσων καὶ περὶ ὀργάνων καὶ [περὶ] φαρμάκων καὶ περὶ ὀφθαλμ⟨ι⟩ῶν καὶ τὸ τελευταῖον περὶ τῶν γυναικείων.*

[2]) Die einzige Handschrift der Strōmata gibt *ὀφθαλμῶν* „Augen“, was v. Wilamowitz in der Kirchenväterausgabe der Berliner Akademie in *ὀφθαλμιῶν* „Augenleiden“ verbessert hat, möglicherweise nicht mit Recht. Jedenfalls lautet die Überschrift der vielen im Pap. Ebers enthaltenen Rezepte für Augenleiden „Sammelbuch (*dmḏ·t*) von den Augen“, nicht „von Augenkrankheiten“; vgl. unten Seite 122 das Nähere. Aber damit will ich nur den überlieferten Text bei Clemens verteidigen, keineswegs etwa sagen, daß ich glaube, das Augenbuch im Pap. Ebers habe dem in den Strōmata genannten Buch entsprochen.

[3]) Diodor I 82 (nach der Ausgabe von J. Bekker, Teubner, Leipzig 1853): *οἱ ἰατροὶ ..... τὰς θεραπείας πρωσάγουσι κατὰ νόμον ἔγγραφον ὑπὸ πολλῶν καὶ δεδοξασμένων ἰατρῶν ἀρχαίων συγγεγραμμένον.* Diese *νόμοι* entnahmen die Ärzte *ἐκ τῆς ἱερᾶς βίβλου.*

[4]) Das Buch enthält nicht etwa die Entzifferung der ägyptischen Hieroglyphen — die ist erst 1822 dem Franzosen François Champollion gelungen —, sondern ziemlich törichte, jedenfalls verkehrte Versuche, eine Anzahl von Hieroglyphenzeichen, die nicht abgebildet, sondern nur mehr oder weniger deutlich beschrieben sind, sinnbildlich zu erklären. Das Buch ist ägyptologisch so gut wie unbrauchbar, aber interessant und lehrreich für die Vorstellungen der Spätantike von der ägyptischen Schrift aus einer Zeit, in der man sie nicht mehr zu lesen verstand. — Hori Apollinis Hieroglyphica. Saggio Introduttivo Edizione critica del Testo et Commento di Francesco Sbordone. Neapel (ohne Jahr).

Horapollo (aus dem vierten Jahrhundert post) gibt an, daß die ägyptischen Ärzte ein Ambrēs genanntes Buch besessen hätten, aus dem sie den günstigen oder ungünstigen Ausgang einer Krankheit erkennen konnten[1]). Näheres wissen wir auch über die von Diodor und Horapollo erwähnten Bücher nicht.

Wie immer man diese Nachrichten hinsichtlich ihrer Glaubwürdigkeit im einzelnen auch beurteilen mag, so dürfen wir ihnen doch wohl entnehmen, daß es in sehr später Zeit systematisch geordnete große Zusammenfassungen des ägyptischen medizinischen Wissens gegeben haben wird, welche die unzähligen Einzelbeschreibungen von Krankheitszuständen, sämtliche Medikamente, alle anatomischen Kenntnisse und so weiter gleichsam kodifizierten. Der ägyptischen Spätzeit mag derartiges nicht fern gelegen haben[2]), aber aus älterer Zeit haben wir dafür keine Belege, schon gar nicht in dem Bereich der altägyptischen Medizin[3]). Und der Zweifel ist nicht unberechtigt, ob die ältere Zeit ähnliche Zusammenfassungen der medizinischen Kenntnisse je besessen hat, wie es die Bücher gewesen sein müssen, von denen Clemens und die anderen zu berichten wissen. Die uns erhaltenen medizinischen Papyrus sprechen nach ihrem Inhalt und nach der Art ihrer Entstehung, die wir noch zu erkennen vermögen, nicht dafür. Für einzelnes siehe unter Seite 95ff.

Diese Textsammlungen, die in ihren jüngsten Zeugen, den im zweiten Teil eingehend behandelten Papyrus Berlin, Beatty, London und Carlsberg durch mehr als ein Jahrtausend von Diodor, dem ältesten unserer Gewährsmänner, getrennt sind, bilden alles andere als systematische Werke, ganz davon zu schweigen, daß uns Entsprechendes über Anatomie[4]) und über ärztliches Gerät überhaupt fehlt. So unsystematisch ist das alte medizi-

---

[1]) Horapollo I cap. 38: *ἔστι παρὰ τοῖς ἱερογραμματεῦσι καὶ βίβλος ἱερά, καλουμένη ἀμβρής, δι' ἧς κρίνουσι τὸν κατακλιθέντα ἄρρωστον, πότερον ζώσιμός ἐστιν ἢ οὔ, τοῦτο ἐκ τῆς κατακλίσεως τοῦ ἀρρώστου σημειούμενοι.*

[2]) Das ist ähnlich ja mit den Sprüchen des ägyptischen Totenbuches in ptolemäisch-römischer Zeit geschehen: Die in den Totenbuchpapyrus des Neuen Reiches ohne feste Folge in größeren oder kleineren Gruppen niedergeschriebenen Sprüche sind damals in eine bestimmte Ordnung gebracht worden, in der sie immer wieder in den späten Papyrus erscheinen (Beispiel: das Totenbuch in Turin ed. Lepsius). Wenn überhaupt, so kann erst in dieser Zeit von „Kapiteln" des Totenbuches gesprochen werden.

[3]) Die von G. Ebers in der ersten Freude über seinen schönen Papyrus geäußerte Vermutung, dieser sei das von Clemens genannte Hermetische Buch der Heilmittel, hat sich alsbald als Irrtum herausgestellt. Denn, wie Henry E. Sigerist (A History of Medicine Bd. I, S. 315) mit Recht betont: „the Ebers Papyrus contains infinitely more than a book of remedies". — Vgl. auch die Analyse des Pap. Ebers unten auf Seite 114ff.

[4]) Die kleinen Bücher über das Herz und das Gefäßsystem, die uns im Pap. Ebers bewahrt sind und für deren Inhalt ich auf meine Darlegungen in der „Anatomie und Physiologie" verweise, sind das einzige, was wir dafür in Anspruch nehmen können und auch das, nach der Art dieser Schriften, nur sehr bedingt.

nische Schrifttum, so durcheinander stehen Diagnosen, Rezepte und Zaubersprüche über dasselbe Krankheitsgebiet, daß erst wir das Zusammengehörige aus den verschiedenen Handschriften, nicht ohne Mühe und auch nicht ohne Irrtümer, herauslösen und neu ordnen müssen. Allerdings liegt uns im Pap. Kahun ein kleines Buch, um es so zu bezeichnen, über Frauenkrankheiten vor, aber andere Frauenleiden werden verstreut auch in anderen Papyrus erwähnt. Uns ist eine geschlossene Gruppe von achtundvierzig Behandlungen von Wunden im Pap. Edwin Smith erhalten, die sogar nach der Folge der Körperstellen, an denen sie auftreten, geordnet sind, aber für Wunden gibt es außerdem noch zahlreiche Rezepte in den Papyrus sonst. Und ähnlich steht es, und womöglich noch schlimmer, auf allen Gebieten. Selbst das noch am meisten einheitlich erscheinende „Sammelbuch von den Augen", von dem oben schon die Rede war, findet seine Ergänzung durch eine Anzahl von Heilsprüchen aus dem Pap. London[1]).

Aber auch in diesem „Sammelbuch" stehen die einzelnen Rezepte für bestimmte Augenerkrankungen durcheinander, wie denn überhaupt die beherrschende Form der ägyptischen medizinischen Literatur nicht etwa eine beschreibende, fortlaufende Darstellung ist, sondern der meist kurze und auf das notwendigste beschränkte Einzeltext: Alle ägyptischen medizinischen Texte sind, ohne Bezugnahme aufeinander, lose nebeneinander stehende Einzeltexte, insgesamt etwa zwölfhundert. Diese gilt es in eine inhaltlich-sachliche Ordnung zu bringen und auf Grund einer zunächst rein philologischen Bearbeitung verständlich zu machen.

Die Grundlage bilden die Einzeltexte der medizinischen Papyrus, deren Überlieferung und Bestand sowie Analyse und Inhalt im zweiten Teil dieses Bandes behandelt sind. Art, Inhalt, Sprache und Stil der Einzeltexte sind im ersten Teil untersucht, was, umgekehrt als es der Leser erwarten würde, vorher erledigt werden muß, um die Bezeichnungen „Diagnose", „Rezept" und „Zaubersprüche" klarzustellen, die bei der Analyse der Papyrus immerfort verwendet werden. Anstatt von den Papyrus auszugehen, wie es das Gegebene wäre, wenn diese einheitliche Werke darstellten, müssen wir von den Einzeltexten her zu den Zusammenfassungen des inhaltlich Gemeinsamen zu gelangen suchen, das die Papyrus als solche nicht bieten, das sie nur ungeordnet enthalten. Denn sie sind, wie gesagt, gerade in ihren wichtigsten Vertretern, keine in sich geschlossenen Bücher, sondern nur die Träger von Zusammenschreibungen ganz verschiedenartiger Einzeltexte.

Dieser Hauptüberlieferung zur Seite geht eine Nebenüberlieferung, die in allerlei Erwähnungen von Krankheitsfällen, ärztlicher Betätigung und dergleichen mehr besteht, in Texten nicht eigentlich medizinischen Inhalts aus allen Zeiten bis in die griechisch-römischen Tempelinschriften hinein.

---

[1]) Vgl. auch das zum Pap. Carlsberg unten auf Seite 95 Bemerkte.

Diese Nebenüberlieferung ergänzt und bereichert das, was uns in der Hauptüberlieferung, in den medizinischen Papyrus, mitgeteilt ist, in mannigfaltiger Weise. Und sie wird in der vorgesehenen Darstellung dieses Grundrisses, über die Krankheiten, über den Arzt und den Kranken und für die Erklärung der Einzeltexte auch voll ausgewertet werden. Die Nebenüberlieferung in ihrem ganzen Umfang hier aufzuführen, ist nicht wohl möglich wegen ihrer Vielfältigkeit und Verstreutheit und mit Rücksicht darauf, daß es sich oft nur um kurze und gelegentliche Erwähnungen von irgend etwas medizinisch Bemerkenswertem handelt. Im vorliegenden Buch ist die Nebenüberlieferung nur für die Zaubersprüche stärker berücksichtigt worden.

Ich zitiere (salvo errore) die Einzeltexte der Hauptüberlieferung in den Pap. Ebers (Eb.), Hearst (H), Berlin (B) und London (L) nach den Ziffern der Durchzählung in den Ausgaben von Wreszinski, z. B. Eb. Nr. 560 oder auch nur Eb. 560, und ich gebe in den meisten Fällen dazu Seite und Zeile der Handschrift, also Eb. Nr. 560 (= 73, 4). Die Abkürzungen der anderen Handschriften, wie Kah(un), Smith und Beatty bedürfen keiner besonderen Erklärung.

Die Niederschriften der eigentlich medizinischen Texte sind, rund gerechnet, gemacht zwischen etwa 1900—1100 ante. Aus der Folgezeit liegen uns medizinische Papyrus bislang nicht vor. Die Nebenüberlieferung reicht viel weiter, bis in die letzten Zeiten der ägyptischen Sprachstufe vor dem Koptisch der christlichen Ägypter, um die Wende des vierten Jahrhunderts unserer Zeitrechnung. Zu dieser Nebenüberlieferung, oder richtiger zur Nachüberlieferung, der ägyptischen Medizin gehören auch die Nachrichten der Griechen, angefangen mit Herodot um 450 ante, einschließlich der eingangs genannten bei Diodor, Clemens Alexandrinus und Horapollo.

Zu dieser Nachüberlieferung gehört der etwa hundert Jahre nach Diodor zur Zeit Neros schreibende Arzt Dioskurides leider nicht, der doch in seiner Materia medica rund 150 angeblich ägyptische Namen der von ihm beschriebenen, in der Pharmazie verwendeten Stoffe, als Synonyma der griechischen Bezeichnungen angibt[1]). Die Hoffnung, von Dioskurides etwas über die altägyptischen Drogennamen zu gewinnen, hat sich als irrig erwiesen. Denn wenn die bei ihm erwähnten Bezeichnungen auch hier und da ägyptische Wortbestandteile erkennen lassen, den alten Drogennamen entsprechen sie nicht. Diese ungenau gehörten und ungenau schriftlich abgebildeten und daher gewiß arg entstellten Bezeichnungen bei Dioskurides entstammen einer sehr späten Namensschicht, wie wir sie ähnlich aus dem Anfang der

[1]) Maßgebliche Ausgabe: Pedanii Dioscuridis Anazarbei De Materia Medica [περὶ ὕλης ἰατρικῆς], libri quinque, edidit Max Wellmann, in 3 Bänden, Berlin (Weidmann) 1906. 1907. 1914. Im 3. Band eingehende Indices. — Dazu: über Dioskurides der Artikel von Wellmann in Pauly-Wissowa, Realenzyklopädie Bd. 5, 1131—1142.

koptischen Sprachstufe des Ägyptischen in demotischer Niederschrift in magisch-medizinischen Texten antreffen[1]).

Aber allerdings können die Angaben des Dioskurides über die Verwendung der von ihm beschriebenen Stoffe unter Umständen wertvolle Hinweise geben, wenn es gelingt, die ägyptischen Drogenbezeichnungen zu bestimmten Erkrankungen in eine deutliche Beziehung zu bringen. Das wird sich zeigen, wenn unsere Untersuchungen in dieser Richtung weiter gediehen sind.

Auch aus der Arzneikunde der Kopten ist nur wenig Nutzen für das Verständnis der alten ägyptischen Medizin zu gewinnen. Wie W. Till betont[2]), „stand die koptische Heilkunde auf einer viel niedrigeren Stufe als die altägyptische. Sie ist auch nicht als Tochter der altägyptischen anzusehen. Diese ist im großen und ganzen untergegangen. Die Kopten schöpften ihre heilkundlichen Kenntnisse teils aus griechischen, teils aus arabischen Quellen". Die Niederschriften der koptischen Rezepte sind frühestens um 900 post anzusetzen, als die arabische Sprache schon die herrschende in Ägypten geworden war und die ägyptische in ihrer späteren Form des Koptischen immer mehr zurückdrängte. Aber es verdient doch hervorgehoben zu werden, daß sich hier und da auch altes, wenigstens in Anklängen, in den koptischen Rezepten findet, von dem ich einiges mitteile, da Till darauf nicht eingegangen ist und manches für die Nachwirkung[3]) der alten Medizin interessant ist; ich zitiere die Stellen nach den Siglen, mit denen er die Texte bezeichnet hat. Ich beschränke mich hier auf das Allgemeine der Angaben über Herstellung und Anwendung der Rezepte, für die altägyptische Parallelen unten Seite 44 ff. zu finden sind. Auf die Drogen, Krankheitsbezeichnungen und Behandlungsweisen des näheren einzugehen, ist in diesem Buche nicht der Ort.

Auch in der koptischen Medizin ist das „du" der Rezepte (und nur um solche handelt es sich) der Arzt; der Patient ist ein „er", wenn auch gelegentlich der Kranke unmittelbar mit „du" angesprochen wird (Ryl. 2; 3).

---

[1]) Ich denke im besonderen an die *pḫr·t*-Rezepte, Besprechungen und Drogenbeschreibungen auf der Rückseite der demotischen magischen Papyrus in Leiden und London. Diese von Griffith und Thompson überaus trefflich bearbeiteten Texte (The Demotic Magical Papyrus of London and Leiden, Oxford 1909 und 1921) gehören, wie Sethe erkannt hat (Das Verhältnis zwischen Demotisch und Koptisch, Ztschr. Dtsch. Morgenl. Gesellschaft Bd. 79, 1925, S. 299) sprachlich schon zum Koptischen. Wenn sie auch zum Teil auf älteres Gut zurückgehen werden, so sind sie doch schon stark vom Griechischen beeinflußt worden und darum eben nur noch sehr bedingt als ägyptisch anzusehen und zu verwerten. — Für die koptische Medizin siehe das anschließend im Text Bemerkte.

[2]) In der Einleitung seiner Zusammenstellung, Übersetzung und inhaltlichen Verarbeitung der koptischen Rezepte: Die Arzneikunde der Kopten; von Prof. Dr. Walter C. Till, Berlin (Akademie-Verlag), 1951.

[3]) Für diese Probleme sei auf den inhaltreichen und anregenden Aufsatz von G. Ebers in der Ztschr. f. ägypt. Sprache Bd. 33 (1895), 1—18 verwiesen: „Wie Altägyptisches in die europäische Volksmedizin gelangte", der weitaus beste Beitrag, den Ebers zur Geschichte der ägyptischen Medizin geliefert hat.

Auch die koptischen Ärzte freuen sich, von einem Mittel angeben zu können, „wir fanden es in alten Büchern“ (Ch. 65) oder daß „es sehr gut ist; wir haben es gut ausprobiert“ (Ch. 53) oder daß es „gut ist im Sommer und Winter“ (Ryl. 5) oder daß „es erprobt ist“ (Ch. 91). Auch unter den Rezepten der Kopten gibt es solche, deren Überschrift ganz ähnlich entsprechenden alten Rezepten lautet „Mittel für Augenwimpern, damit sie nicht wieder wachsen, wenn sie ausgerissen sind“ (Ch. 200) oder „Um zu verhindern, daß die Wimpern (schlecht) wachsen“ (Ch. 99) und andere, die „Bisse von Hunden und von Menschen heilen“ (Ch. 187) und, unter echt medizinischen, auch „ein Mittel gegen Ungeziefer mit dem das Haus besprengt werden soll“ (W. M. 7) Ähnlich der altägyptischen „Kunst des Arztes“ wird von einem Rezept gerühmt, daß „man es Meisterarzt nennt“ (Ch. 106). Und die in den alten Rezepten mehrmals als Bestandteil eines Mittels erwähnte „Milch einer Frau, die kürzlich eines Knaben entbunden wurde“ findet sich auch noch in der koptischen Pharmazie (Ch. 206).

Unter den Anwendungsweisungen am Schluß der Rezepte klingen viele ebenso wie in den altägyptischen Rezepten: „mische (die Drogen) miteinander“ (Ch. 113); „zerreibe sie, mache sie zu Pulver, wende sie an“ (Ch. 46); „stelle das Mittel in die Sonne“ (BKU 14); „mache ein Zäpfchen, gib es in den After“ (Ch. 75); „wende das Mittel mit einer Ibisfeder an“ (Ch. 120); „die Kranke soll an drei Tagen trinken“ (BA 6); „wende das Mittel außen an den Augen an“ (Ch. 50); (die Frau mit Schmerzen an der Gebärmutter) „soll sich über ein Räuchermittel setzen“ (W. M. 6); und ähnliches sonst.

Und endlich: ganz so, wie die alten Schreiber eine gleichlautende Überschrift abkürzen mit „anderes (Rezept)“, so lautet auch die Überschrift mancher der koptischen Rezepte nur „Desgleichen“ (Ch. 111; 112; und sonst), und auch die Anwendungsvorschriften werden mehrmals zu bloßem „wende es an“ abgekürzt, ohne daß näheres über die besondere Art der Anwendung gesagt ist (z. B. Ch. 139).

Das Merkwürdigste in den koptischen Rezepten ist bei den Abführmitteln eines, das „den Mund (bzw. die Öffnung) deines Herzens“ reinigen soll (Till, Seite 24, L. 2), was nur zu sehr an den altägyptischen Ausdruck für den „Magen“ erinnert; über ihn vgl. das in der „Anatomie und Physiologie“ Dargelegte.

Erster Teil

Art, Inhalt, Sprache und Stil der medizinischen Einzeltexte

Zur Begriffsbestimmung: Die Hauptformen der Einzeltexte und vom Unterschied zwischen Diagnose und Rezept

Die Einzeltexte zeigen drei Hauptformen: Zaubersprüche, Diagnosen und Rezepte. Sie beherrschen das ägyptische medizinische Schrifttum, das wir mit ihrer Hilfe ordnen können als mit den Leitformen, deren Unterschiede im Grundsätzlichen und im einzelnen anschließend gekennzeichnet werden. Dabei wird sich zeigen, daß die Zaubersprüche in der medizinischen Literatur nur eine mehr nebensächliche Rolle spielen. Die eigentlichen Einzeltexte sind die Diagnosen und die Rezepte.

Daneben lassen sich noch vereinzelt oder in kleinen Gruppen Texte besonderer Fassung erkennen. Einmal die beiden Schriften über das Herz und das Gefäßsystem[1]) und ein kleines Buch von der *dgm*-Pflanze[2]). Sodann eine Anzahl von Geburtsprognosen[3]) und eine beträchtliche Menge von Glossen[4]), welche bestimmte krankhafte Erscheinungen oder Namen für Körperteile oder noch anderes beschreiben und erklären sollen. Dazu kommen noch gelegentliche Beschreibungen gewisser Drogen oder die Angabe, wie ein Inhalationsapparat herzustellen und zu verwenden ist, oder eingehendere Anweisungen für die Bereitung eines Heilmittels. Abgesehen von den Herzbüchern, dem Buch von der *dgm*-Pflanze und von den Geburtsprognosen kommen diese Sondertexte nur im Rahmen einer Diagnose oder eines Rezepts vor; von den Glossen ist eine Anzahl auch in Verbindung mit dem einen der beiden Herzbücher überliefert.

---

[1]) 1. Eb. Nr. 854 und 855 = Eb. 99, 1—102, 16; vgl. Gruppe 43 der Analyse des Pap. Ebers, unten Seite 131. — 2. Eb. Nr. 856 = Eb. 103, 1—18; vgl. Gruppe 44 der Analyse des Pap. Ebers, unten Seite 132.

[2]) Eb. Nr. 251 = Eb. 47, 15—48, 3. Die kleine Schrift, auf die ich im Text gleich zu sprechen komme, enthält vier Verwendungsweisen der *dgm*-Pflanze und ihrer Teile.

[3]) Über diese sind auf Seite 81 einige Bemerkungen gemacht.

[4]) Besonders in den Diagnosen des Wundenbuches des Pap. Edw. Smith, aber auch im ersten der beiden Bücher vom Herzen und auch gelegentlich sonst. Näheres über sie auf Seite 42.

Die wichtigsten Einzeltexte aber sind die Diagnosen und die Rezepte. Und so erhebt sich die Frage: was haben wir unter „Diagnose“ und unter „Rezept“ zu verstehen und wie unterscheiden sie sich voneinander? Zur Beantwortung dieser Fragen betrachten wir den Fall 41 des Buches von den Wunden im Papyrus Edwin Smith, eine Diagnose mit eingefügten Rezepten. Dabei beschränke ich mich auf das Wesentliche, mit bewußter Vereinfachung der Beschreibung des im einzelnen schwierigen Textes und mit Angabe der Rezeptbestandteile nur in Umschrift, was für unseren Zweck nicht nur genügt, sondern sogar zur Verdeutlichung beiträgt:

1. „Vorschrift für eine bösartige Wunde in seiner Brust“.
2. „Wenn du untersuchst einen Mann mit einer bösartigen Wunde in seiner Brust. Und jene Wunde ist entzündet und Hitze strömt aus der Öffnung jener Wunde gegen deine Hand, und die Ränder jener Wunde verfärben sich, und jener Mann hat Fieber“, usw. usw.
3. „Dann sollst du dazu sagen: einer mit einer bösartigen Wunde in seiner Brust, die entzündet ist. Er hat Fieber. Ein Kranker den ich behandeln will.“
4. „Dann sollst du ihm machen
   kühlende Mittel für das Ausziehen der Hitze in der Öffnung der Wunde
   a) *ḏrḏ ṯr·t nbś ḳśntj*; werde darauf gegeben.
   b) *ḏrḏ imꜣ bnf ḥn·tꜣ ḳśntj*; werde darauf gegeben.
5. Dann sollst du ihm machen
   Mittel für das Trocknen der Wunde
   c) *šś·t nt wꜣḏw wšb·t ṯḥn·t ʿḏ*; werde zerkleinert, werde damit verbunden.
   d) *ḥmꜣ·t mḥ·t ʿḏ njꜣw*; werde zerkleinert, werde damit verbunden.
6. Dann sollst du ihm machen
   e) ein Streupulver
   špnn dšr nś·š ḏꜣr·t ḏrḏ nh·t; werde damit verbunden.
7. Wenn gleiches geschieht an irgendeinem anderen Körperteil, so mögest du ihn behandeln entsprechend diesen Vorschriften.“

Das vorstehende Beispiel ist in besonderem Maße geeignet, anschaulich zu machen, was eine Diagnose ist und was ein Rezept, und ebenso, wie beide sich in ihrer Formung und in ihrer Sprache unterscheiden.

Die „Diagnose“, die diagnostische Vorschrift (*šśꜣ·w*), ist formgebunden, bewegt sich in festen Wendungen und nach einem grundsätzlich in jeder Diagnose beobachteten Schema, das aus den obigen Absätzen 1 (Überschrift), 2 („wenn du untersuchst ...“), 3 („dann sollst du sagen ...“), 4 („dann sollst du machen ...“) besteht. Die weiteren Absätze 5 und 6 führen die Anweisung von 4 nur näher aus, bringen an sich nichts Neues; und der Abschluß 7 verweist darauf, wie der Arzt bei derselben Wundart an anderen Körperteilen verfahren soll. Diese Absätze 5—7 gehören nicht zum Grundschema 1—4, sondern sind zusätzliche Angaben, die auch fehlen oder nach Bedarf anders gefaßt sein können. Das Beispiel zeigt auch gut die Breite der Beschreibung eines Falles, wie sie gerade im Wundenbuch beliebt ist mit der dreimaligen Nennung der zur Behandlung stehenden speziellen Wundart. Und sie zeigt auch das für eine solche Diagnose Kennzeichnende der Sprache in Sätzen, mit Anrede an den Arzt und Anweisungen an ihn in den sprachlichen Formen für solche: „du sollst sagen", „du sollst machen". Es sind finite Formen; der Imperativ „sage!", „mache!" ist dafür nicht gebräuchlich.

Demgegenüber die Rezepte a—e. Sie sind, und gerade in diesem Beispiel, auf das äußerste verkürzt, sogar ohne Angabe der Quanten, die von jedem Medikament zu nehmen sind (in den meisten der Rezepte sonst pflegt angegeben zu sein, in welchem Verhältnis zueinander die einzelnen Bestandteile eines zusammengesetzten Mittels verwendet werden sollen: ein Achtel von dieser Droge, ein Viertel von jener, und ähnlich). Die Bereitungsvorschriften der Rezepte sind im Gegensatz zu den Weisungen der Diagnosen nicht persönlich, den Arzt anredend gehalten, sondern bewegen sich in unpersönlich-passivischen Formen: „werde zerkleinert", „werde verbunden" und so noch in vielen anderen derartigen Angaben. Dabei zeigen die Bereitungs- und Anwendungsweisungen vielfach Verkürzungen, die oft wesentliches, weil für den Arzt selbstverständlich, nicht aussprechen. So ist in unserem Fall die Angabe „werde zerkleinert, werde damit verbunden" nach Analogie bei anderen Rezepten aufzufassen als „werde zerkleinert, werde zu einer Masse gemacht, werde damit verbunden", und das obige „werde darauf gegeben" ist zum wenigsten durch „zerkleinern" und „mischen" zu ergänzen, falls nicht noch mehr fortgelassen ist, etwa über „kochen" des Gemenges oder ähnliches.

Ein sehr wesentlicher Teil der Rezepttexte sind für uns, die wir die alten Mittel wegen unserer Unkenntnis vieler Drogen nicht wieder anfertigen können, die Überschriften, die in mannigfachen Fassungen angeben, ob ein Umschlag, ein Trank, eine Salbe und so fort hergestellt werden soll und welchem Zweck das Medikament zu dienen hat und welche Krankheit damit geheilt werden kann. Auch die besprochene Diagnose nennt in den Absätzen 4, 5 und 6 die Überschriften der Rezepte.

Diagnose und Rezept unterscheiden sich formal und inhaltlich etwa wie Lehrbuch und Apothekerbuch: ausführlich, beschreibend und beurteilend, untersuchend und feststellend die Diagnose — ganz knapp nur das Notwendige angebend, mit äußerst verkürzten Hinweisen auf die Bereitung der Mittel und ihre Anwendung, das Rezept. Für das Verhältnis beider Gattungen zueinander haben wir ein hübsches Beispiel in einem kleinen Buch, dessen Titel lautet: „zu kennen was man mit der *dgm*-Pflanze machen kann, als etwas in einem alten Buch Gefundenes als für die Menschen Nützliches". Nachdem zuerst angegeben ist, wie die Wurzel dieser Pflanze *dgm*, die ölhaltig ist und die wir, vielleicht ohne Recht, etwa für die Rizinusstaude halten, zu verwenden ist, fährt der Text fort: „Wenn aber etwas von seiner Frucht mit Bier gekaut wird von einem Mann mit *whj*-Erscheinungen in seinem Kot, so bewirkt das ein Beseitigen der Krankheit im Bauch des Mannes".

Diese Angabe des Lehrbuches war für die Apotheke[1]) so nicht brauchbar, mußte vielmehr erst in deren Sprache umgesetzt werden in der Form eines Rezeptes, das uns in demselben Papyrus Ebers an anderer Stelle[2]) ebenfalls erhalten ist. Es lautet: „(Rezept) für das Ausleeren des Bauches, (für) das Beseitigen der Krankheit im Bauch eines Mannes: Früchte der *dgm*-Pflanze; werden gekaut, werden heruntergetrunken in Bier bis herauskommt alles das, was in seinem Bauch ist". Diese Ableitung eines typischen Rezepts aus einer Beschreibung der Verwendbarkeit einer offizinellen Pflanze ist für die Entstehung von Rezepten und für deren Quellen gewiß von ungewöhnlichem Interesse. Aus demselben kleinen Buch ist noch ein zweites Rezept für ein „Salböl, das aus der Frucht der *dgm*-Pflanze bereitet wird", in die Rezeptsammlung des Papyrus Ebers aufgenommen worden[3]), wenn auch nicht mit so bezeichnender Umwandlung in den Stil des Rezepts wie in dem obigen Fall.

Solche Umformungen aus Darstellung in Rezept sind grundsätzlich dieselben, die auch heute noch üblich sind. Ich führe aus einem Kompendium der inneren Medizin[4]) ein Beispiel an über Erkrankungen der Harnorgane: „Wenn man in dieser Hinsicht aufpassen kann, ist Magnesia zu längerem Gebrauch zu empfehlen, weil in seiner Gegenwart das Kalkoxalat schwer ausfällt. Man gibt am besten Magnesiumperhydrol oder Magnesia usta oder carbonica täglich". Die entsprechenden Rezepte lauten: Magnesiummittel. a) Rp. Magnesia carbonica oder Magnesia usta 25,0. D. S. tägl. 1 Teelöffel voll. — b) Rp. Magnesia sulfurica 60,0. D. S. alle Stunden $^1/_4$ der Menge nehmen. — c) Rp. Magnesiumperhydrol Merck 25$^0/_0$ Tabletten zu 0,5. Röhrchen zu 20, Gläser zu 50 oder 100 Stück. D. S. morgens nüchtern 2—3 Tabl. in Wasser oder 1—2 Tabl. nach jed. Mahlzeit.

Nach dieser grundsätzlichen Klarstellung bespreche ich anschließend die drei Hauptformen der Einzeltexte des näheren, zunächst die Zaubersprüche,

---

[1]) Oder, was dasselbe ist, den praktischen Arzt, der wohl selbst die Mittel bereitet hat. Von einem besonderen Rezepthersteller (= Apotheker) wissen wir jedenfalls nichts.

[2]) Eb. Nr. 25 = Eb. 8, 12—16.

[3]) Eb. Nr. 123 = Eb. 27, 11—14. Übrigens zeigen diese verschiedenen Stellen der Rezepte und des Grundbuches, aus dem sie abgeleitet sind, so recht, wie ungeordnet (nach unseren Begriffen) die Sammlung der Texte des Pap. Ebers ist.

[4]) Dornblüth, Kompendium der inneren Medizin, 7. Auflage von 1917, Seite 292 und 655. — Mir kommt es nur auf das formal ähnliche an. Wie weit diese Behandlungsweise und die dafür gegebenen Rezepte noch gültig sind, ist für meinen Zweck belanglos. Ich habe dasselbe Beispiel schon in meinen „Untersuchungen" Teil I, Seite 11, angeführt.

dann die Diagnosen und weiter die Rezepte. Anhangsweise werde ich noch auf die kleine Gruppe der besonders gefaßten Prognosen eingehen. Man könnte auch die Kürzungen gesondert behandeln als eine sowohl in Zaubersprüchen als auch in den Rezepten auftretende allgemeine Erscheinung. Aber die Kürzungen sind in den Rezepten so sehr häufig, sind für sie so bezeichnend, daß sie besser bei den Rezepten im dritten Abschnitt besprochen werden. Für Kürzungen im Zauberspruch vgl. unten auf Seite 15.

Erster Abschnitt: Von den Zaubersprüchen in der Medizin

Zur Einleitung

Es kann nach allem, was wir über die Ursprünge der Medizin wissen, ja wohl keinem Zweifel unterliegen, daß sie aus Zauberei, aus primitiven Vorstellungen und Praktiken hervorgegangen ist, nach denen und mit denen man versucht hat, die Krankheiten, als von bösen Geistern und ähnlichen Mächten hervorgerufen, durch zauberhafte Einwirkungen zu bannen und zur Heilung zu bringen. Und die primitiven Behandlungen von offenen, durch Verletzungen entstandenen Wunden werden zum wenigsten von Zauberhandlungen gleichviel welcher Art begleitet gewesen sein[1]). Auch für Ägypten werden wir diesen Ursprung der Medizin annehmen müssen und vermuten dürfen, daß so mancher der uns überlieferten Zaubersprüche zur Bekämpfung eines Leidens aus einer nicht mehr greifbaren Frühstufe der Medizin stammen mag, wenn auch wohl in mehr oder weniger veränderter sprachlicher Gestalt.

Nach den uns vorliegenden medizinischen Texten allerdings würde man gerade umgekehrt schließen müssen, daß die Medizin in Ägypten im Laufe der Zeit mehr und mehr zur Zauberei abgesunken sei. Denn überraschenderweise liegt es so, daß die echten medizinischen Einzelschriften und Sammelwerke der Papyrus Kahun, Ebers, Smith, Hearst und Berlin nur eine verhältnismäßig sehr kleine Zahl von Zaubersprüchen enthalten. Sie fehlen in keiner der genannten Handschriften. Aber auf rund zwölfhundert verschiedene Diagnosen und Rezepte in ihnen kommen nur etwa dreißig Besprechungen, und zwar in steigender Zahl, je jünger die Handschriften werden. Die Pap. Kahun und Smith enthalten nur je einen Zauberspruch.

---

[1]) Für diese Fragen sei auf die grundlegende Darstellung „Primitive and archaic Medicine" im ersten Band seiner „History of Medicine" von Henry E. Sigerist 1951, hingewiesen. — Ich benütze gern die Gelegenheit, auch hier die Geschichte der ägyptischen Medizin auf Seite 217—373 dieses Werkes als die meines Erachtens weitaus beste zu bezeichnen, die wir bis heute besitzen. Sie ist gegliedert in: 1. the Setting (Geography and Chronology). 2. Social and economic Conditions (daily life; labor; recreation). 3. Magico-religious Medicine. 4. Empirico-rational Medicine (Literature; Practice; Theory). Epilogue.

Die Pap. Ebers, Hearst und Berlin bieten wohl mehrere solcher Sprüche, aber doch nur wenige im Hinblick auf die große Menge der in ihnen enthaltenen Einzeltexte.

Sehr anders liegt es bei dem medizinischen Papyrus London (Brit. Mus. 10059 ed. Wreszinski), der unter rund sechzig Einzeltexten nur etwa fünfundzwanzig echte Rezepte enthält, und bei den Zaubersprüchen für Mutter und Kind, in denen nur drei wirkliche Rezepte gegenüber achtzehn Besprechungen vorhanden sind. Beide noch in der achtzehnten Dynastie niedergeschriebenen Papyrus gehören im Grunde nur bedingt zur Medizin, sind mehr Zauberspruchsammlungen, in denen auch Rezepte vorkommen. Eine ganz ähnliche Vermischung von Zauberei und Medizin findet sich auch in den Zauberspruchsammlungen, die uns in Papyrus aus dem späteren Neuen Reich in London (Chester Beatty Gift), in Leiden, in Turin und noch sonst erhalten sind. In ihnen werden einer Anzahl von Besprechungen von Krankheiten und Krankheitsdämonen, wie *ʿḫw* und *šmn* (die bezeichnenderweise beide auch im Papyrus London 10059 vorkommen), echte Rezepte angehängt, die genau so gut etwa im Ebers oder Hearst stehen könnten. Ein solcher Spruch soll über den Medikamenten rezitiert werden, um ihre Heilkraft zu verstärken, wie das auch einige Male im Pap. Ebers und Genossen geschehen soll. Derartige Rezepte, die am Schluß angeben, ob das Mittel als Umschlag oder als Trank oder noch anders anzuwenden ist, werden aus der echten Medizin übernommen sein und dürfen für sie nicht außer Betracht gelassen werden.

Bei den Zaubersprüchen, die zu diesen Rezepten gehören — und das gilt auch für die des medizinischen Papyrus London 10059 —, wird man anders verfahren müssen. Die im Papyrus Kahun, im Ebers, Hearst, Smith (Wundenbuch) und Berlin stehenden wird man, schon wegen ihres Vorkommens in diesen Papyrus, den echten medizinischen Texten gleich zu achten haben und wie solche bewerten. Unter den übrigen Sprüchen aber, die zum Teil sehr lang sind, wird für die Darstellung der Medizin eine Auswahl zu treffen sein, und erst recht für die geplante Neuherausgabe der Texte selbst und für das vorbereitete Sonderwörterbuch der Sprache der Medizin.

Die Spruchüberschriften mit der Angabe der Krankheit oder des erkrankten Körperteils sind selbstverständlich wichtig. Aber vom Wortlaut eines Spruches, der oft gar keine uns erkennbare Beziehung zur Überschrift hat, ist nur das, was uns medizinisch etwas lehrt, wesentlich. Im einzelnen wird natürlich behutsam zu verfahren sein, wird man besser zu viel als zu wenig aufnehmen. Aber, um ein Beispiel zu nennen, von der Erzählung, wie Isis den großen Gott zwingt, ihr seinen geheimen Namen mitzuteilen, indem sie ihn durch einen giftigen[1]) Stich krank macht und erst gesunden läßt,

[1]) Es sieht so aus, als hätte die Behandlung von Kranken, die von einer Schlange gebissen oder von einem Skorpion gestochen waren, nicht eigentlich zum Bereich der Tätigkeit der Ärzte gehört, wenngleich *ḫrp šrḳ·t* „der den Skorpion bekämpft (beherrscht ?)“ als Nebentitel von Ärzten vorkommt. Solche Vergiftungen waren

nachdem er ihr den Willen getan hat, gehört in die Textsammlung nur das Rezept am Schluß mit der Angabe eines Trankmittels für einen vom Skorpion Gestochenen; in die Darstellung gehört unter „Beschreibungen von Krankheitszuständen" die Schilderung, die der von Schmerzen gequälte Gott von seinem Befinden gibt; in das Wörterbuch gehören einige der dabei gebrauchten Ausdrücke und der Wortbestand des Rezeptes.

In der folgenden Aufzählung teile ich die Stellen, an denen sich Zaubersprüche in den Texten der Hauptüberlieferung der eigentlichen Medizin finden, sämtlich mit, einschließlich der Sprüche des Papyrus London (soweit sich überhaupt ersehen läßt, um was es sich in ihm handelt). Für die Nebenüberlieferung, also für die oben erwähnten Papyrus in London, Leiden usw., einschließlich der Zaubersprüche für Mutter und Kind, gebe ich diejenigen Sprüche an, die in Verbindung mit einem Rezept stehen oder die, auch ohne solches, in ihrer Überschrift medizinisch Brauchbares aussagen, dabei auch einige, die über einem Amulett zu rezitieren sind.

Die Bezeichnung eines Zauberspruches in der Medizin ist in der Hauptsache *r͗* „Spruch" oder *šn·t* „Beschwörung" oder *ḏd m ḥk͗* „als Bezauberung zu sprechen". Diese Bezeichnungen mögen Verschiedenheiten des Vortrags enthalten, besagen aber hinsichtlich der Wirkung der Sprüche gewiß dasselbe.

1. Kapitel: Die Zaubersprüche der Hauptüberlieferung

A. Der Zauberspruch ist einem in sich vollständigen Rezept angehängt

1. Rezept für eine Wunde, an der *wḫd·w* entstanden sind (Eb. Nr. 130 = 30, 4—6). Der von Wreszinski als Nr. 131 = 30, 6—17 gezählte folgende Spruch gehört dazu. Seine Überschrift lautet *šn·t wḫd·w* „Beschwörung der *wḫd·w*". Der in dem Rezept Nr. 130 angegebene Verband der Wunde genügte nicht. Er bedurfte der Verstärkung durch die Besprechung.
2. Rezept, Blut aus einer Wunde zu entfernen (L Nr. 43 = 14, 2—3). Auf die Bestimmung, einen Verband zu machen, folgt ein Spruch mit der Überschrift: „was als Bezauberung zu sprechen ist (*ḏd·t m ḥk͗*)".
3. Rezept: Trankmittel gegen einen Wurm im Bauch (Eb. Nr. 61 = 18, 21 bis 19, 10). Der Spruch folgt unter der Bezeichnung „ihre (= der Heilmittel des Rezeptes) Beschwörung (*šn·t-šn*)".

---

wohl dem Bezauberer vorbehalten; Zaubersprüche gegen Schlangenbiß und Skorpionsstich kennen wir seit den alten Pyramidentexten. In der echten Medizin ist nur ein ganz kurzes Rezept für ein Räuchermittel enthalten, um „den Stich des *ḏ͗r·t*-Skorpions zu beseitigen" (Pap. Berlin Nr. 78 = 7, 6). Ein paar andere Rezepte sind in den Zaubersprüchen bewahrt (siehe unten Seite 20); zu beachten ist im besonderen der Spruch unter Ziffer 68.

4. Rezept gegen ein inneres Leiden (H Nr. 85 = 7, 4—6). Der anschließende Spruch mit der Einführung *ḏd·t r·f m ḥkꜣ* „was zu sprechen ist betreffs seiner als Bezauberung" könnte auf den im Rezept genannten Fisch gehen, den der Patient gekocht essen soll.
5. Rezept gegen Erblindung (Eb. Nr. 356 = 57, 17—21). Nach der Anweisung, das Mittel in das Ohr des Augenkranken einzuträufeln, folgt ein Spruch mit der Angabe *ḏd-ḫr·k m ḥkꜣ* „dann sollst du als Bezauberung sprechen".
6. Diagnose für eine Geschwulst bestimmter Art (Eb. Nr. 873 = 108, 9—17). Auf die Behandlung folgt ein Spruch mit der Überschrift *ḏd·t m ḥkꜣ·ś* „was zu sprechen ist als ihre (der Geschwulst) Bezauberung".

B. Der Zauberspruch ist in ein Rezept (in eine Diagnose) eingefügt

7. Rezept für ein Trankmittel zur Behebung von Harnbeschwerden (Eb. Nr. 48 = 15, 16—16, 6). Nachdem die sieben Bestandteile des Mittels aufgezählt sind, folgt zunächst *ḏd-ḫr·tw* „dann werde gesprochen" mit den anschließenden Zauberworten. Danach erst wird die Bereitungsweise des Medikaments angegeben.
8. Fall 9 des Wundenbuches (Smith 4, 19—5, 5). Im Verlauf der Wundbehandlung ist ein Verband angelegt worden. Dann heißt es *ḏd·t m ḥkꜣ ḥr pḫr·t tn* „was zu sprechen ist als Bezauberung über dieses Mittel" (mit dem verbunden wurde). Nach dem Wortlaut des Spruches geht die Beschreibung der Behandlung weiter.

C. Der Zauberspruch soll zuerst gesprochen werden

1. über ein Rezept

In diesen Fällen, in denen der Zauberspruch sich entweder unmittelbar einer der üblichen Rezeptüberschriften anschließt (wie in Eb. Nr. 360) oder ausdrücklich als *šn·t* „Beschwörung" (und das zumeist) oder als *rꜣ* „Spruch" bezeichnet ist, folgen die Drogen, also das eigentliche Rezept, dem Spruch, der so wenigstens äußerlich als etwas Wesentliches erscheint, dem die Medikamente scheinbar mehr wie ein Anhängsel beigegeben sind. Die Verbindung wird hergestellt durch die Formel *ḏd mdw ḥr* „Worte sprechen über" (die Drogen), wofür auch stehen kann *ḏd·tw ḥr* „werde gesprochen über". Es handelt sich um folgende Fälle:

9. Rezeptüberschrift: ein bestimmtes Augenleiden zu beseitigen (Eb. Nr. 360 = 58, 6—15). Unmittelbar anschließend ein nicht besonders eingeleiteter Zauberspruch. Auf seinen Wortlaut folgt *ḏd mdw ḥr* „Worte sprechen über" (das Medikament, das auf das Auge gegeben werden soll). — Dieser Fall ist von großem Interesse für die Verwendung der Zaubersprüche. Denn dieselbe Rezeptüberschrift mit dem gleichen Medikament findet sich im Ebers noch einmal als Nr. 347 (= 57, 5—6), ohne den in

Nr. 360 zwischen Überschrift und Medikament eingeschobenen Spruch. Und zwar kürzer so: „Galle der Schildkröte, Honig; werde an die Außenseite der Augen gegeben". Das ist unvollständig und nicht klar verständlich. In Nr. 360 dagegen heißt es: „zu sprechen über Galle der Schildkröte, zerquetscht in Honig; werde an die Außenseite der Augen gegeben". Also konnte dasselbe Mittel ohne und mit einem Spruch verwendet werden! Vergleiche dazu die Bemerkungen auf Seite 66.

10. Rezeptüberschrift: ein Augenleiden zu beseitigen (Eb. Nr. 385 = 60, 1 bis 61, 1). Anschließend ein Spruch, in dem eine ganze Reihe von Augenleiden genannt werden. Dann, wie in dem obigen Spruchrezept 9 (= Eb. Nr. 360) *ḏd mdw ḥr* „Worte sprechen über" (das Medikament, dessen Rezept angegeben wird).

11. „Spruch" (*rȝ*) für ein Augenleiden (L Nr. 34 = 11, 8—12, 1). Der anschließende Spruch, in dem mehrere Augenleiden vorkommen, gilt einem Mittel (der Text ist stark beschädigt), mit dem der Kranke mit eigener Hand seine Augen einreiben soll, um alsbald wieder sehen zu können.

12. „Beschwörung" (*šn·t*) des Schnupfens (Eb. Nr. 763 = 90, 15—91, 2). In dem Spruch werden dem Schnupfen, dessen schädliche Wirkungen sehr drastisch beschrieben sind, die Medikamente schon ausdrücklich angedroht, über welchen die Beschwörung anschließend rezitiert wird.

13. „Beschwörung" (*šn·t*) eines Leidens am Kopf (Eb. Nr. 776 = 92,13—16). Auf den Spruch folgt das Rezept, über dem er zu sprechen ist.

14. 15. „Beschwörung" (*šn·t*) bei einer Verbrennung, als Brandblase oder -wunde (Eb. Nr. 499 = 69, 3—5 und Nr. 500 = 69, 6—7). Der erste Spruch, der angibt, wie Isis einmal ein ihren kleinen Sohn Horus bedrohendes Feuer in der Verlegenheit, weil kein Wasser zur Hand war, mit ihrem Speichel und mit „dem Nil zwischen ihren Oberschenkeln" gelöscht habe, soll über einem Mittel gesprochen werden, das auf die verbrannte Körperstelle zu geben ist. Der zweite, als „Variante" überschriebene Spruch (Eb. Nr. 500) mildert das Drastische, gibt aber das „Rezept" stark verkürzt an, von dem nur der erste Bestandteil genannt ist; das Rezept war offenbar mit dem bei Nr. 499 identisch. Der erste Spruch Nr. 499 soll gesprochen werden über „Milch einer Frau, die einen Knaben geboren hat — Gummi — Widderhaare; (sie oder das daraus bereitete Gemenge) werden auf die Brandwunde gegeben". Beim zweiten Spruch Nr. 500 heißt es nur „über Milch einer Frau, die einen Knaben geboren hat"; was in Nr. 499 darauf folgt, ist in Nr. 500 gewiß als selbstverständlich weggelassen oder zu ergänzen.

16. „Beschwörung" (*šn·t*) einer Brandwunde (L Nr. 46 = 14, 8—14). Dem Spruch folgt das Rezept für ein auf die verbrannte Stelle zu gebendes Medikament.

17. „Andere Beschwörung" (*šn·t*) einer Brandwunde (L. Nr. 47 = 14, 14 bis 15, 2). Der Spruch ist eine Variante von Eb. Nr. 499 und 500 (oben unter Ziffer 14. 15) für dasselbe Rezept wie dort.

18. Ohne Überschrift ein Spruch (L. Nr. 55 = 15, 8—10), vermutlich für eine Brandwunde. Das Rezept gibt ein Verbandsmittel an.
19. Rezept „was man macht“ für den erkrankten Bauch (B. Nr. 191 = 21, 9—11). Der ohne besondere Einleitung mitgeteilte Spruch ist über einem Trankmittel zu sprechen.
20. „Beschwörung“ (*šn·t*) der *mšpn·t*-Krankheit (H. Nr. 160 = 11, 3—6 plus H. Nr. 161 = 11, 6—7). Zunächst wird der Wortlaut des Spruches gegeben, dann das Medikament, über dem er gesprochen werden soll. Es folgt (als H. Nr. 161 gezählt) mit der Überschrift *pẖr·t·ś* „ihr (der *mšpn·t*-Krankheit) Rezept“ ein aus anderen Bestandteilen zusammengesetztes Mittel, ohne einen Spruch vorher; der Spruch von Nr. 160 soll wohl auch für dies Rezept gelten.
21. „Beschwörung“ (*šn·t*) der „asiatischen Krankheit“ (*tꜣ nt ʿꜣmw*), die im Spruch selbst, sie bedrohend, angeredet ist (H. Nr. 170 = 11, 12—15). Rezitation über zwei Drogen, deren Anwendung unklar bleibt.
22. „Beschwörung“ (*šn·t*) derselben Krankheit wie unter Ziffer 21 (L. Nr. 32 = 11, 4—6). Die wenigen unverständlichen, weil fremdländischen Zauberworte (der Spruch soll in der Sprache von *kftj* — Kreta abgefaßt sein) besprechen ein Mittel zum Verbinden.
23. „Beschwörung“ (*šn·t*) des Leidens *nśj·t*, das im Spruch angeredet ist (L. Nr. 5 = 2, 4—3, 1). Der Wortlaut, der stark zerstört ist, war wohl dem von H. Nr. 170 (oben unter Ziffer 21) ähnlich. Das Rezept paßt in seinen Resten auch dazu.
24. „Beschwörung“ (*šn·t*) der *tmj·t*-Krankheit (L. Nr. 10 = 4, 1—5). Im Spruch ist von der Krankheit die Rede. Mit dem Mittel des Rezepts wird ein Verband gemacht.
25. (Beschwörung?) der *tmj·t*-Krankheit (L. Nr. 6 = 3, 1—3, 5). Zu sprechen über mehreren Drogen ohne Angabe ihrer Verwendung. Dazu gehört L. Nr. 7 = 3, 5—6 als Rezept, ebenfalls ohne Anwendungsvorschrift.
26. Spruch ohne Überschrift (L. Nr. 8 = 3, 6—8). Er gehört als „anderes“ zu den unter Ziffer 25 erwähnten Texten. Das Medikament soll aufgelegt werden.
27. „Das *ḥꜣ·tj*-Herz (Magen?) weich zu machen (? *śgnn*)“ als Überschrift eines ungewöhnlich langen Spruches (L. Nr. 14 = 5, 1—6, 1) für ein Mittel zum Verbinden.
28. Spruch ohne Überschrift für ein Kaumittel (L. Nr. 11 = 4, 5—7).
29. „Beschwörung“ (*šn·t*) der *ʿḫw*-Krankheit“ (L. Nr. 24 = 8, 1—7). Im Spruchtext wird sie als „schlimme Krankheit im Körper, an allen Gliedern“ gekennzeichnet. Das ganz kurze Mittel und seine Anwendung sind unklar.
30./31. „Beschwörung“ (*šn·t*) einer Krankheit mit ausländischem Namen (L. Nr. 27 = 10, 6—10 plus L. Nr. 28 = 10, 10—13). Der Schluß von Nr. 27 ist zerstört; Nr. 28 enthält einen neuen „anderen“ Spruch für ein Verbandsmittel.

32. Rezeptüberschrift: Beseitigen einer bestimmten Krankheit im (am) Auge (Eb. Nr. 369 = 59, 10—13). Ein in diesen Zusammenhang gehöriges, aber doch auch wieder anderes Rezept. Es besteht aus zwei Teilen: „erstes Mittel nachdem beschworen ist" (= das Auge ? oder die Erkrankung ?; das läßt sich nicht ausmachen). Unmittelbar auf diese Worte, also ohne Angabe des Spruchwortlauts, wird ein Honigmittel verordnet und sodann ein „zweites Mittel" anderer Art. Die nicht näher mitgeteilte „Beschwörung" geht hier nicht auf das Medikament, sondern ist ein vorbereitender Teil der Behandlung. Das könnte wohl auch sonst der Fall gewesen sein, ohne daß die Rezepttexte es andeuten.

2. über ein Amulett

Neben solchen Sprüchen[1]), zu rezitieren über ein echtes Rezept, gibt es auch eine Anzahl ähnlicher, die statt eines eigentlich medizinischen Heilmittels vielmehr irgendein Amulett nennen, für dessen Bezauberung sie gesprochen werden. Wird die Wirkung der Medikamente durch den Zauberspruch nur verstärkt, so wird das Amulett selbst Träger des Zaubers, der in unmittelbare Verbindung mit dem Kranken gebracht wird, indem man diesem das bezauberte Amulett etwa als Schnur um den Hals legt oder als Binde in eine Körperöffnung einführt. Ein derartiger Spruch findet sich schon im Pap. Ebers, mehrere stehen im Pap. London; in der Nebenüberlieferung werden wir ihrer noch weitere kennenlernen. Für den Pap. Ebers ist das Vorkommen bemerkenswert.

33. „Beschwörung (*šn·t*) der weiblichen Brust" (Eb. Nr. 811 = 95, 7—14). Der Spruch ist zu sprechen über sieben aus Bast und Tierhaaren hergestellten Knotenamuletten, die an die Brust gegeben werden sollen. Dieser zauberhaften Behandlung voraus steht ein echtes Rezept für ein Salbmittel der erkrankten Brust.

34. „Beschwörung" (*šn·t*), ohne nähere Angabe (L. Nr. 36 = 12, 3—14). Nach dem Wortlaut des Spruches für ein Augenleiden. Am Schluß eine Anweisung für Herstellung eines Amuletts, dessen Art und Anwendung der stark zerstörte Text nicht klar erkennen läßt.

35. (Beseitigen von Blut in einer Wunde), so nach dem echten Rezept L. Nr. 43 herzustellen (L. Nr. 44 = 14, 4—5). Nach der Rezitation des Spruches soll der Schnabel einer tönernen Ibisfigur in die Wunde gelegt werden.

36. „Spruch" (*rꜣ*) für das Beseitigen von Blutungen am After (L. Nr. 37 = 13, 1—3). Zu sprechen über einem Amulett aus steinernen kleinen Perlen, das an den After gegeben werden muß.

37. (Spruch o. ä.) mit fehlender Überschrift (L. Nr. 39 = 13, 7—9). Ein Spruch, der zu rezitieren ist über eine Binde, die mit demselben Spruch

[1]) Ob auch Pap. Kahun Nr. 30 (eine Geburtsprognose) zu diesen Fällen gehört, läßt sich nicht erkennen. Auf den Zauberspruch folgt, daß er zu rezitieren ist. In der anschließenden Lücke kann gestanden haben, daß es über einem bestimmten Medikament geschehen sollte.

beschrieben ist. Das Amulett soll einer an einem Frauenleiden Erkrankten an den After gegeben werden. — Ebenso L. Nr. 40 = 13, 9—14.

38. Spruch (*rꜢ*?) für ein Amulett zur Beseitigung eines Frauenleidens (L. Nr. 41 = 13, 14—14, 1). Das Amulett soll als ein Leinentampon „in das Fleisch“ (= des Genitals?) gegeben werden.
39. „Abwehren des tödlichen *ṯꜢr*-Leidens“ (L. Nr. 42 = 14, 1—2). Anwendung des so besprochenen Amuletts wie im Spruch unter Ziffer 38.

40. Nur bedingt hierher gehört ein Spruch, der unter den Hausmitteln des Pap. Ebers steht (Eb. Nr. 848 = 98, 2—6). Seine Überschrift lautet „zu verhindern, daß ein Raubvogel (eine Weihe o. ä.) raube“. Ein Fanggerät soll aufgestellt werden. Dann heißt es „ein Mann soll sprechen“: (den anschließend mitgeteilten Spruch) über dem Fanggerät mit einem Lockköder zum Fraß für den Raubvogel, der dann nicht mehr rauben wird.

D. Der Zauberspruch soll allein als Mittel gesprochen werden

In den folgenden Fällen fehlt der bei den unter C genannten Sprüchen übliche Vermerk „zu rezitieren über“ (dem und dem Medikament beziehungsweise einem so und so gestalteten Amulett). Entweder ist eine derartige Angabe ausgelassen oder sie war nie vorhanden. Solche Sprüche, die schon nicht mehr zur eigentlichen Medizin als Heilkunde und Heilkunst gehören, finden sich in der Hauptüberlieferung[1]) nur einmal im Pap. Berlin und mehrmals im Pap. London.

41. Spruch mit unklarer Überschrift (B. Nr. 190 = 21, 3—9), so daß wir nicht wissen, welchem Heilzweck er dienen sollte.
42. „Beschwörung“ (*šn·t*), vielleicht der Gebärmutter (L. Nr. 13 = 4, 8—13).
43. „Beschwörung“ (*šn·t*) der Vulva (L. Nr. 45 = 14, 5—8). Im Spruchtext ist vom Verschließen ihrer Öffnung die Rede.
44. „Beschwörung“ (*šn·t*) einer Brandwunde (L. Nr. 48 = 15, 2—4). Der Text ist analog dem von Eb. Nr. 500; siehe oben bei C 1 Ziffer 15.
45. „Beschwörung“ (*šn·t*) des rechten Auges (L. Nr. 23 = 7, 8—11).
46. Spruch (unklar, welcher Art) gegen die Leiden *nšj·t* und *tmj·t* (L. Nr. 25 = 8, 8—9, 4).
47./48. „Beschwörung“ (*šn·t*) von Wurmleiden (L. Nr. 30 = 11, 2—3 und Nr. 31 = 11, 3—4).
49. „Beschwörung“ (*šn·t*) der *šmn*-Krankheit (L. Nr. 33 = 11, 6—7).

---

[1]) Allerdings enthält der Pap. Edwin Smith, dessen auf der Vorderseite niedergeschriebenes Wundenbuch ein sehr wichtiges Stück der Hauptüberlieferung bildet, auf der Rückseite neben einer Diagnose für eine Frau mit Blutanhäufung in ihrer Vulva, einem sehr ausführlichen Rezept für Verjüngung eines alten Mannes und Verschönerungsrezepten, auch eine Anzahl von Zaubersprüchen gegen Pesthauch und ähnliches. Aber diese gehören nur bedingt zur Medizin. Ich nenne diese Sprüche unten auf Seite 22. Sie sind jünger als das Wundenbuch und von anderer Hand geschrieben.

E. Der Zauberspruch ist Begleitspruch zu bestimmten Handlungen des Arztes

Sowohl bei der Bereitung der Heilmittel (vermutlich durch den Arzt selbst) als auch bei der Applikation derselben und sogar beim Einnehmen durch den Patienten (vom Arzt als dessen Stellvertreter zu sprechen) hat es begleitender Zaubersprüche bedurft. Sie sind zum Teil von erheblicher Länge, und man darf sich, ohne eine Antwort geben zu können, fragen, wann sie, ob während der Handlungen oder vor oder nach ihnen, wohl gemurmelt wurden und ob in jedem Falle. Aber die Rezitation magischer Worte war gewiß grundsätzlich erforderlich und wohl ein Rest uralter Künste des Medizinmannes. Wir besitzen für diesen Brauch ein interessantes Zeugnis aus der ägyptischen Spätzeit. Plutarch, der um hundert post schrieb, erzählt in seinem Buch „über Isis und Osiris“ von der Bereitung der Droge Kyphi, daß sie aus sechzehn Bestandteilen zusammengemischt werde[1]) und daß „sie aber nicht ohne weiteres zusammengesetzt werden, sondern, während die Salbenbereiter daran mischen, werden ihnen heilige Schriften vorgelesen“. Welchen Inhalt diese heiligen Schriften hatten, erfahren wir nicht. Es werden gewiß Texte gewesen sein wie die folgenden, durchweg als „Spruch“ (*rꜣ*) bezeichneten Begleitsprüche[2]):

50. „Spruch für das *dbḥ*-Maß, sobald man es ergreift, um die Rezeptbestandteile (*pẖr·t*) abzumessen“ (H. Nr. 212 = 13, 17—14, 2).
51. „Spruch für das Scheffelmaß“[3]) (H. Nr. 213 = 14, 2—4).
52. „Spruch für das Fett (Öl) für jedes *pẖr·t*-Heilmittel“ (H. Nr. 214 = 14, 4—7).
53. „Spruch für den Honig“ (H. Nr. 215 = 14, 7—10)[4]).
54. „Spruch für das Bier“ (H. Nr. 216 = 14, 10—13)[5]).
55. „Spruch für das Auflegen der Heilmittel (*pẖr·t*) auf irgendein Körperglied des Patienten“ (Eb. Nr. 1 = 1, 1—11 und H. Nr. 78 = 6, 5—11).
56. „Spruch für das Abnehmen irgendeines Verbandes“ (Eb. Nr. 2 = 1, 12—2, 1).

---

[1]) Plutarch, De Iside et Osiride, ed. Parthey 1850, cap. 81: *συντίθενται δ' οὐχ ὅπως ἔτυχεν, ἀλλὰ γραμμάτων ἱερῶν τοῖς μυρεψοῖς, ὅταν ταῦτα μιγνύωσιν, ἀναγινωσκομένων.*

[2]) Einige dieser (und auch anderer) Sprüche enden mit dem Vermerk *ḥm·t-rꜣ* „Kunst des Mundes“. Er besagt wohl, daß der Spruch in beliebiger Weise fortgesetzt werden kann, falls dieser häufige Spruchschluß nicht eine Angabe über die Rezitation enthält im Sinne von: beliebig oft zu wiederholen.

[3]) Das Scheffelmaß *ḥkꜣ·t* von 4, 785 Liter Inhalt erscheint für das Abmessen von Drogen unwahrscheinlich groß, und ich wüßte nicht anzugeben, was man im Bereich der ägyptischen Apothekerei damit gemessen haben könnte. Aber an der Lesung des Wortes ist wohl ebenso wenig zu zweifeln wie an seiner Bedeutung. Das in dem Spruch unter Ziffer 50 genannte *dbḥ*-Maß wird eine kleine Maßeinheit sein.

[4]) Der Honig ist das allgemeine Süßmittel der Rezepte und außerdem, besonders bei den Augenmitteln, eine heilsame Droge.

[5]) Das Bier ist in den Rezepten häufig die Flüssigkeit, mit der ein Medikament heruntergespült wird, aber auch oft Bestandteil eines Rezepts.

57. „Spruch für das Geben der Heilmittel (*pḫr·t*) an die Augen“ (L. Nr. 22 = 7, 1—7)[1]).

58.}
59.} „Spruch für das Trinken[2]) der *pḫr·t*-Heilmittel“ (Eb. Nr. 3 = 2, 1—6 und, mit anderem Text, B. Nr. 189 = 20, 9—21, 3).

2. Kapitel: Die Zaubersprüche der Nebenüberlieferung

Nach den oben Seite 13 gemachten Vorbehalten handelt es sich um folgende Fälle:

A. Zauberspruch in Verbindung mit einem echten Rezept[3])

60. Spruch mit zerstörtem Anfang (Pap. Beatty VIII Vorders. 5, 1—3). Am Schluß des Spruches, dessen besondere Art nicht zu erkennen ist, steht ein mit dem Vorhergehenden nicht unmittelbar verbundenes Rezept, das zu einem Mittel bereitet werden soll. Es ist vom Patienten oder von der Patientin einzunehmen (zu „trinken“, *swr*).

61. „Spruch“ (*rꜣ*) für das Nichtzulassen, daß der Tod (oder: ein Toter, als Gespenst ?) zu jemand kommt (Pap. Beatty XV 5—9). Auf den Spruch, der über ein Amulett zu sprechen ist, folgen zwei eigentliche *pḫr·t*-Rezepte für das Beseitigen von Durst; es sind Trankmittel. Ein deutlicher Zusammenhang mit dem vorher gehenden Zauberspruch scheint nicht zu bestehen.

62. Erzählung der Vergiftung des Sonnengottes durch Isis (Pap. Turin P. u. R. 31 + 77). Am Schluß dieser schon oben Seite 12 erwähnten Geschichte wird ein bestimmtes Kraut als Gegenmittel gegen Skorpionsgift genannt, das ganz ebenso wie die Droge eines Rezeptes „in Bier oder Wein zerrieben, von dem durch einen Stich eines Skorpions Verletzten getrunken werden soll, um das Gift zu töten“.

63. „Beschwörung“ (*šn·t*) der *ʿḫw*-Krankheit ist zu sprechen über ein Rezept (Pap. Leiden 343 Rs. 4, 7—8).

64. Spruch mit zerstörtem Anfang (Pap. Leiden 345 Rs. G. 4, 12—5, 2). In dem erhaltenen Rest des Textes wird die *ʿḫw*-Krankheit wiederholt aufgefordert, sich vom *gbꜣ*-Arm des Patienten zu entfernen. Der Spruch soll rezitiert werden über ein Rezept, mit dessen Mittel der Arm zu verbinden ist.

65.}
66.} Sprüche gegen die *šmn*-Krankheit sind über Rezepten zu sprechen (Pap. Leiden 343 Rs. 4, 8—9 = 345 Rs. G. 2, 4—5 und ebenso 343 Vorders. 6, 1—2).

---

[1]) Es ist bemerkenswert, daß es für die Applikation der Augenmittel einen eigenen Begleitspruch gegeben hat. Vielleicht hängt das mit der Wichtigkeit des Organes zusammen, dessen Erkrankungen wohl auch im Altertum so häufig waren wie in der Gegenwart in Ägypten. Auch die koptische Medizin kennt viele Rezepte für Augenleiden.

[2]) Trinken hier so viel wie flüssig einnehmen.

[3]) Ich beschränke mich auf solche Sprüche, deren Rezept vollständig oder nahezu vollständig erhalten ist.

67. Zaubersprüche mit zerstörtem Text (Pap. Leiden 345 Vorders. J 2, 7—12). Nach den Sprüchen, mit denen sie inhaltlich wegen ihres Erhaltungszustandes nicht in Verbindung zu bringen sind, folgen vier *pḫr·t*-Rezepte für *wt*-Umschläge. Die Überschrift des ersten Rezepts lautet: „Rezept für das Beseitigen (*dr*) von *šfw·t*-Schwellungen in den Beinen (und) allen anderen Gledern“.

68. Spruch gegen Skorpionsstich (Beatty VII Rs. 6, 7). Am Schluß des Spruches, der viermal zu rezitieren ist, steht, was ganz ungewöhnlich ist, der Anfang einer Diagnose: „untersuche (*wp*, wie in den Geschwulstdiagnosen am Ende des Pap. Ebers) den Stich des Skorpions. Wenn du den Stich des Skorpions untersuchst und schmerzhaft ist, was du findest“ (damit bricht der Text leider ab; der alte Schreiber hat ihn nicht weiter abgeschrieben). Zu dieser diagnostischen Untersuchung eines Skorpionstiches vgl. die Bemerkungen in der Note 1 zu Seite 12.

B. Zauberspruch in Verbindung mit einem Amulett oder allein

Derartige Sprüche gibt es außerhalb der Hauptüberlieferung eine ganze Anzahl und auch in den „Zaubersprüchen für Mutter und Kind“[1]) in einem Berliner Papyrus. Aber für die Medizin lehrreich sind von ihnen nur ein paar, diejenigen nur, in denen eine bestimmte Krankheit ausdrücklich genannt ist oder krankhafte Zustände sonst angeführt werden. Sprüche und Amulette als allgemeine Schutzmittel — noch gegenwärtig tragen in Ägypten die Kinder und gewiß auch viele Erwachsene irgendein schützendes oder heilsames Amulett an sich — scheiden für unsere Aufgabe aus. Ich hebe hervor:

69. Rest eines Spruches gegen die Krankheit *nšw* (Z. f. M. u. K. 1, 1—4 = Erman Text A)[2]). „Der Spruch werde gesprochen“ über drei auf einen Faden gezogene kleine Perlen aus dreierlei Steinen. Das Amulett wird dem Kinde an den Hals gegeben.

70. Spruch mit der Überschrift: „Beseitigen des *ššmj*-Leidens“ (Z. f. M. u. K. 7, 6—8, 3 = Erman Text L). Nach dem Spruch, der, wie mehrfach in diesen Texten, die Krankheit als ein dämonisches Wesen anredet, soll das Kind „eine gekochte Maus essen, deren Knochen in einem Beutel aus feinem Leinen an den Hals des Kindes gegeben werden, an einer Schnur mit sieben Knoten“.

71. „Spruch für das [Amulett-] Knoten für ein ganz kleines Kind“ (Z. f. M. u. K. Rs. 2, 2—7 = Erman Text P). Der Spruch soll über ein Amulett gesprochen werden, das in aufgereihten kleinen Kugeln, Ringen und

[1]) Adolf Erman, Zaubersprüche für Mutter und Kind, aus dem Papyrus 3027 des Berliner Museums, 1901 (Abh. Preuß. Akademie d. Wissenschaften). Ich zitiere als Z. f. M. u. K. und gebe die Bezeichnung der Texte bei Erman als A, B und so fort.

[2]) Diese in der Medizin sonst nicht vorkommende Krankheitsbezeichnung auch in dem Spruch bei B Ziffer 73.

ähnlichem besteht; das Amulett soll an den Hals des fiebernden Kindes gegeben werden.

72. Spruch gegen die *tmj·t*-Krankheit in den *mt*-Gefäßen und im Magen sowie am Kopf und allen anderen Körperteilen eines Kindes (Z. f. M. u. K. 1, 4—9 = Erman Text B). Ein Amulett ist nicht angegeben.

73. „Vertreiben des *nšw*-Leidens in allen Körperteilen eines Kindes" (Z. f. M. u. K. 2, 10—5, 7 = Erman Text E). Der Spruch, dem der Hinweis auf ein Amulett fehlt, nennt die von dem Leiden befallenen Körperteile einzeln in einer Liste.

74. „Buch für die Beschwörung (*šn·t*) des halben Kopfes" (Pap. Beatty V Rs. 4, 1—9). Dieser Spruch zur Beseitigung der Migräne[1]) soll über Amuletten rezitiert werden, die an den Kopf gegeben werden.

75. „Anderes Buch für das Beseitigen der halben Schläfe" (Pap. Beatty V Rs. 4, 10—6, 4). Auch dieser Spruch gegen die hier mit einer anderen Bezeichnung genannte Migräne soll über Amuletten gesprochen werden. — Zu diesen Besprechungen der Migräne gehören vermutlich auch die anschließenden Beschwörungen einer Kopferkrankung namens *ḥḳ* (Pap. Beatty V Rs. 6, 5—7 und 6, 7—9).

76. „Beschwörung (*šn·t*) einer Entzündung (*? nśr*), die auf dem Bein (*šḏꜣ* = *šḏḥ ?*) entstanden ist" (Pap. Leiden 345 Vorders. J 2, 12ff.). Es schließt sich eine zweite „andere Beschwörung" an, deren Schluß bestimmt „dieser Spruch (*rꜣ*) werde siebenmal über ein Knotenamulett gesprochen, das dem Patienten an sein Bein zu geben ist".

77. „Beschwörung (*šn·t*) der *rd*-Beine, wenn sie krank sind" (Pap. Leiden 345 Rs. H 2, 1ff.). Ein Hinweis auf ein Amulett fehlt.

78—85. Sprüche (*rꜣ*) um den Hauch der Pest (*? iꜣd·t*) abzuwehren und ähnlich (Pap. Edwin Smith Rs. 18, 1—20, 12; von späterer Hand als der, welche das Buch von den Wunden auf der Vorderseite des Papyrus abschrieb). Teils bloße Sprüche, teils solche, die über ein Amulett zu sprechen sind oder über den Patienten, während dieser ein bestimmtes Kraut in der Hand hält.

86. „Buch für das Beseitigen der *nśj·t*-Krankheit" (Pap. Beatty VI Rs. 2, 2—9). Der Spruch steht auf der Rückseite des Pap. Beatty VI, der auf seiner Vorderseite eine Folge von Rezepten gegen Erkrankungen des Afters enthält.

Soweit es sich aus den Überschriften und aus anderen Angaben ersehen läßt, werden Zaubersprüche (ich zitiere sie nach den Nummern der vorstehenden Aufzählung) bei den folgenden Erkrankungen angewendet: Kopfleiden (13); Augenleiden (5. 9. 10. 11. 32. 34. 45); Migräne (74. 75); Schnupfen (12); Bauchleiden (3. 4. 19. 27. 47. 48); After (36); Blase (7); Frauen-

[1]) Auch der Pap. Ebers nennt schon „den halben Kopf", die Migräne (Eb. Nr. 250 = 47, 14—15) in der Überschrift eines Rezeptes für ein Salbmittel gegen „Krankheit im halben Kopf" (*gś tp*, Hemikrania).

leiden (37. 38. 42. 43); Geschwulst (6); Beinleiden (67. 76. 77); Wunden (1. 2. 8. 35); Brandblasen (14. 15. 16. 17. 18. 44); Skorpionsstich (62. 68); Kinderkrankheiten (69—73). — Man wird gut tun, keine zu weitgehenden Folgerungen für die Verwendung von Zaubersprüchen bei bestimmten Erkrankungen zu ziehen. Es kann Zufall sein, daß sie bei einzelnen häufig sind, bei anderen zu fehlen scheinen.

3. Kapitel:
Zum Inhalt, zum Stil und zu den Sprachformen der Zaubersprüche

Die im vorstehenden zusammengestellten Zaubersprüche der ägyptischen Medizin im engeren und weiteren gehören selbstverständlich zu ihr. Ihr Vorkommen in den Sammlungen der Diagnosen und Rezepte stellt sie rein äußerlich diesen eigentlichen medizinischen gleich. Und daß der ägyptische Arzt auch in dem schon zum praktisch-sachlichen vorgeschrittenen Stadium der Medizin, das uns in den Papyrus entgegentritt, nicht ohne ein „heile! heile! heile! — Mißkatz lief 'ne Meile — als die Mißkatz wiederkam — war alles wieder heile!" auskommen konnte, zeigen die oben bei E. des ersten Kapitels angeführten Begleitsprüche. Offenbar war bei jeder wesentlichen ärztlichen Betätigung die Rezitation eines Spruches notwendig. Und der Kompilator des Papyrus Ebers hatte seine guten Gründe, gleich mit dreien solcher Sprüche zu beginnen[1]).

Zu den allgemeinen kommen dann die besonderen Sprüche, die ein Rezept so oder so in seiner heilenden Wirkung beeinflussen sollen, und jene, welche mangels eines Heilmittels ihre magische Kraft auf ein Amulett übertragen, und schließlich solche Sprüche, die allein zur Bekämpfung eines Leidens gesprochen werden. Die wie jede Medizin aus zauberhafter Behandlungsweise hervorgegangene ägyptische Medizin — ich habe diese Frage schon oben berührt — konnte auch, als sie schon zu Beobachtung, Untersuchung und Befundfeststellung vorgedrungen war und gelernt hatte, Diagnosen zu stellen und wirksame Medikamente für vielerlei Anwendungen nach genauen Rezepten anzufertigen, der Zauberei daneben nicht entraten. Auch der Arzt der uns hier beschäftigenden Entwicklungsstufe der ägyptischen Medizin war fort und fort noch an Zaubersprüche gebunden, so weit sich im übrigen seine Kunst bereits von der primitiven der alten Zauberdoktoren entfernt hatte.

Denn immer noch stellt sich der Arzt als Urheber gewisser Krankheiten dämonische Mächte vor, die er anreden, bedrohen oder gütlich vom Kranken und aus dessen Körper fortlocken muß, die es im Namen einer mächtigen Gottheit zu beschwören gilt, denen er ein Ereignis aus der Mythologie vorhält, nach dem sie sich zu richten haben, und was dergleichen mehr ist.

[1]) Vergleiche oben 1. Kapitel unter E. Ziffer 55, 56 und 58 sowie unten im Zweiten Teil, Analyse des Pap. Ebers, Gruppe 1.

Diese Zaubersprüche sind die Vertreter der noch nicht überwundenen Vorstufe der magisch-religiösen Medizin; die eigentlich medizinischen Texte, die Diagnosen und Rezepte, sind empirisch-rational, oder wollen es doch sein. Diese beiden Bereiche des Glaubens und des Wissens, der Hoffnung und der Erfahrung gehen in der ägyptischen Medizin unserer Texte nebeneinander her, ja durchdringen sich vielfach. Aber die Texte, die teils diese, teils jene Stufe der Erkenntnis wiedergeben, unterscheiden sich so scharf und deutlich wie nur möglich voneinander 1. im Inhalt; 2. im Stil; 3. in den Sprachformen.

A. Zum Inhalt der Zaubersprüche

Der Zauberspruch ist, rein medizinisch betrachtet, seinem Inhalt nach durchaus unsachlich. Die Göttersage etwa, die er anführt, oder bestimmte Zauberworte haben an sich mit dem Krankheitsfall, zu dessen Beeinflussung der Spruch dienen soll, nichts zu tun. Im Gegensatz zu diesen nur durch ihre Überschriften und Gebrauchsanweisungen sozusagen „medizinisch" gemachten Texten sind die eigentlich medizinischen Diagnosen und Rezepte ausschließlich sachlich in ihrem ganzen Inhalt. Und sie sind es für uns sogar in übertriebenem Maße. Denn abgesehen von gewissen unnötigen, aber zum Teil stilmäßig bedingten Wiederholungen derselben Wundbezeichnung oder desselben Befundes, wie sie vor allem das Wundenbuch des Pap. Edwin Smith aufweist, sind die Diagnosen und erst recht die Rezepte zumeist von äußerster sachlicher Knappheit. Diese geht oft so weit, daß sie uns das Verständnis nicht selten sehr erschwert, so vieles wird nicht ausgesprochen, weil es dem ägyptischen Arzt selbstverständlich war. Genau genommen enthalten diese Texte mehr Andeutungen als Ausführungen.

Auf den Inhalt der Sprüche im einzelnen kann ich hier nicht eingehen, die sich aus allen möglichen Bruchstücken von Texten der verschiedensten Herkunft zusammensetzen und nur selten und mehr gelegentlich auch Medizinisches nennen, ohne etwas Medizinisches zu lehren (vgl. in der vorstehenden Liste unter Ziffer 10; 24; 29; 62; 64; 73). Aber eine Bemerkung möchte ich doch nicht unterlassen, die eine im Spruch unter Ziffer 21 erwähnte Sage betrifft, derzufolge sich der oberste Gott einmal den Nachstellungen eines Feindes entziehen mußte, der sich, um nicht erkannt oder überhaupt gesehen zu werden, „den Leib mit (Holz-)Kohle angekohlt (= schwarz gefärbt) hatte". Der Spruch, der diesen Zug der Göttersage bewahrt, ist zur Beschwörung der asiatischen Krankheit bestimmt. Und ich frage mich, ob hierin nicht am Ende bewußt oder unbewußt eine Erinnerung daran erhalten sein kann, daß sich der Zauberdoktor der Vorzeit tatsächlich so scheinbar unsichtbar gemacht vor den vom Dämon zu heilenden Kranken gestellt haben mag, im Glauben, der böse Feind könne ihn nicht erkennen oder erblicken. In der Göttersage ist das Verhältnis ja umgekehrt; aber das scheint mir nicht gegen meine Vermutung zu sprechen.

B. Zum Stil der Zaubersprüche

Der Zauberspruch ist in seiner Fassung an keine Form gebunden. Er kann ganz kurz sein oder sehr lang, er kann aus ein paar Wörtern oder Sätzen bestehen und er kann eine mehr oder weniger breit ausgesponnene Erzählung enthalten oder ähnliches der Art. Diagnose und Rezept dagegen sind durchaus formgebunden, bewegen sich in bestimmten Wendungen, haben, und das gilt im besonderen für die Diagnosen, ein festes, wenn auch elastisches Stilschema, von dem grundsätzlich niemals abgewichen wird. Dem Zauberspruch ist derartiges ganz fremd.

C. Zu den Sprachformen der Zaubersprüche

Auch hinsichtlich der Sprachformen bestehen Unterschiede zwischen den Zaubersprüchen einerseits und den Diagnosen und Rezepten andererseits. Und zwar handelt es sich um die Sprechweise im „Ich“, „Du“ und „Er“ in den medizinischen Texten, auf die ich hier etwas näher eingehen muß.

Aufs ganze gesehen steht es so, daß ein „du“, ein „dein“ den Arzt betrifft, ein „er“ und „sein“ den Kranken. Der Arzt ist der in der ägyptischen Medizin Handelnde, der angesprochen wird: „du sollst sagen“, „du sollst deine Hand auf den Kranken legen“, „wenn du untersuchst“ und so fort. Daß auch der Arzt gemeint ist in den unpersönlich gefaßten Anweisungen der Rezepte „werde zusammengerührt“, „werde damit verbunden“ und so weiter, ist eine Sache für sich. Gewiß: auch der Kranke wird gelegentlich angesprochen, kann mit einem „du“ gemeint sein, etwa um selbst eine Salbe aufzulegen oder um ein Glied in der vom Arzt geforderten Weise zu bewegen. Und es beziehen sich auch viele der Angaben am Schluß der Rezepte auf den Kranken, wie „werde getrunken“, „werde eingenommen vor dem Schlafengehen“. Aber im allgemeinen ist der Kranke als „Mann“ (der an dem und dem leidet), „Frau“ (die krank ist), „er“, „sie“, „sein...“, „ihr...“ das Objekt der ärztlichen Betätigung.

Neben „du“ und „er“ gibt es, ich möchte sagen: selbstverständlich, auch „ich“ in den medizinischen Texten, aber doch viel seltener und in recht bemerkenswerter Weise. Der Sprache der Diagnosen und der Rezepte ist die „ich“-Aussage im ganzen fremd[1]). In den Diagnosen würde man wohl ein „ich werde...“ nach der üblichen Aufforderung „dann sollst du sagen...“ erwarten können. Aber was der Arzt sagt, ist immer allgemein und unpersönlich gehalten, bis auf die beiden Verdikte a und b der Diagnosen (vgl. unten Seite 30), die im „ich werde...“ gehalten sind. Aber die dritte dieser Aussagen (Verdikt c) lautet schon wieder unpersönlich „nicht behandelbar“ statt „ich kann nicht behandeln“, wie es nach Analogie der Ver-

[1]) Jedenfalls in der Menschenheilkunde. Im Veterinärpapyrus, dessen Text uneinheitlich im Stil ist, findet sich neben den „du“-Formen auch einmal „ich soll meine Hand einführen“ (Zeile 23) und dreimal zu Beginn der Diagnosen „wenn ich beschaue“ (Zeile 35; 58; 62).

dikte a und b etwa heißen würde. Und ebenso selten und ungewöhnlich sind „ich"-Formen in den Rezepten, in deren Hauptteil, dem eigentlichen Rezeptkörper mit den Drogenangaben, sie auch da nicht verwendet werden, wo genauere Weisungen über die Zubereitung eines Mittels vorliegen. Solche Anweisungen wenden sich als „du sollst . . ." an den Arzt oder sie sind unpersönlich-passivisch gefaßt „es werde . . .", „man . . .". Nur in den Zusatzbemerkungen am Ende von zwei Rezepten[1]) kommt eine sichere „ich"-Aussage vor in Erweiterung der mit der Bemerkung „etwas wirklich Treffliches" zur Begutachtung des Rezeptes. Sie lautet: „ich habe gesehen, es ist durch mich sehr geschehen" als Äußerung des Arztes[2]).

Diejenige Textgruppe der Medizin, in welcher die „ich"-Redeweise häufig ist, sind die Zaubersprüche: „ich bin hervorgegangen aus der Stadt Heliopolis", „ich möge befreit werden von allem Schädlichen", so und ähnlich heißt es oft in ihnen, auch da, wo nicht schon der als Zauberspruch übernommene mythologische Text im „ich" sprach. Dabei fragt es sich, wer solche im „ich"-Ton formulierten Sprüche rezitiert hat, ja wer überhaupt der Sprecher der Zaubersprüche war, ob der Arzt oder auch der Kranke? An diesen würde man zunächst denken bei Sprüchen, in denen es heißt: (das und das Leiden) „in diesem meinem Kopf, in diesem meinem Leib, in diesen meinen Gliedern" und so ähnlich sonst. Und so könnte etwa der „Spruch für das Auflegen der Mittel auf irgendein Körperglied des Patienten" (vgl. im Vorstehenden unter Ziffer 55) vom Kranken rezitiert worden sein, während der Arzt den Verband machte. Aber ich zweifle, ob das richtig geurteilt wäre, ganz abgesehen davon, daß die Rezitation der Sprüche durch den Kranken dessen Kenntnis ihres Wortlautes voraussetzte, und weiter davon, daß der ein Mittel einnehmende Kranke nicht gut zugleich einen längeren Begleitspruch murmeln konnte (vgl. im vorstehenden Ziffer 58 und 59).

Wie die Besprechungen der Rezepte und die ähnlichen Sprüche ja selbstverständlich vom Arzt rezitiert wurden, so wird es wohl grundsätzlich bei allen medizinischen Zaubersprüchen geschehen sein (falls es nicht, worüber wir nichts wissen, in bestimmten Fällen durch eine dritte Person[3]), einen Gehilfen des Arztes, geschah). Der Arzt, der sich nicht selten mit einer Gottheit wie Thoth, Horus, Isis identifiziert, jedenfalls in ihrem Namen zu sprechen vorgibt, setzt sich auch dem Kranken gleich, wenn er in einem Spruch von einem Leiden „in diesem meinen Körper" redet. Der Arzt ist zugleich Fürsprecher und Stellvertreter des Patienten.

---

[1]) Eb. Nr. 509 (= 69, 16—17) und Hearst Nr. 25 (= 2, 9—10); vgl. dazu Seite 73.

[2]) Wreszinski übersetzt in seiner Bearbeitung des Pap. Hearst auf Seite 69 „ich habe gesehen, daß es bei mir geholfen hat" und ebenda die Stelle Eb. Nr. 509 „ich habe gesehen, wie sehr es bei mir gewirkt hat". Denkt Wr. an den Arzt oder an den Patienten?

[3]) In dem Graffito Hatnub Nr. 15 bezeichnet sich ein Priester der Sachmet als „Obmann der Priester der Sachmet, Obmann der Zauberer, Oberarzt des Königs". Und zu Beginn des Herzbuches Pap. Eb. 99, 2 wird neben dem *swnw*-Arzt und dem „Priester der Göttin Sachmet" auch der „Zauberer" (*s3w*) als Dritter derer genannt, die den Pulsschlag feststellen können.

Zweiter Abschnitt: Von den Diagnosen

1. Kapitel: Welche Einzeltexte Diagnosen enthalten

Diagnosen im Sinne der oben Seite 8 besprochenen Textart finden sich in den medizinischen Papyrus Kahun, Edwin Smith, Ebers, Hearst, Berlin und Beatty teils in ganzen Gruppen, teils vereinzelt. Dabei ist zu unterscheiden zwischen eigentlichen Diagnosen, die vollständig ohne Rezept oder mit einem solchen überliefert sind, und einigen, die irgendwie unvollständig, verstümmelt erhalten sind, in denen wesentliche Teile des Schemas fehlen; allerlei kleine Versehen der Abschreiber oder in ihren Vorlagen kommen auch in den vollständigen Diagnosen oft genug vor. Außerdem gibt es eine Anzahl von ärztlichen Verordnungen und Anweisungen für Herstellung von Medikamenten, die nicht in der bei den Rezepten gewöhnlich üblichen passivischen und unpersönlichen Redeweise gefaßt sind, sondern im reinen „Du"-Stil der Diagnosensprache. Diese Einzeltexte klar auszusondern, ist schwierig, weil neben ihnen eine Reihe von Rezepten existiert, in denen die Herstellungsanweisungen in einem uneinheitlichen Mischstil erteilt werden, der zwischen unpersönlichem „man mache" und den Arzt anredendem „du sollst machen" wechselt. Anweisungen dieser Art bleiben hier bei den Diagnosen außer Betracht bis auf einige besondere, die ich unter C. angebe.

A. Vollständige eigentliche Diagnosen

I. Im Pap. Kahun die siebenzehn Texte auf dessen Seiten 1 und 2. Davon geben Nr. 3, 4, 6, 10, 12, 13—17 auch ein Rezept an, das auf die Formel „du sollst machen" ohne besondere Überschrift folgt.

II. Im Pap. Edwin Smith

a) die achtundvierzig Wundbehandlungsfälle auf der Vorderseite mit jeweils mehreren, nacheinander zu brauchenden Rezepten in den Fällen 9, 41 und 46; in den beiden letzten Fällen haben die Rezepte besondere Überschriften.

b) Diagnose für eine Frau, die infolge von Menstruationsstörungen am Magen leidet (Smith Rs. 20, 13—21, 3), mit Rezept.

III. Im Pap. Ebers

a) die achtzehn Diagnosen für Magenleiden (Eb. Nr. 188—207; dabei Nr. 191 = 194 und Nr. 192 = 195), in jedem Fall mit Beigabe von Rezepten, die zum Teil mit besonderen Überschriften wie „Pudermittel", „Trankmittel" und ähnlich versehen sind.

b) Eine echte Diagnose mit vollständigem Schema als zweiter Bestandteil eines zusammengesetzten Rezeptes für einen kranken Finger (vgl. dazu unten „Analyse des Pap. Ebers" Gruppe 29). Diese Diagnose ist als Nr. 617 des Pap. Ebers gezählt. Sie enthält am Schluß ein Rezept.

c) Drei Diagnosen für Frauenleiden Eb. Nr. 831, 832 und 833 mit beigegebenen Rezepten.
d) Drei kurze Diagnosen mit Rezepten für Erkrankungen, die durch bestimmte *mt*-Gefäße erregt worden sind, im zweiten der Bücher von den Gefäßen (Eb. Nr. 856), und zwar Eb. 103, 5—8; 103, 8—11; 103, 11—13.
e) Die in der Analyse des Pap. Ebers und unten Seite 36 gekennzeichneten Diagnosen für Geschwülste Eb. Nr. 857—862; Eb. Nr. 863 bis 875; Eb. Nr. 876; Eb. Nr. 877. Von diesen Diagnosen enthalten Nr. 857—862, 873 und 877 Rezepte mit eigenen Überschriften.

IV. Im Pap. Berlin die Diagnose für einen bestimmten Fall von *wḥd·w*-Schmerzen, die im Körper hin- und herziehen (Nr. 161).

B. Unvollständige eigentliche Diagnosen

I. Im Pap. Edwin Smith Rs. 22, 11—14: „wenn du betrachtest einen Mann, indem er an seinem After leidet“ mit näherer Beschreibung seines Zustandes und folgendem Rezept nach „du sollst ihm das Rezept geben“ (dessen Bestandteile und Applikation folgen).

II. Im Pap. Ebers
a) zwei Diagnosen für einen an *št·t*-Rheumatismus Leidenden Eb. Nr. 295 und 296 = Nr. 102; beide in ihrem formelmäßigen Aufbau gestört. Ohne Rezepte. Nur in der zweiten Diagnose werden Mittel zum Harnlassen angewendet, ohne in ihrem Wortlaut mitgeteilt zu sein.
b) Reste von Diagnosen für Bißwunden (Eb. Nr. 435 und 436), die mit denen aus Pap. Hearst Nr. 239 und 241 zusammengehören.
c) Rest („du sollst ihm machen“ mit anschließendem Rezept) einer Diagnose (Eb. Nr. 565) für das Beseitigen von Schwellungen.
d) Reste ähnlich wie der unter c) genannte, auch noch sonst: Eb. Nr. 620 und 622 für Behandlung von Zehennägeln.
e) Einige Sätze im reinen Diagnosenstil in zwei Glossen zu mit „Herz“ gebildeten Ausdrücken im ersten der beiden Herzbücher (Eb. Nr. 854 + 855), und zwar Eb. 100, 14—16 und 100, 16—17, als Reste des sonst verlorenen Textes, für dessen Erklärung die Glossen ursprünglich bestimmt waren.

III. Im Pap. Hearst zwei Behandlungen von Bißwunden H. Nr. 238 und 241, ähnlich denen im Pap. Ebers oben bei II b.

IV. Im Pap. Berlin
a) eine Halbdiagnose (nur der Behandlungsteil ist überliefert) für *wḥd·w*-Schmerzen: B. Nr. 153.
b) eine im Anfang verstümmelt abgeschriebene Diagnose für eine Erkrankung der Verdauungsorgane (B. Nr. 154). Für das besondere Interesse an dieser Diagnose vgl. „Analyse des Pap. Berlin“ unten auf Seite 137 unter b).

c) Zwei Diagnosenreste (B. Nr. 157 und 158) für Beseitigung von Speisenüberfülle im Bauch mit Rezepten.

V. Im Pap. Beatty ist dessen Einzeltext Nr. 12 (= B. 6, 2—6) der Rest einer Diagnose nebst Rezept.

C. Verordnungen und Anweisungen im Diagnosenstil

Von diesen eingangs in ihrer Abfassung gekennzeichneten gleichsam diagnosenartigen Texten führe ich nur an:

a) Eb. Nr. 252 (= 48, 3—5) gegen Zittern im Kopf.
b) Eb. Nr. 522 (= 70, 11—20) Behandlung einer Wunde.
c) Eb. Nr. 786 + 787 (= 93, 11—17) gegen Urinstörungen bei einer Frau.
d) Eb. Nr. 766 (= 91, 5—19) und Eb. Nr. 767 (= 91, 19—92, 2) Behandlung des erkrankten Ohrs.
e) Eb. Nr. 307 (= 53, 3—6) Heiltrank gegen Husten.
f) Eb. Nr. 325 (= 54, 18—55, 1) Räuchermittel gegen Husten.
g) B. Nr. 46 (= 3038, 4, 5) ähnliches Mittel wie unter f.
h) Beatty Nr. 6 (= 4, 11—5, 5) zusammengesetztes Rezept.

2. Kapitel: Formen und Aufbau der Diagnosen

A. Allgemeines

Die im ersten Kapitel unter A. und B. aufgeführten Diagnosen sind im deutlichen Gegensatz zu den Rezepten immer in Sätzen gehalten mit, den Arzt anredenden, finiten Verbalformen, vorherrschend als *šdm-ḫr·f-* und *šdm-in·f-* sowie *šdm·f*-Formen: „du sollst machen“, „wenn du untersuchst“ und so weiter. Anweisungen in der Befehlsform des Imperativs[1]) an den Arzt gehören zu den Ausnahmen. Auch wenn solche Anweisungen negiert erfolgen, um dem Arzt zu raten, etwas Bestimmtes nicht zu tun, so geschieht das nur ganz selten als „tue nicht!“, also als negierter Befehl, vielmehr gewöhnlich in der milderen Form des negierten Wunsches „du mögest nicht“ („tun“ und ähnlich). Wohl aber erteilt der Arzt bei der Untersuchung dem Kranken Befehle: „blicke! (auf deine Schultern)“, „strecke aus! (deine Beine)“ und dergleichen mehr.

Die Redeweise in solchen finiten Verbalformen und in Sätzen ist das eine für die Diagnosen Bezeichnende. Das andere ist ihr Aufbau in einem mehr oder weniger streng durchgeführten Schema, dessen einzelne Abschnitte eine regelmäßige Folge haben und immer mit den gleichen Wendungen eingeleitet werden. Diese Stilform wird im allgemeinen genau befolgt, wenn auch

---

[1]) Über den Gebrauch des Imperativs in der Sprache der Medizin habe ich in meinen „Untersuchungen“ II, Seite 21ff. eingehend gehandelt. Das im Text mitgeteilte Ergebnis ist für die Zwecke dieses Buches hinreichend.

gelegentlich Entgleisungen vorkommen. Im Pap. Berlin allerdings ist ersichtlich, daß die Verfasser oder der Kompilator mehrerer in dieser Sammelhandschrift stehender Diagnosen (siehe oben im ersten Kapitel unter B. IV.) kein Gefühl mehr für den Stil haben. Die Überschriften und Sprachformen der Diagnosen und Rezepte gehen hier vielfach durcheinander.

Sieht man von der Überschrift zunächst ab, so hat das Schema der Diagnose folgende einfache Grundgestalt:

a) *ỉr ḫ3j·k* „wenn du untersuchst . . .“.

b) *ḏd-ḫr·k* „du sollst sagen . . .“.

c) *ỉrj-ḫr·k* „du sollst machen . . .“.

Zwischen a) und b) pflegt angegeben zu sein, wie sich der Befund der Untersuchung zunächst darstellt. Auf b) folgt das Urteil des Arztes und im Anschluß daran nicht selten eine Äußerung über wahrscheinliche oder unmögliche Heilbarkeit und ähnliches. Auf c) folgt die Behandlung, vielfach mit Angabe eines Rezeptes oder auch mehrerer Rezepte in der für diese eigentümlichen Stilform. Solche Rezepte stehen wie Fremdkörper in den Diagnosen, von deren Sprechweise sie sich auf das deutlichste abheben. Ich habe oben auf Seite 8 darauf schon hingewiesen.

Dieses Grundschema hat, wie es scheint, in den Diagnosen unseres nach der Zeit der Niederschrift ältesten Pap. Kahun eine Frühform: hier fehlt die Formel a) „wenn du untersuchst“ regelmäßig. Die Überschrift nennt die Kranke sogleich mit den Zuständen und so weiter, an denen sie leidet. Das Schema dieser Diagnosen für Frauenkrankheiten hat also die Form: Überschrift . . ., Formel b) . . ., Formel c) . . . Eine andere Sondergestalt hat das Schema in den Diagnosen des Wundenbuches im Pap. Smith, denen fast stets die Formel c) „du sollst machen . . .“ fehlt; darüber unten Näheres.

Der untersuchende und behandelnde Arzt ist wie immer in den ägyptischen medizinischen Texten ein bloßer „du“ auch in den Diagnosen, in denen eine eigentliche Bezeichnung für den Arzt nicht vorkommt, außer in der Diagnose für eine bestimmte Erkrankung des Magens (Eb. Nr. 206 = 42, 6) in der unklaren, weil in der Textüberlieferung verderbten, Angabe gewisser Heilmittel, in welcher das Wort *swnw* „Arzt“ enthalten ist. Und die Erwähnung des *swnw* „Arztes“ und des „Verbinders“ (*wt*) in Glossen zum Text der Fälle 9 und 19 des Wundenbuches ist kein Vorkommen in der Diagnose selbst. Auf diese Personen wird nur verwiesen.

Der Kranke ist auch in den Diagnosen ein „er“, wird aber daneben häufig auch eigens als ein an einer bestimmten Krankheit Leidender genannt, etwa als „ein Mann der an seinem Magen leidet“, „Mann einer (so oder so besonderen Art) Wunde“, „ein mit Rheuma an seinem Nacken Behafteter“, „eine Frau, die Schmerzen hat an einer Seite ihres Dammes“ und in dieser Weise noch sonst. Die Stelle im Diagnosenschema, an welcher der Kranke so eigens genannt wird, ist nicht immer dieselbe. In der Überschrift geschieht die Nennung in den Diagnosen für Frauenleiden des Pap. Kahun, in der ersten Diagnose von den Magenerkrankungen des Pap. Ebers Nr. 188

und in den Diagnosen des Pap. Berlin Nr. 158 und Nr. 161. In der Regel ist die Formel „wenn du untersuchst ...“ der Ort, den Kranken ausdrücklich als mit dem oder dem besonderen Leiden Behafteten anzugeben; davon wird nur in wenigen Diagnosen abgewichen, indem in diesen nicht der Patient, sondern seine Erkrankung genannt wird. Andererseits wird in der Formel „du sollst sagen ...“ gewöhnlich nicht der Patient genannt, sondern die Krankheit, Wundenart und ähnliches. In diesem „du sollst sagen ...“-Abschnitt ist vom Kranken die Rede im Wundenbuch, in den Diagnosen von den Geschwülsten des Pap. Ebers Nr. 857—862, in der Diagnose Eb. Nr. 295 (Rheumaerkrankung) und in den Diagnosen des Pap. Berlin Nr. 154 und 161. Wahrscheinlich ist der Patient mit *sꜣ-ḥmm*, mit „Operierter“ oder „operativ zu Behandelnder“ in den Diagnosen Eb. Nr. 863, 864, 865, 872 und 876 gemeint[1]), in einer stets gleichlautenden formelhaften Wendung mit *šrwḫ* „behandeln“ am Schluß der Diagnosen.

Soviel zum Allgemeinen über die Diagnose, die im folgenden Abschnitt noch im einzelnen hinsichtlich ihres Aufbaus besprochen werden muß, über den vorstehend nur das Grundsätzliche gesagt werden konnte.

B. Der Aufbau der Diagnosen

I. Die Überschrift

Im Unterschied zu den Rezepten, die neben allgemeinen Bezeichnungen wie „Heilmittel“, „Mittel“, „was man macht“ auch eine Anzahl von speziellen wie „Salbmittel“, „Trank“, „Streumittel“ und noch anderen als Überschriften aufweisen, haben die Diagnosen (bis auf einige unten noch zu besprechende) eine allen gemeinsame Überschrift *šsꜣ·w*. Dies Wort, das eigentlich ein Plural zu sein scheint, mag etwa „Vorschrift[en] für Erkenntnis und Behandlung“ (einer Krankheit) besagen, hat mithin einen weiteren Bedeutungsinhalt als „Diagnose“ im eigentlichen Sinne. Aber diese Bezeichnung oder Wiedergabe des ägyptischen Wortes, das so nur in den medizinischen Texten vorkommt, empfiehlt sich durch Kürze und Prägnanz, eben dadurch, daß sie das Wesentliche des Wortgehaltes zum Ausdruck bringt[2]).

Dies die Überschrift einleitende Wort haben folgende Diagnosen nicht:

a) Eb. Nr. 831—833 (Frauenleiden); Eb. Nr. 189—207 (Magenkrankheiten); Smith Rs. 20, 13 (Frauenleiden); Smith Rs. 22, 11 (Krankheit am After). Diese Diagnosen beginnen unvermittelt mit der ersten Formel „wenn du untersuchst ...“. In der Gruppe der Dia-

[1]) Diese Bedeutung des Ausdrucks ist nur vermutet.

[2]) Mir jedenfalls will das so scheinen. Die von Breasted in seiner Bearbeitung des Wundenbuches (Pap. Edwin Smith) verwendete Wiedergabe von *šsꜣ·w* mit „Instructions“ ist für mein Gefühl zu farblos. Demgegenüber stelle ich mit Genugtuung fest, daß schon Sethe 1899 in seinem „Verbum“ diese Einzeltexte als „Diagnosen“ bezeichnete. — Für die Schreibungen des ägyptischen Wortes und deren Vorkommen vgl. „Untersuchungen“ II, Seite 4.

gnosen für Magenleiden (Eb. Nr. 189ff.) hat nur die erste die Überschrift mit *šś3·w*.

b) Eb. Nr. 617 hat irrtümlich die Überschrift *pẖr·t* „Rezept“.

c) Eb. Nr. 767 hat die unrichtige Überschrift *irr·t* „was man macht“.

d) Eb. Nr. 295; Nr. 296; Nr. 435; Nr. 766 und Berlin Nr. 154 haben bloßes *kt* „anderes“ (Mittel) als Überschrift.

Die Überschriftsfassungen unter b—d beruhen gewiß nur auf Unachtsamkeit der Abschreiber.

Auf das Wort *šś3·w* „Diagnose“ folgt entweder die Angabe der Krankheit oder die des Kranken, sei es unmittelbar oder durch Verknüpfung mittels der Genitivpartikel. Die Angabe der Krankheit ist häufiger als die des Kranken. Dieser wird nur im Frauenbuch des Pap. Kahun genannt („Diagnose einer Frau die“ usw.) und in den Fällen Nr. 158 und Nr. 161 des Pap. Berlin. Ob die Überschrift Eb. Nr. 188 meint „Diagnose für einen am Magen Leidenden“ oder „Diagnose für Magenleiden“ ist mir zweifelhaft.

II. Die Formel „wenn du untersuchst . . .“

Sie lautet in den meisten Fällen ägyptisch *ir ḫ3j·k*, eigentlich wohl „wenn du mißt, abwägst“. An ihrer Statt wird Eb. Nr. 295; Nr. 296; Smith Rs.22,11 als Synonym gebraucht *ir m33·k* „wenn du anschaust“, und in den Diagnosen für Geschwülste Eb. Nr. 857—877 ein *ir wp·k* „wenn du prüfst“ (nämlich die zum Teil ja operativ zu behandelnden Geschwülste und ihnen verwandte Krankheitserscheinungen) und endlich in der Diagnose Eb. Nr. 617 bloßes *ir gm·k* „wenn du findest“. — Im Frauenbuch des Pap. Kahun fehlt, wie schon gesagt, dieser Abschnitt des Schemas überhaupt.

Auf diese Einleitung folgt immer die Nennung des Erkrankten mit Ausnahme von: Eb. Nr. 198 und Nr. 201 („wenn du das Geschwür (?) des Magens untersuchst“); Eb. Nr. 436 („wenn du den Biß des Krokodils untersuchst“); Eb. Nr. 857—877 („wenn du prüfst die . . . Geschwulst“); Eb. Nr. 617 („wenn du findest den Finger erkrankt an . . .“).

Im Wundenbuch des Pap. Smith ist die Bezeichnung des Patienten nach dieser Formel regelmäßig „einen Mann einer so oder so gearteten Verwundung“, während ebenda nach der Formel unter III „du sollst sagen . . .“ der Kranke als „ein mit der oder der Wunde Behafteter“ bezeichnet wird.

Was weiter in diesem Abschnitt über den Kranken oder die Erkrankung ausgesagt wird, kann sehr verschiedenartig sein. Neben bloßer Nennung des Patienten und (oder) seines Leidens stehen genaue Beschreibungen des Zustandes und Anweisungen, wie der Arzt seine Feststellungen am besten machen kann und wie er weitere Untersuchungen anstellen soll, eingeleitet durch Wendungen wie „wenn du findest“ (= feststellst) oder „du sollst deine Hand auf ihn geben“ (um etwas zu fühlen). Auch das kommt vor, daß nach längeren Ausführungen das „wenn du untersuchst . . .“ noch einmal aufgenommen wird, sogar nach der Anwendung eines auf Grund der ersten Untersuchung verordneten Mittels noch eine Nachprüfung des Erfolges empfohlen wird „wenn du ihn untersuchst nachdem dieses gemacht wurde". Auf alles Einzelne kann hier ohne den vollen Wortlaut der Diagnosen nicht eingegangen werden. Doch vgl. auch unten Seite 35.

III. Die Formel „du sollst sagen . . ."

Diese Formel liegt im Ägyptischen in zwei Fassungen vor, die in ihrer Bedeutung so gut wie gleichwertig sind[1]): *ḏd-ḫr·k* und *ḏd-in·k* „du sollst sagen . . .". Das Wundenbuch, die Diagnosen für Geschwülste und die vereinzelten Diagnosen sonst verwenden *ḏd-in·k*, die des Buches vom Magenkranken und alle für Frauenleiden *ḏd-ḫr·k*. Bisweilen fehlt die Formel, weil ausgelassen. Einmal ist die Formel als Einleitung ersetzt durch eine sehr andere: im Fall Nr. 205 des Magenbuches heißt es an Stelle von „du sollst sagen" vielmehr „du mögest mit ihm [= dem Kranken] kämpfen (mit den und den Mitteln)". Diese Wendung klingt an die eine der unten besprochenen Fassungen der Verdikte an.

Der so eingeleitete Abschnitt stellt die Art der Erkrankung fest, nennt die Krankheit oder, was seltener ist, den Kranken, sei es in unmittelbarem Anschluß an die Formel, sei es mit Dazwischenschaltung von „betreffs". Zumeist wird die Krankheit genannt; der Erkrankte als „mit dem und dem Leiden Behafteter" nur in den Fällen des Wundenbuches, in den *ḥnḥn·t*-Geschwulstdiagnosen und noch vereinzelt sonst. Die Feststellung der Krankheit erfolgt in der Form eines Satzes „das ist die so und so Erkrankung"; über einige Abweichungen davon vgl. „Untersuchungen" II Seite 9—10.

In diesem Abschnitt stehen auch die sogenannten Verdikte des Arztes über den Grad der Heilbarkeit. Von diesen Verdikten ist eines selten: *bṯw pw* „es ist ein hoffnungsloser Fall" (eigentlich wohl: „ein Aufzugebender" oder ähnlich) in den beiden Diagnosen im Buch von den Frauenleiden Pap. Kahun Nr. 5 und 13 sowie in der Diagnose Eb. Nr. 205 von einem Magenkranken. Die anderen Verdikte sind mit einem Wort *mr* gebildet[2]) und lauten so:

Verdikt a): *mr ỉrj·j* „ein Kranker (eine Krankheit) den ich ⌊gesund⌋ machen (die ich machen = behandeln) will".

Verdikt b): *mr ꜥḥꜣ·j ḥnꜥ* „ein Kranker (eine Krankheit) mit dem (mit der) ich kämpfen werde".

---

[1]) Die für uns schwer erkennbaren vermutlich feinen Unterschiede der beiden Formen sind hier ohne Belang.

[2]) Es gibt ein Wort *mr* „Kranker" und ein anderes Wort *mr* „Krankheit". Bisher hat man nach Breasteds Vorgang in dem Wort *mr* der Verdikte die „Krankheit" gesehen. Wir, meine Mitarbeiter und ich, sind, gerade auch im Hinblick auf die oben angeführte Stelle aus Eb. Nr. 205, persönlich der Überzeugung, daß es sich um *mr* „Kranker" handelt. Wir können das aber nicht unzweideutig beweisen. Daher gebe ich, aus vielleicht übertriebener Vorsicht, beide möglichen Auffassungen in den Übersetzungen.

Verdikt c): *mr n irw-nj* „ein nicht behandelbarer Kranker (eine nicht behandelbare Krankheit").

Das Verdikt a kommt mehrfach in Fällen des Wundenbuches vor und in den Diagnosen für die Geschwülste Eb. Nr. 857—859, 863—865, 867, 868, 872 sowie in Pap. Hearst Nr. 174 und Pap. Berlin Nr. 154. Es hat zwei erweiterte Fassungen, eine mit dem Zusatz „mit Heilmitteln" (der anschließend mitgeteilten Art) in Eb. Nr. 200 und B. Nr. 161, und eine andere mit dem Zusatz „mit dem Messer" (*m ḏw-ʿ*) in den Diagnosen für operativ zu behandelnde Geschwülste Eb. Nr. 860, 866, 869 und 870.

Ist sich der Arzt über die Gewißheit, mit dem Leiden fertig werden zu können, noch im unklaren, so stellt er vorsichtig das Verdikt b, mehrfach im Wundenbuch und auch Eb. Nr. 861 und 862. Das Verdikt c wird nur in einigen Fällen besonders schwerer Verwundungen gestellt.

IV. Die Formel „du sollst machen . . ."

Die Behandlung eines Krankheitsfalles wird eingeleitet durch eine grundsätzlich in jeder Diagnose übliche Formel *irj-ḫr·k* „du sollst machen . . .". Allerdings beginnt dieser Abschnitt des Diagnosenschemas doch nicht in jedem Falle mit dieser Formel, die zudem in den drei Diagnosen des zweiten Herzbuches (vgl. oben Kap. 1 bei A III d) zu „was man dagegen macht" abgewandelt ist, und in der einen Diagnose auf der Rückseite des Pap. Smith (oben Kap. 1 unter B I) durch die Wendung „du sollst geben" (ein bestimmtes Mittel) ersetzt ist.

Die Formel fehlt bis auf ein paar Fälle immer in den Diagnosen für Wundbehandlungen des Pap. Smith, in denen gerade dieser Abschnitt des sonst im ganzen genau eingehaltenen Schemas auffallend frei gestaltet ist. Das erklärt sich aus der besonderen Art der Behandlung der Wunden, die nur gelegentlich mit Medikamenten eines Rezeptes erfolgen kann, zumeist bestimmte Verbände und derlei erforderlich macht. Solche werden mit anderen Wendungen empfohlen, vor allem dieser „du mögest (den Patienten) behandeln . . (*śrwḫ*)", falls es überhaupt verlohnt und er nicht bei bestimmter Diät seinem Schicksal überlassen werden muß. Ich habe oben schon kurz darauf hingewiesen.

Die Formel fehlt ferner im Buch von den Geschwülsten am Schluß des Pap. Ebers in den Fällen Nr. 863—866, 869, 870 und 874. An den vier erstgenannten Stellen ist sie ersetzt durch die Wendung „du mögest behandeln". Die Fälle Nr. 869 und 870 sind operativ zu behandeln, und der Fall Nr. 874 ist unheilbar.

Auf die Formel „du sollst machen . . ." folgt entweder die Angabe eines Rezeptes oder irgend etwas Näheres über einen Verband und dergleichen. Ganz unregelmäßig verhält sich das kleine Buch über Frauenleiden des Pap. Kahun, in welchem nach der Formel neben Rezepten auch allerlei Anweisungen erteilt werden; die stilmäßige Durchführung des Schemas ist in diesen Diagnosen eben noch nicht voll erreicht.

Die Rezepte nach der Formel „du sollst machen ...“ beginnen entweder sogleich mit dem ersten der einzelnen Drogenstoffe oder sie haben noch eine besondere Überschrift, wie sie ähnlich auch sonst bei den Rezepten üblich ist. Und zwar überwiegt diese Form der Angabe des Rezeptes bei weitem. Im Buch von den Frauenleiden des Pap. Kahun ist die überschriftslose Mitteilung des Rezepts allein üblich. Und es wäre denkbar, daß sie das ältere ist, zumal diese Diagnosen ja auch sonst manches aufzeigen, das altertümlich erscheint. Im übrigen fehlt die Überschrift auch in einer Anzahl von Diagnosen des Pap. Ebers und des Pap. Berlin. Aber das übliche ist eine eigene Rezeptüberschrift.

3. Kapitel: Die Gestaltung der Diagnose im besonderen

Wie das im vorstehenden besprochene Schema nichts Starres ist, sondern in variablen Formeln gestaltet werden kann und doch stets dasselbe bleibt, so sind auch die diagnostischen Anweisungen und Beschreibungen dieser lehrhaften Texte, von einem elastischen Rahmen umspannt, keine Gebilde, die eines wie das andere gleichförmig gebaut sind. Vielmehr zeigen die einzelnen Diagnosen und die verschiedenen Diagnosengruppen mannigfaltige, dabei auch für die Quellenscheidung wichtige, Abweichungen voneinander in ihrer Ausgestaltung. Eine Diagnose kann, unbeschadet ihres sachlichen Inhalts, ganz schlicht die Formeln und Abschnitte des Schemas nur gerade mit den nötigsten Angaben in äußerster Kürze füllen, und sie kann auch mit zwei- oder gar dreifacher Wiederholung derselben Beschreibung breit ausgeführt sein. Es gibt sozusagen einfache Diagnosen, die sich innerhalb der drei Hauptabschnitte halten, und sehr ausgeführte, in denen mehrmals neue Untersuchungen, neue Befundfeststellungen und neue Behandlungen erfolgen müssen. Derartige Diagnosen, deren es besonders unter denen für Wunden eine ganze Anzahl gibt, zeigen dann ein Schema, in dem sich auch die einleitenden Formeln entsprechend wiederholen.

Um diese verschiedenartige Gestaltung der Diagnosen etwas näher kennenzulernen, die jeweils im Sachlichen ihre Begründung hat, werfen wir einen Blick auf einige umfangreichere Gruppen dieser Texte des gleichen Inhaltsbereiches. Im folgenden ist das Unterscheidende und das Gemeinsame nur in den wesentlichen Zügen berührt. Alle Einzelheiten müssen einer besonderen Behandlung vorbehalten bleiben.

A. Zu den Diagnosen vom kranken Magen

Den Diagnosen vom Magenkranken (Eb. Nr. 188—207), für deren Eigenart auch das in der Analyse des Pap. Ebers (unten Seite 117) Ausgeführte zu vergleichen ist, ist gemeinsam, daß sie sämtlich sogleich mit der Formel „wenn du untersuchst“ beginnen, und weiter, daß sie den in diesem ersten Abschnitt genannten Kranken im zweiten Abschnitt nach „du sollst sagen“

nicht wieder angeben, sondern hier ein spezielles Symptom anführen: „es ist ein so und so gearteter Fall“. Darin unterscheiden sie sich aufs stärkste von den Diagnosen von den Geschwülsten (unter B) und von den Wunden (unter C), die bis zu drei Malen (in der Überschrift, im ersten und im zweiten Abschnitt) die Erkrankung in fast gleicher Weise nennen. Aber im übrigen zeigen die Diagnosen des Buches vom Magen untereinander allerlei Verschiedenheiten, so daß sich mehrere Untergruppen erkennen lassen:

Erstlich gibt es hier einfache Untersuchungen, die mit dem durch „du sollst machen“ eingeführten Rezept oder etwas sonst für die Behandlung Empfohlenem aufhören, und dann auch solche, bei denen noch eine weitere Untersuchung nötig ist, die regelmäßig mit der Wendung eingeleitet wird „wenn du ihn untersuchst, nachdem dieses gemacht ist“ (Eb. Nr. 188; 189; 190; 191; 203; 204). Darauf folgt je nach der Lage eine erneute Feststellung „du sollst sagen“, ein neues Rezept nach „du sollst machen“ oder Sonstiges ähnlicher Art. Anders eingeleitete Zweituntersuchungen enthalten auch die Fälle Eb. Nr. 205 und 207.

Zweitens gibt es hier Diagnosen einfachster Fassung und daneben andere, in denen zwischen der Formel „wenn du untersuchst“ und der des folgenden Abschnittes mit „du sollst sagen“ noch allerlei Sonderanweisungen stehen, wie „du sollst ihn betrachten“, „du sollst deine Hand auf ihn legen“ und ähnliches. Die Diagnosen der einfachsten Form (Eb. Nr. 190; 191; 192; 196; 197; 202) sind so gehalten: „Wenn du untersuchst einen mit . . . Leiden, indem der Patient an . . . leidet, so sollst du sagen: es ist ein so und so Krankheitsfall; du sollst ihm machen (ein Mittel, dessen Rezept mitgeteilt wird)“.

Zum Dritten scheiden sich die Fälle noch hinsichtlich der Art, wie der genaue Befund nach der Formel „wenn du einen untersuchst“ (mit . . . Leiden seines Magens) angegeben wird. Denn entweder folgt hierauf sogleich die nähere Beschreibung „er leidet an dem und dem“ oder aber es folgt zunächst noch ein „wenn du findest“ (daß er diese oder jene Beschwerde hat). Des weiteren kann noch ein „du sollst deine Hand auf ihn legen“ oder eine entsprechende Weisung vorausgehen (in Eb. Nr. 193 und 203).

Für sich stehen die beiden letzten Diagnosen des Magenbuches Nr. 206 und 207. Sie bieten nach der Formel „wenn du untersuchst einen mit . . . Leiden seines Magens“ zunächst eine Beschreibung in drei gleichgeformten Zustandssätzen („indem sein Herz klopft“ und so fort), um dann erneut das „untersuchen“ der Einleitungsformel des Abschnittes so wieder aufzunehmen: „wenn du ihn untersuchst und du findest“ (daß dieser oder jener besondere Zustand vorliegt), „so sollst du sagen“. Durch diese Fassung unterscheiden sich die beiden letzten Diagnosen von allen anderen dieser Gruppe.

B. Zu den Diagnosen von den Geschwülsten

Die Diagnosen über die Geschwülste (Eb. Nr. 857—877) haben jede eine eigene Überschrift *šsꜣ·w* „Diagnose“, welche die Erkrankung nennt, deren

Angabe nach der in ihnen „wenn du prüfst“ lautenden Eingangsformel des ersten Abschnitts wiederholt wird und die zum drittenmal genannt wird nach dem „du sollst sagen“ des nächsten Abschnitts, aber hier in den *ḥnḥn·t*-Diagnosen (Eb. Nr. 857—862) anders als in den Diagnosen der *ʿꜣ·t*-Geschwülste (Eb. Nr. 863—875 sowie Nr. 876 und 877). In den *ḥnḥn·t*-Diagnosen wird die Erkrankung mit dem Patienten in Verbindung gebracht „ein mit einer so und so artigen *ḥnḥn·t*-Geschwulst“; in den *ʿꜣ·t*-Diagnosen dagegen wird die Feststellung in einem Satz mit „das ist“ getroffen, welcher die Erkrankung kennzeichnet „es ist eine solche oder solche *ʿꜣ·t*-Geschwulst“.

Allen diesen Diagnosen gemeinsam ist, daß sich an die Nennung der Erkrankung nach der Formel „wenn du prüfst“ entweder sogleich eine nähere Beschreibung des Falles schließt oder daß folgt, ähnlich wie bei einigen Diagnosen des Magenbuches, zunächst ein „wenn du findest“ und nach dieser Wendung erst das Nähere über die betreffende Geschwulst. An Stelle eines „wenn du findest“ heißt es in Nr. 866 „wenn dein Finger untersucht“, in Nr. 867 „du sollst deinen Finger darauf legen“ und in Nr. 875 „du sollst einen Verband darauf legen; findest du . . . (usw.)“. Darauf folgt, nach Angabe dessen, was festgestellt ist, ein „du sollst sagen“ und endlich weiter die Anweisung für den Verband oder sonstige Behandlung nach den Formeln „du sollst machen“ oder „du mögest behandeln“, die in den Geschwulstdiagnosen ja, wie schon oben gesagt ist, wechseln.

Diese Anweisung „du mögest behandeln“ findet sich auch oft im Wundenbuch des Pap. Smith, in dem auch die dreimalige Nennung des Wundenfalles ständig üblich ist und in dem auch die Feststellung des Arztes in der Form des Verdiktes a oft getroffen wird, die auch im Buch von den Geschwülsten mehrmals vorkommt. In allem diesen unterscheidet sich das Geschwulstbuch deutlich von den Diagnosen über Magenleiden, mit denen es aber wiederum zweierlei gemeinsam hat, das sonst in den medizinischen Texten nicht anzutreffen ist: Einmal eine sonderliche Bezeichnung für gewisse Mittel, die *sp·w šśm·w* „geeignete (o. ä.) Mittel“ heißen (in Eb. Nr. 857 und in mehreren der Magendiagnosen) und zweitens die Beschreibung „etwas geht und kommt unter deinen (des abtastenden Arztes) Fingern“, zweimal im Buch vom Magenkranken und viermal in den Geschwulstdiagnosen. Das ist eine bemerkenswerte sprachliche Übereinstimmung zwischen den beiden Gruppen von Diagnosen, die sonst im Aufbau so stark voneinander abweichen, was natürlich ist: die Geschwülste sind chirurgisch zu behandeln, die Magenleiden gehören zur inneren Medizin.

C. Zu den Diagnosen des Buches von den Wunden

Das Wundenbuch des Pap. Smith, dessen Eigenart als eines Lehrbuches bei der Analyse dieser Handschrift hervorgehoben ist, steht den Diagnosen von den Geschwülsten nahe. Beide Gruppen betreffen ähnliche Fälle, Verwundungen bzw. Chirurgisches, und in beiden wird die Erkrankung dreimal genannt: Nach der Überschrift, im ersten Abschnitt und im zweiten. Die Geschwulstdiagnosen geben die Erkrankung jedesmal in derselben Weise an, nur daß die auf die *ḥnḥn·t*-Geschwülste bezüglichen die Erkrankung im zweiten Abschnitt in Verbindung mit dem Patienten bringen, ohne an der Bezeichnung der Geschwulst selbst etwas zu ändern.

Die Diagnosen von den Wunden gehen weiter. Sie nennen die Verwundung in der Überschrift, wiederholen diese Nennung im ersten Abschnitt in Verbindung mit dem Patienten und sie wiederholen diese Nennung dann nochmals im zweiten Abschnitt. Als Beispiel führe ich den Fall 4 an: Überschrift „Diagnose für eine klaffende Wunde an seinem Kopf, die bis auf den Knochen geht und seinen Schädel spaltet“. Erster Abschnitt: „Wenn du untersuchst einen Mann mit einer klaffenden Wunde an seinem Kopf, die bis auf den Knochen geht und seinen Schädel spaltet, so untersuche seine Wunde. Findest du (einen bestimmten Zustand der Wunde), er blutet aus seiner Nase und aus seinen Ohren und er leidet an Steifheit in seinem Nacken und vermag nicht usw.“. Zweiter Abschnitt: „du sollst betreffs seiner sagen: ein mit einer klaffenden Wunde an seinem Kopf Behafteter, die bis auf den Knochen geht und seinen Schädel spaltet und er blutet aus seiner Nase und aus seinen Ohren und er leidet an Steifheit in seinem Nacken“ (folgt eines der Verdikte). — Der Fall ist bezeichnend für die im Wundenbuch beliebte übertriebene Genauigkeit der diagnostischen Beschreibung. Und er zeigt zugleich die beiden im ersten Abschnitt dieser Diagnosen ständigen Wendungen *ḏr-ḫr·k* „(so) untersuche“ (eigentlich „du sollst untersuchen“) und *gmm·k* „findest du“, welche die nähere Beschreibung der Wunde einleiten.

An eines der Verdikte a, b oder c (vgl. oben in Kap. 2 unter B III) schließt sich je nach der Lage des Wundenfalles die Behandlung oder noch eine nähere Untersuchung (oder auch gar keine Behandlungsanweisung). Solche näheren Nachuntersuchungen in den sogenannten kombinierten Diagnosen 7; 8; 28; 34; 37 und 47 können sehr ausgedehnte sein. Um als Beispiel den Fall 47 zu nehmen, so sieht dessen Schema, in Andeutung des Wesentlichen, so aus: Überschrift . . .; „wenn du untersuchst“ (erster Abschnitt); „du sollst sagen . . .“ (zweiter Abschnitt); Behandlung (dritter Abschnitt); dann geht es weiter: „wenn du findest . . .“; Behandlung; „wenn du weiter findest . . .“; „du sollst sagen . . .“; „wenn du weiter findest . . .“; Behandlung; „wenn aber“ (der Befund anders ist); letzte Behandlung.

Auf das je nachdem einfache oder erweiterte Schema folgen dann noch nach Bedarf (denn nicht jeder Text bedurfte ihrer) die für die Diagnosen von den Wunden so bezeichnenden Glossen, auf die ich unten eingehe (vgl. Seite 42). Sie gehören nicht zum Schema, sondern sind ihm unverbunden angehängt.

4. Kapitel: Von der Sprache und vom Stil der Diagnosen

A. Allgemeines

Die untersuchenden, beschreibenden und zugleich belehrenden medizinischen Einzeltexte, eben die im vorstehenden besprochenen Diagnosen und die ihnen verwandten Anweisungen und Verordnungen, sind gekennzeichnet zugleich durch ihre Form wie durch ihre Sprache, insbesondere durch die in den formelhaften Wendungen und in dem von ihnen eingeleiteten Text gebrauchten Verbalformen. Es sind die Formen der Anweisung, der Verordnung, dieselben *śḏm-ḫr·k* und *śḏm-in·k*-Formen, die auch in den mathematischen Texten üblich sind. Auch die mathematischen Lehrbücher der Pap. Rhind[1]) und Pap. Moskau[2]) sprechen im „Du"-Stil zu ihren Lesern und auch in ihnen bewegt sich die Darlegung in immer wiederkehrenden festen Wendungen. Man braucht nur das Diagnosenschema vor Augen zu haben, um das Verwandte zu erkennen, indem im Pap. Moskau auf die Überschrift der einzelnen Aufgaben „Form der Berechnung" die Abschnitte folgen mit „gemäß dem was man dir sagt", „du sollst berechnen (eigentlich machen)", „so entsteht", „du sollst sagen", und so fort. Auch hier wird das Ergebnis gern in die Form eines Nominalsatzes gekleidet: „das ist . . .", und auch hier gibt es eine Schlußformel „du hast richtig gefunden", die zwar nicht in den Diagnosen, wohl aber in den Rezepten gute Parallelen hat. Es ist die Sprache der wissenschaftlichen Belehrung, die den medizinischen und den mathematischen Texten gemeinsam ist und ihnen ihr eigenes Gepräge gibt.

Die Sprache des Mathematikers ist dem Gegenstand gemäß knapper als die des Arztes. Jener arbeitet mit festen Größen, mit Zahlen; dieser muß beständig Neues feststellen und beschreiben und dabei immer bemüht sein, ein möglichst deutliches Bild von dem jeweiligen Krankheitszustand zu zeichnen — was ihm, dafür war er ein Ägypter, nach unseren Begriffen nur selten genug geglückt ist. Mit bloßen Anweisungen, wie der Rechner, kommt der Arzt nicht aus. Er muß ausführlicher sein und muß sich bemühen, wenn es nicht anders geht, durch Vergleiche und bildliche Ausdrücke zur Klarheit zu gelangen, wo die bloße Beschreibung nicht zureicht, und er muß weiter nicht selten neue oder nicht ohne weiteres verständliche Fachausdrücke verwenden, die erst wieder durch Glossen erklärt werden müssen.

Die reichere Ausgestaltung der ärztlichen Belehrung durch Beschreibung mit eingefügten Vergleichen und mit beigegebenen Glossen ist eine durch den Stoff bedingte Notwendigkeit, und Sachlichkeit allein bestimmt die sprachlichen Formen der medizinischen Texte und ihren Stil. Man merkt dieser erst in der Entwicklung begriffenen Wissenschaftssprache ihr Ringen

[1]) T. Eric Peet, The Rhind mathematical Papyrus. London 1923.

[2]) Mathematischer Papyrus des Staatlichen Museums der schönen Künste in Moskau, herausg. von W. Struve. Berlin (Springer) 1930. — Struve hat in seiner ausgezeichneten Bearbeitung gerade auch das sprachlich Besondere des Textes erkannt.

um den richtigen und treffenden Ausdruck an, man bewundert ihre Plastik und Anschaulichkeit, aber man sieht zugleich auch, daß sie auf irgendwelche künstlerische Wirkung gar nicht bedacht ist, sondern nur das eine Ziel hat, verständlich zu sein. Was die Texte beherrscht, sind gleichartige oder doch sehr ähnliche Formeln, welche die Darstellung wohl gliedern, sie aber nicht beleben, die ziemlich schwer und eintönig feststellt und beschreibt und erklärt und wieder feststellt. Die verschiedenen Diagnosen über Wunden, Magenleiden, Geschwülste, Frauenkrankheiten und so fort haben jede, ihren Verfassern und Stoffgebieten nach, ihr eigenes stilistisches Gepräge. Aber sie sind einander auch wieder sehr ähnlich in der sachlichen Handhabung der sprachlichen Mittel. Sie alle lieben die Aneinanderreihung der beschreibenden Sätze und Häufung gleichartiger Formen.

B. Zur Verwendung von Vergleichen in der Sprache der Medizin

Wenn die durchaus auf das Sachliche gerichtete Sprache der Medizin gleichwohl, wie schon angedeutet wurde, sich bildlicher Ausdrücke in der Form von Vergleichen[1]) bedient, so geschieht es nicht, um die Darstellung zu schmücken, sie anmutiger zu machen, sondern eben um der Sachlichkeit halber. Denn die Grundbestimmung des Vergleiches ist die, als verdeutlichendes Hilfsmittel der Sprache zu dienen. Er tritt überall da ein, wo die gewöhnliche Ausdrucksweise nicht ausreicht, einen Gedanken in möglichster Klarheit und Anschaulichkeit auszusprechen. Die Inhaltsstufen der bildlichen Ausdrücke in ihrer Verwendung als Schmuck der Rede, als Euphemismus, als Übertreibung und ähnlich sind nur Erweiterungen ihrer Grundbestimmung. Und gegenüber diesen in der Sprache, und im besonderen in der ägyptischen Sprache, im allgemeinen gebräuchlichen abgeleiteten Inhaltsbereichen zeigen die Vergleiche in den medizinischen Texten so sehr noch ihren ursprünglichen Zweck, daß man wohl gemeint hat, diese Vergleiche in der Sprache der Medizin gehörten eigentlich gar nicht zu den bildlichen Ausdrücken im landläufigen Sinne[2]).

Jedenfalls aber bedient sich die medizinische Literatur ihrer, um gewisse Erscheinungen am Körper normaler oder krankhafter Art durch Hinweise auf bekannte Dinge oder Erscheinungen zu verdeutlichen. Wie es ja die Aufgabe jedes bildlichen Ausdrucks und jedes Vergleiches ist, für etwas schwer Meßbares doch einen Maßstab zu geben, ein unbekanntes Verhältnis auf ein bekanntes zurückzuführen. Zu diesem Zweck überträgt der sprachliche Vergleich etwa eine Eigenschaft, eine Form, eine Farbe eines Wesens oder eines Gegenstandes auf das, was verdeutlicht werden soll.

---

[1]) Über sie vgl. mein Buch: Die bildlichen Ausdrücke des Ägyptischen (vom Denken und Dichten einer altorientalischen Sprache). Leipzig 1924. — Ich beziehe mich im folgenden darauf, auch für Einzelnes aus der Einleitung.

[2]) Kurt Sethe in seiner Anzeige des soeben angeführten Buches in ZDMG Bd. 79 (1925), Seite 321.

Nach diesen kurzen Bemerkungen zum Grundsätzlichen zeige ich an einigen Beispielen, wie solche Vergleiche aussehen und wie sie verwendet sind.

Es soll beschrieben werden, wie die Vertiefung, die der palpierende Finger auf dem Bauch bei der Untersuchung eines Magenkranken bewirkt hat, sich beim Nachlassen des Druckes wieder ausgleicht. Die Beschreibung wird durch einen Vergleich ersetzt, der in knapper Form alles Wesentliche ausdrückt: „(der Magen) er geht und kommt unter deinen Fingern wie Öl in einem Schlauch" (Eb. Nr. 199 = Eb. 40, 1). In einem bestimmten Fall einer Magenerkrankung hat der Patient ein Mittel einbekommen, das aus dem Munde oder After wieder abgeht und, wie es scheint, den Krankheitsstoff dabei mitgerissen hat, so daß er nun aussieht „wie Blut eines Schweines nachdem es erhitzt (o. ä.) ist" (Eb. Nr. 198 = Eb. 39, 17). In noch einem anderen Fall vom kranken Magen wird eine Gehbehinderung verdeutlicht als so beschaffen „wie die eines Mannes, der an Erhitzung des Afters leidet" (Eb. Nr. 188 = Eb. 36, 6).

Ein Geschwür wird bei der Untersuchung befunden „indem sein Kopf spitz und aufgehöht ist", und zwar „wie eine weibliche Brust" (Eb. Nr. 859 = Eb. 104, 15). Nachdem diese Beschreibung einmal gegeben ist, braucht sie in einem späteren Fall nicht wiederholt zu werden. Die Angabe von einem anderen Geschwür „indem sein Kopf aufgehöht ist" (Eb. Nr. 869 = Eb. 107, 10) genügt. Der Arzt weiß, was gemeint ist: ein wie ein kleiner Hügel hochgegangenes Geschwür, das aber diesmal noch nicht eine sichtbare Eiterspitze entwickelt hat, wie in dem ersten Fall, wo sie wie die Warze der Brust aussah.

Im Buch von den Wundverletzungen kann ein schwer am Kopf Verletzter zwar nicht sprechen, aber sich doch die reichlich fallenden Tränen abwischen: „er führt seine Hand oft an sein Gesicht und er reibt sich seine Augen mit der Außenseite seiner Hand (dem Handrücken)", und zwar „wie ein kleines Kind es zu tun pflegt" aber „ohne daß er weiß, daß er es tut" (Smith Fall 20 = 8, 2—3). Bei einer Verletzung des Schädeldaches mit Bloßlegung des Gehirns fühlt der Arzt „etwas zittern und flattern unter seinen Fingern wie die Schwäche des Schädels eines kleinen Kindes, der noch nicht fest geworden ist" (Smith Fall 8 = 2, 21); der Vergleich beschreibt so gut wie möglich die Fontanelle indirekt, indem er angibt, wie sie sich anfühlt, um die Pulsation des Gehirns so zu verdeutlichen. Eine Glosse zu Fall Nr. 3 des Wundenbuches (= Smith 1, 24) erklärt „einen kleinen Bruch" am Schädel durch den Vergleich „wie ein Sprung eines Tontopfes". Denn auch so kurz, nicht in längeren Ausführungen, können diese Vergleiche sein, etwa um Aussickerungen und ähnliches zu beschreiben, hier „wie Wachs" (Eb. Nr. 869 = Eb. 107, 13), dort „klar wie Wasser" (Smith Fall 46 = 16, 1) oder „wie Gummiwasser" (Eb. Nr. 871 = Eb. 107, 20).

Solcherart sind die meisten der Vergleiche, die uns im übrigen vielfach unklar bleiben, weil wir das Tertium comparationis nicht sehen bzw. verstehen können. Andere versuchen zugleich etymologisierend zu deuten, wenigstens mehr spielend als wirklich erklärend. So heißt der ramus der mandibula *ꜣmʿ·t* „Krallenknochen“ ebenso wie auch die beiden Ausläufer des Schulterblattes, das Rabenschnabelbein und das freie Ende der spina scapulae „Krallenknochen der Schulter“ heißen[1]). In der Glosse, die den Krallenknochen des Unterkiefers erklären soll, steht: „der Krallenknochen endet im Joch-Schläfenbein wie die Kralle des *ꜣmʿ*-Vogels etwas packt“[2]). Hier sind der *ꜣmʿ·t*-Krallenknochen und der unbekannte *ꜣmʿ*-Vogel in einem sprachlichen Vergleich in eine Beziehung zueinander gesetzt, die zugleich etymologisierend erklärt.

Für die Verwendung von Vergleichen in der Medizin ist es nicht uninteressant, ihr Vorkommen in den verschiedenen Textgruppen und Einzeltexten zu beachten. Sie sind häufig in den drei größeren Gruppen der Diagnosen von Magenkranken (etwa 15), von den Geschwülsten (etwa 14) und von den Wunden, in denen mehr als 20 verwendet sind. Einige finden sich auch in den Diagnosen für Frauenleiden (Pap. Kahun Nr. 9 und Nr. 10, Eb. Nr. 831 und 833) und in den Glossen des einen der Herzbücher (Eb. 102 an mehreren Stellen und Pap. Berlin 13, 4). Sonst sind Vergleiche, die ja immer einen beschreibenden Text voraussetzen, selten. Die Rezepte als solche enthalten keine Vergleiche.

C. Von den erklärenden Glossen in den medizinischen Texten

Ebensowenig wie die Vergleiche sind auch die Erklärungen in Form von Glossen, hauptsächlich in der Fassung eines einfachen oder beliebig erweiterten Nominalsatzes mit *pw* „das ist . . .“, „das bedeutet . . .“, Erscheinungen, die auf die Sprache der Medizin beschränkt sind. Auch solche Glossen kennen wir aus dem übrigen ägyptischen Schrifttum zur Genüge[3]). Gleichwohl sind die erklärenden Glossen in den medizinischen Texten bemerkenswert genug, um hier doch erwähnt und kurz gekennzeichnet zu werden[4]).

---

[1]) Vgl. „Anatomie und Physiologie“ Seite 42 und 50.

[2]) Smith Fall 22 = 8, 15.

[3]) So besitzen wir unter anderem einen sehr alten umfangreichen Spruch des sogenannten Totenbuches, der mit einem ebenfalls recht alten Kommentar versehen ist, in welchem der Text fast Satz für Satz Erklärungen „das ist . . .“, „das bedeutet . . .“ erhält, wozu häufig noch Ergänzungen durch Angaben abweichender Deutungen kommen. — Vgl. Urkunden des ägyptischen Altertums V (Leipzig 1915), in denen ich diesen Text (Spruch 17 des Totenbuches) herausgegeben, übersetzt und kommentiert habe.

[4]) Vgl. auch die Analysen des Pap. Smith und des Pap. Ebers (Gruppe 43), wo in den Anmerkungen die Arbeiten von H. Schäfer genannt sind. Die Glossen im ersten der Herzbücher bedürfen noch einer eingehenden philologischen Behandlung, für die in diesem Buch nicht der Ort ist. Die Glossen im Pap. Smith hat Breasted in seiner Ausgabe in aller Ausführlichkeit besprochen.

Von erklärenden Glossen ist in der medizinischen Literatur besonders an zwei Stellen Gebrauch gemacht: im ersten der Herzbücher im Pap. Ebers (Nr. 854 + 855 = Eb. 99, 1—102, 16 = 43. Abschnitt der unten Seite 131 angestellten Analyse) und im Buch von den Wunden des Pap. Smith (vgl. unten Seite 111). Aber die Beigabe von Glossen ist nicht auf diese beiden Texte beschränkt, sondern findet sich, wenngleich sehr vereinzelt, auch in Rezepten: Am Schluß des Rezeptes Eb. Nr. 782 (= 93, 4—5) ist das in dessen Überschrift erwähnte Wort für „Kindergeschrei" in einer Glosse erklärt „Kindergeschrei, das ist ein Kind, welches [übermäßig] schreit". Und in dem Rezept Pap. Berlin Nr. 118 (= 10, 3—5) sind am Ende die Namen von Bestandteilen des Heilmittels durch zwei Glossen verständlich gemacht. — Auch bei Drogenbezeichnungen kommen gelegentlich erklärende Zusätze vor, wenn auch nicht in der Form eigentlicher Glossen; vgl. dazu unten Seite 78.

Die beiden Gruppen der Glossen im Herzbuch (sechsundzwanzig) und im Wundenbuch (neunundsechzig) unterscheiden sich voneinander darin, daß der Text, dessen Ausdrücke über Zustände des Herzens die Glossen im Herzbuch erklären sollen, zum allergrößten Teil verloren ist; für dessen noch erkennbare kümmerlichen Reste vgl. das unten Seite 132 Gesagte. Denn das Buch vom Gang des Herzens und vom Gefäßsystem, in welchem jene Glossen uns erhalten sind, stellt diesen Grundtext nicht dar. Die Glossen im Wundenbuch dagegen erläutern den noch in diesem vollständig vorliegenden Text. Wir können noch jedesmal den Zusammenhang lesen, auf den die einzelne Glosse sich bezieht.

Und weil dem so ist, haben die Glossen in beiden Büchern für unser Bemühen um das Verständnis der ägyptischen Medizin einen sehr ungleichen Wert. Die Herzglossen, so mancherlei sie auch über die Vorstellungen vom Herzen und über verschiedene seiner kranken und auch normalen Zustände lehren — und nicht weniges dessen, was sich über Anatomie und Physiologie des Herzens und der Gefäße feststellen läßt, beruht auf ihnen — bleiben uns hinsichtlich der mit Herz gebildeten Ausdrücke, die sie erklären sollen, doch unverständlich. Denn sie liegen ja in ihrem ursprünglichen Zusammenhang nicht mehr vor. So können wir mit den Ausdrücken über Zustände des Herzens medizinisch im Grunde nichts anfangen. Sie schweben in der Luft. Zudem klingen sie merkwürdig unsachlich, vielfach wie bildliche Ausdrücke, die man so in medizinischen Texten eigentlich nicht erwarten sollte[1]).

Ganz anders steht es mit den Glossen im Wundenbuch, die uns viel mehr sagen, eben weil wir den Text noch besitzen, den sie erläutern sollen. Da werden neue, jedenfalls nach dem Gefühl des Glossators oder für dessen Wissen, neue oder seltene Bezeichnungen einzelner Körperteile erklärt, Angaben über bestimmte Arten von Verbänden des Näheren erläutert und es

[1]) In der „Anatomie und Physiologie" habe ich auf Seite 66 Beispiele dieser Ausdrücke mitgeteilt.

werden vor allen Dingen die Beschreibungen der Verwundungen und der in ihnen auftretenden besonderen Merkmale teils gedeutet, teils ergänzt. Dabei wird der Ausdruck des Textes, sei es ein einzelnes Wort, sei es ein Satzstück, jedesmal zu Beginn der Glosse wörtlich wiederholt, um dann, gelegentlich unter Verweis auf einzelne Aussagen ungenannter Autoritäten („wie er sagt: . . .“ und ähnlich) oder bestimmte sonst uns nicht erhaltene Schriften, deren Titel angegeben sind, nach bestem Vermögen erklärt zu werden. Übrigens sind Glossen[1]) nur da angehängt, wo es notwendig erschien. Eine ganze Anzahl der achtundvierzig Fälle ist nicht kommentiert worden.

Dritter Abschnitt: Von den Rezepten

Einleitung

Das Rezept der ägyptischen Medizin ist hinsichtlich seiner grundsätzlichen Verschiedenheit von der Diagnose eingangs (vgl. Seite 8) gekennzeichnet worden. Die Zahl der Rezepte ist eine sehr große: es gibt mehr als neunhundert verschiedene. Ich kann nicht jedes einzelne berücksichtigen, sondern muß mich darauf beschränken, das Wesentliche herauszuheben und mit geeigneten Beispielen zu belegen. Dafür bilden die Rezepte des Pap. Ebers die Grundlage. Die anderen Sammelschriften sind nur ergänzend herangezogen. Ich hoffe, nichts Wichtiges übersehen zu haben.

Ein Rezept besteht aus zwei Hauptteilen: aus der Überschrift und aus dem eigentlichen Rezeptkörper. Die Überschrift ist der für uns inhaltlich wesentlichste Teil eines Rezeptes, sofern sie einen Inhalt über Zweck und so weiter des Rezepts hat und nicht bloß aus „anderes Rezept“ besteht, uns also nichts sagt. Und jedes Rezept besitzt eine so oder so gestaltete Überschrift bis auf einige, die, in Diagnosen auf die Formel „du sollst machen“ folgend, sogleich mit der Angabe des ersten Drogenbestandteils beginnen. Aber das geschieht auch nur da, wo aus dem vorhergehenden Text der Diagnose schon deutlich zu ersehen ist, welchem Zweck das Mittel dienen soll. Sonst hat auch ein in eine Diagnose eingefügtes oder ihr angehängtes Rezept eine eigene Überschrift; ein solches Rezept unterscheidet sich im übrigen nach Form und Inhalt in keiner Weise von einem selbständigen Rezept, von einem also, das außerhalb einer Diagnose in den Rezeptsammlungen aufgeführt ist.

1. Kapitel: Die Formen der Überschriften

Wie ich schon bei der Besprechung der Überschrift der Diagnosen angedeutet habe, besitzt die ägyptische Sprache kein allgemeines Wort zur Be-

[1]) Beispiele solcher Glossen unter anderen in „Anatomie und Physiologie“ auf den Seiten 27—28, 38, 42.

zeichnung der Rezepte, die vielmehr in sehr verschiedener Weise durch Einleitungswörter, der eigentlichen, den Zweck des Mittels angebenden Überschrift vorangestellt, als Texte dieser Eigenart kenntlich gemacht werden; mehrere von ihnen stehen auch allein als Überschrift. Abgesehen von verhältnismäßig wenigen Überschriften ohne ein Einleitungswort (unter B.) pflegen die allermeisten eingeleitet zu sein. Das Einleitungswort kann ein Rezept allgemein als Mittel, als Heilmittel bezeichnen (unter A. I.) oder auch im besonderen als Trankmittel, Salbmittel und ähnlich benennen (unter A. II.). Die Fassung der eigentlichen Überschrift kann eingliedrig, zweigliedrig (unter C. I.) oder auch mehrgliedrig sein (unter C. II.).

Einige der Einleitungswörter werden auch kombiniert nebeneinander oder nacheinander in derselben Überschrift verwendet; auf solche Fälle gehe ich bei den einzelnen Wörtern ein. Im übrigen beschränke ich mich hier auf ihren Gebrauch in den Überschriften. Denn mehrere der Wörter für Heilmittel im allgemeinen oder besonderen kommen auch sonst in den Einzeltexten vor wie „dieses Mittel bereiten", „jene (vorher angegebenen) Heilmittel anwenden" und ähnlich sonst. Andererseits kennt die Medizinsprache auch noch eine Reihe von Bezeichnungen für Mittel allerlei Art außerhalb der Rezeptüberschriften.

A. Überschriften mit Einleitungswort

Vorweg muß ein Wort besprochen werden, das weder eine allgemeine noch eine besondere Bezeichnung für „Heilmittel" ist und das doch sowohl als Einleitung einer Überschrift als auch selbständig wie eine solche verwendet ist und das überdies unendlich oft auftritt: das Wort *kjj* „anderer" vor einem Masculinum, *kt* (eigtl. *kjtj*) „andere" vor einem Femininum. Sein Gebrauch ist eigentlich der, ein neues Rezept einer Reihe von gleichartigen, für denselben Zweck bestimmten, äußerlich als ein „anderes" zu kennzeichnen, in seiner masculinen Form vor einem der masculinen Wörter für „Mittel" wie *kjj sp* „anderes Mittel", *kjj gś·w* „andere Salbe", *kjj śdm·w* „andere Schminke", und in seiner femininen Form vor einem entsprechenden femininen Wort wie *kt pẖr·t* „anderes Heilmittel", *kt nwḏ·t* „andere Wundsalbe", *kt wrḥ·t* „anderes Salbmittel".

Aus diesem Gebrauch, und insbesondere aus der Verbindung *kt pẖr·t* „anderes Heilmittel", die sehr häufig ist oder gewesen sein muß (denn wir kennen ja längst nicht sämtliche Rezepte), hat sich dann ein anderer entwickelt, der *kt* selbständig wie ein Wort für „anderes Mittel" zeigt. Zunächst als Abkürzung, dann aber auch wie *pẖr·t* und die übrigen Bezeichnungen mit folgender näheren Bestimmung „Anderes für eine Zunge, die krank ist", „Anderes für das Angenehm machen" (des so oder so erkrankten Körperteils), „Anderes für eine Frau, die erkrankt ist". Und besonders oft allein als Rezeptüberschrift: „Anderes", nicht selten in ganzen Folgen: „Anderes", „Anderes", „Anderes". Dabei werden gewiß mehrfach Fehler unterlaufen sein: nicht jedes so überschriebene Rezept wird nur eine Variante eines vorherstehenden mit genauer Benennung „Mittel für das Beseitigen usw." darstellen, sondern möglicherweise aus einem ganz anderen Rezeptbereich falsch vom Zusammenschreiber eingeordnet worden sein. Aber wir vermögen solche Fehler nur schwer oder gar nicht festzustellen[1]) und müssen im allgemeinen annehmen, daß die Zugehörigkeit eines „Anderes"-Rezeptes zu einer Gruppe in Ordnung ist.

Vergleicht man die in zwei Sammelhandschriften identischen Rezepte miteinander auf die Fassung ihrer Überschriften hin, so zeigt sich, daß diese in den Vorlagen sehr häufig ganz verschieden gefaßt waren: hier vollständig „Heilmittel für das Beseitigen der ʿȝʿ-Krankheit im Bauch, im Herzen" (H. Nr. 80), dort nur „Anderes" (Eb. Nr. 222); hier „anderes Heilmittel" (H. Nr. 84), dort nur „Anderes" (Eb. Nr. 226); und ähnlich sehr oft[2]). Ob die Abschreiber sich die Arbeit selbst erleichtert haben, indem sie eine längere Überschrift mit einem bloßen „Anderes" abkürzten oder ob die Vorlage schon diese Kurzfassung aufwies, können wir natürlich nicht mehr feststellen.

Dieses *kt* „Anderes" ist schließlich so formelhaft und abgeschliffen gebraucht worden, daß es sogar, obwohl eigentlich nur vor einem Femininum zulässig, auch vor einem männlichen Wort für „Mittel" verwendet wird, z. B. *kt ḥrw-ʿ* „anderer Heiltrank", *kt šdm* „anderes Schminkmittel". — Das maskuline *kjj* ist in seinem Gebrauch viel seltener, und seine selbständige Verwendung ist nur einigemal anzutreffen[3]).

I. Allgemeine Bezeichnungen

1. *pẖr·t* „Heilmittel"

Die eigentliche, ursprüngliche Bedeutung dieses femininen Wortes kennen wir nicht. Es ist in der Hauptsache auf die medizinischen Texte beschränkt und wird auch in deren Nebenüberlieferung (vgl. über diese das auf Seite 3 Ausgeführte) nicht anders gebraucht. Das Wort, das ich einheitlich mit „Heilmittel" übersetze — wir müssen die verschiedenen Benennungen der Mittel auch in der Übersetzung voneinander unterscheiden —, bedeutet sowohl, und zumeist, das gebrauchsfertige, oft aus mehreren Bestandteilen

---

1) Ein evidenter Fall liegt unter anderem vor im Rezept Eb. Nr. 514 (= 69, 21—22). Es steht als „Anderes" bei Mitteln für Verbände und Salben zur Linderung von Striemen infolge von Schlägen. Aber es ist ein Mittel zum Einnehmen, wie seine Gebrauchsanweisung zeigt, und es ist überdies im wesentlichen identisch mit dem Rezept Eb. Nr. 32 (= 11, 3—6), das ein Mittel zum Ausleeren des Bauches angibt.

2) Vgl. dazu Untersuchungen I, Seite 76.

3) Das Einzelne ist Untersuchungen II, Seite 40—42, dargelegt. — In den oben gegebenen Verbindungen *kt ḥrw-ʿ* und *kt šdm·w* könnte selbstverständlich auch ein appositioneller Gebrauch von *kt* vorliegen: „anderes [Mittel], (nämlich) ein Heiltrank", „anderes [Mittel], (nämlich) ein Schminkmittel". Diese Möglichkeit besteht und ich werde weiterhin im Text noch von ihr zu sprechen haben.

zusammengesetzte Heilmittel[1]) als auch die einzelnen Bestandteile selbst. Denn der Begleitspruch H. Nr. 212 soll rezitiert werden beim „abmessen der *pḫr·t*" (= Ingredienzien) und auch die Präparate, mit denen man die Mumien füllte, heißen so: *pḫr·t*[2]). Aber die gewöhnliche Bedeutung ist die des Heilmittels als Ganzes, das der Arzt „macht", dem Patienten „gibt", das dieser „trinkt" (d. h. einnimmt), das im Körper von den Gefäßen „empfangen" (= aufgenommen wird, in sie eingeht)[3]) wie auch der Körper, „das Fleisch", das als Verband auf die Wunde gegebene Heilmittel „empfängt"[4]), und was derlei mehr ist.

In der Rezeptüberschrift folgt auf *pḫr·t* „Heilmittel" oder auch *kt pḫr·t* „anderes Heilmittel" zumeist, wenn es nicht in einer der unten besprochenen selbständigen Verwendungen erscheint, ein indirekt oder selten direkt angeknüpfter Zusatz über den Zweck[5]). Sehr oft ist es ein Infinitiv wie „Heilmittel für[6]) das Beseitigen" (dieses oder jenes Leidens), wobei dies *dr* „beseitigen", vielleicht zufällig, besonders oft vorkommt. Der Zusatz kann auch ein Substantiv der Krankheit sein: „Heilmittel für eine Brandblase", des erkrankten Körperteils, „Heilmittel für den Bauch" oder auch, aber selten, des Kranken selbst: „Heilmittel für einen Mann mit einer Erkrankung des Knochens". — Über den Gebrauch neben dem unter 3 besprochenen Ausdruck *irr·t* „was man macht" siehe dort.

Auch ohne solche häufigen und im einzelnen vielgestaltigen Zusätze kommt *pḫr·t* in den Überschriften vor. Öfters in der Form „anderes Heilmittel", aber auch mit folgender Ordinalzahl „zweites (drittes) Heilmittel" und auch vereinzelt mit einem sich auf die Erkrankung beziehenden Suffix „ihr Heilmittel" als Rezeptüberschrift nach einer vorhergehenden Beschwörung, welche die Erkrankung nannte.

2. *sp* „Mittel"

Neben diesem Wort, das ich zum Unterschied von *pḫr·t*, mit „Mittel" übersetze, kommt in den medizinischen Texten, auf die der Gebrauch von *sp* „Mittel" beschränkt ist, noch ein ebenso lautendes (wenigstens in seinem Konsonantenbestand ebenso lautendes) und ebenso geschriebenes Wort *sp* selten vor, das „Fall" (einer Erkrankung und ähnlich) bedeutet, von dem es aber zum mindesten als Einleitungswort in den Überschriften klar zu schei-

[1]) Diese Bedeutung ist früh abgeschwächt worden zu „Mittel" schlechthin. Denn auch die Hausmittel gegen Ungeziefer (z. B. Eb. Nr. 840 gegen Flöhe) werden als *pḫr·t* bezeichnet.

[2]) Rituel de l'Embaumement 7, 14.

[3]) Eb. Nr. 642 (= 80, 11).

[4]) Wundenbuch Fall 41 (= Smith 14, 14); vgl. dazu 14, 13 vom Aufnehmen des Verbandes durch das Fleisch.

[5]) Für Einzelnes vgl. Untersuchungen II, Seite 31—33.

[6]) Eigentlich Heilmittel „des" Vertreibens usw. Ich übersetze den Genitiv hier und weiter hin ungenau, aber für unseren Sprachgebrauch besser passend, mit „für".

den ist. Das Wort *sp* „Mittel" ist im Singular nicht häufig; zumeist hat es die pluralische Form *sp·w*, teils im Sinne einer wirklichen Mehrzahl „(die) Mittel", teils in dem einer Einzahl oder eines Kollektivums „(das) Mittel"[1]).

Die mit *sp* „Mittel" bezeichneten Rezepte sind längst nicht so zahlreich wie die „Heilmittel"-Rezepte. Sie treten auch als selbständige Rezepte auf, sind aber besonders beliebt nach der Formel „du sollst machen ...", vor allem in den Diagnosen des Buches vom kranken Magen, in denen von den Geschwülsten und des Wundenbuches. Und es ist möglich, mir jedoch nicht erkennbar, daß diese Verwendung in der unbekannten Grundbedeutung des Wortes *sp* liegt.

Der Gebrauch[2]) von *sp* resp. *sp·w* „Mittel" ist anders als der von *pẖr·t*- „Heilmittel". Wie dieses Wort kann auch *sp* in der Form *kjj sp* „anderes Mittel" allein als Überschrift stehen, und auch an *sp* resp. *sp·w* können sich genitivisch angeknüpfte Infinitive anschließen wie „Mittel für das Abführen" oder „Mittel für das Beseitigen" (eines bestimmten Leidens). Aber Angaben des erkrankten Körperteils, einer Erkrankung oder des Patienten finden sich bei *sp* oder *sp·w* nicht. In Kombination mit *pẖr·t* „Heilmittel" ist *sp·w* einmal belegt in der Überschrift „Heilmittel der Mittel für das Harnlassen", möglicherweise fehlerhaft.

Was bei *pẖr·t* „Heilmittel" nicht vorkommt, ist einmal die mehrfach bezeugte Überschrift „Mittel aus Kräutern" oder „geheimes Mittel aus Kräutern", auch „geheimes Mittel aus Kräutern, wie es der Arzt macht", d. h. wohl bereitet. Und weiter kann der Plural *sp·w* noch näher bestimmende Zusätze erhalten: „kühlendes Mittel", „kühlendes Mittel für das Ausziehen der Hitze" (aus einer Wunde), „kühlendes Mittel gegen jene Entzündung". Ein anderer Zusatz nicht genau bekannter Bedeutung liegt in der Verbindung *sp·w šśm·w* vor, etwa „geeignetes Mittel", in Überschriften in Diagnosen für Magenleiden: „geeignetes Mittel zum Trinken", „geeignetes Mittel von Öl" (auf daß der Krankheitsstoff abgeht), „geeignetes Mittel" (auf daß das Krankhafte abgeht). Die Verbindung kommt auch vor in der Geschwulstdiagnose Eb. Nr. 857 in der Überschrift eines Rezeptes (nach der Formel „du sollst machen") „*sp·w*-Mittel für das (Verschwindenlassen der Geschwulst ?) mit geeignetem Mittel (*m sp·w šśm·w*)".

3. *ỉrr·t* „was man macht"

Diese Einleitung[3]) einer Rezeptüberschrift ist ein partizipialer Ausdruck, dessen Gebrauch zwischen verbalem und nominalem schwankt. Jedenfalls liegt hier kein eigentliches Wort für „Mittel" gleichviel welcher Art vor.

---

[1]) Ob *sp·w* eigentlich die einzelnen Bestandteile eines zusammengesetzten Medikaments bezeichnet ?

[2]) Die Nachweise für das Folgende habe ich Untersuchungen II, Seite 35—37, gegeben.

[3]) Vgl. Untersuchungen II, Seite 33—35.

Aber das „was man macht" wird praktisch zum Teil ganz ähnlich verwendet. Man könnte vermuten, daß es sich bei den so bezeichneten Mitteln um solche handelt, die bei Gelegenheit für einen bestimmten Fall „gemacht" sind und die noch nicht die Gültigkeit und deshalb auch noch nicht die übliche Benennung als „Heilmittel" oder „Mittel" erlangt haben. Aber die imperfektische Form paßt für eine solche Erklärung nicht. Das *ỉrr·t* bedeutet „was man macht" im Sinne von „was man machen kann", nicht „was man gemacht hat".

Der Ausdruck wird entweder allein gebraucht oder in Kombination mit „Heilmittel", „Mittel".

a) Allein gebrauchtes „was man macht", auch „anderes was man macht" leitet äußerlich eine Rezeptüberschrift ebenso ein wie eine der nominalen Bezeichnungen für „Mittel", von denen es sich aber darin unterscheidet, daß auf *ỉrr·t* kein Genitiv der näheren Bestimmung folgt, sondern eine präpositionelle Verbindung: „Anderes was man macht für eine so und so Kranke", „was man macht gegen eine Verletzung am Auge", „was man macht gegen ein krankes Knie", „was man macht um einen Dorn auszuziehen". Es kann auch ohne eine derartige Bestimmung gebraucht werden wie in der Überschrift eines Mittels für eine Augenkrankheit: „was man macht im Monat Pharmuthi bis zum Monat Phamenoth". Das Fehlen der Zweckangabe ist allerdings auffällig, und ich möchte annehmen, wie ich zu diesem Rezept (Eb. Nr. 388) in der Analyse des Pap. Ebers bemerkt habe, daß es eigentlich eine Ergänzung des Rezeptes Eb. Nr. 393 ist. — Vgl. auch die Überschrift des kleinen Sondertextes über die Verwendung der *dgm*-Pflanze „zu wissen, was man macht mit der *dgm*-Pflanze" (Eb. Nr. 251).

b) Die Kombination mit *pẖr·t* „Heilmittel" (eine mit *sp* „Mittel" liegt Beatty Nr. 5 vor) kann eine unmittelbare sein oder eine lose. Im ersten Gebrauch folgt *ỉrr·t* direkt auf *pẖr·t*: „Heilmittel, das man macht für eine Frau (usw.)". Überschriften dieser Art gibt es mehrere. Zu ihnen gehören, etwas anders formuliert, im Grunde auch die der sogenannten Göttermittel (vgl. Analyse des Pap. Ebers Gruppe 7) „Heilmittel das Gott N. N. gemacht hat". — Auch bei einigen der speziellen Bezeichnungen findet sich gelegentlich hinter dem Einleitungswort noch ein „was man macht" ähnlich wie oben.

Für die nicht unmittelbare Verbindung mit „Heilmittel" führe ich Eb. Nr. 482 an: Auf die eigentliche Überschrift „Heilmittel für eine Brandblase" folgt „was man macht gegen sie am ersten Tage" (mit Rezept), „was man macht am zweiten Tage" (mit Rezept), und so im ganzen fünfmal, also mit Teilrezepten „was man macht" zu der den fünf Rezepten gemeinsamen Überschrift „Heilmittel für eine Brandblase". Und weiter gehören hierher die Überschriften der bei den verschiedenen Herzleiden im zweiten Buch von den Gefäßen anzuwendenden Mittel, jedesmal als „was man macht dagegen" eingeleitet (Eb. Nr. 856). Der Pap. Berlin, der in seinem Text Nr. 163 das Duplikat enthält, gibt ausführlicher „was man macht gegen sie als

Heilmittel" und ähnlich. Vergleiche auch die Überschrift Eb. Nr. 62 „Anderes Heilmittel, etwas Nützliches, als etwas, was man macht für den Bauch".

4. *dmḏ·t* „Sammelbuch"

Über diese Bezeichnung „(medizinisches) Sammelbuch" habe ich unten bei den Quellen (Seite 103) Näheres ausgeführt. Sie gehört als Überschrift von Rezeptgruppen nur bedingt hierher, muß aber doch genannt werden. Für den Gebrauch im einzelnen ist an der angegebenen Stelle alles gesagt.

II. Spezielle Bezeichnungen

Ein *pẖr·t* „Heilmittel" kann als Verband, als Trank, als Salbe verwendet werden, was in dem Wort nicht enthalten ist, sondern aus der Anweisung am Rezeptende „werde damit verbunden", „werde getrunken (eingenommen)", „werde damit gesalbt (geschminkt)" hervorgeht. Gleichwohl gibt es eine Anzahl von Einleitungswörtern[1]), welche die besondere Art oder Form des Mittels ausdrücklich als Trankmittel, als Salbmittel, als Schminke, als Puder und noch anders kennzeichnen. Sie sind sämtlich weit seltener als das allgemeine „Heilmittel". Eine spezielle Bezeichnung für „Verbandsmittel" als Rezeptüberschrift fehlt.

Für die meisten der im folgenden kurz besprochenen Rezepteinleitungen gilt übrigens, daß sie keineswegs in jedem Falle eines „Salbmittels", „eines Trankes" und so fort verwendet werden. Denn, wie schon oben bemerkt, auch eine Salbe, ein Trank kann allgemein als „Heilmittel" oder „Mittel" oder „Anderes" benannt sein. Und eine vollständige Aufzählung der eigens bezeichneten Rezepte, die ich ohnehin nicht beabsichtige, würde daher ein falsches Bild geben, als ob nur die ausdrücklich „Salbe" und so weiter überschriebenen Rezepte Salbmittel enthielten, andere sonst nicht als solche vorkommen.

1. Trankmittel

a) *ḥrw-ʿ* „Heiltrank".

Das Wort *ḥrw-ʿ* (ein zusammengesetzter Ausdruck), das ich mit „Heiltrank" nur übersetze, um es im Deutschen von den anderen Tränken unterscheiden zu können, bezeichnet auf Grund von Belegen[2]) außerhalb des medizinischen Schrifttums einen süßen, aus zerdrückten Früchten mit Wasser hergestellten Trank. In dieser Weise sind die „Heiltränke" in der Medizin nicht hergestellt: weder bestehen sie nur aus Früchten, noch sind sie in jedem Falle gesüßt. Der Ausdruck hat also medizinisch noch eine wei-

[1]) Ich beschränke mich auf die Überschriften einleitende Bezeichnungen. Mittelbar gehört zu ihnen auch *wdḥ* „Einlauf". Das Wort kommt in mehreren der Nachrezepte des Pap. Beatty vor: „was man macht als Einlauf(mittel)" als deren Überschrift vor. — Zu den Rezepteinleitungen gehört die Überschrift „Erkennung" (*m33*, *šj3*, *rḫ*) der „Prognosen" nicht. Zu diesen siehe Seite 81.

[2]) Pap. Anastasi I, 1, 7—8 und in den griech.-röm. Tempelinschriften.

tere Bedeutung als nur süßer Fruchttrank[1]). Immer mit folgendem Infinitiv der Behandlung wird ein „Heiltrank“, auch „anderer (*kt*) Heiltrank“ verordnet gegen allerlei innere Leiden des Magens, des Herzens, der Lunge, der Blase und ähnlicher, und auch zum Kühlen[2]).

b) *swrj·t* „Trank“.

Das Wort ist als Rezeptüberschrift nur in einer Diagnose für ein Magenleiden (Eb. Nr. 202) nach der „du sollst machen“-Formel verwendet[3]).

c) *šḫb·w* „Trankmittel“.

Wie das unter b) genannte *swrj·t* zu *swr* „trinken“, so gehört das ebenso selten gebrauchte *šḫb·w* zu *šḫb* „einschlürfen“ und ist vielleicht besser mit „Schlürfmittel“ zu übersetzen. Als ein solches wird es im Fall 7 des Wundenbuches (= Smith 3, 14) gereicht, aus der Frucht *wʿḥ* bereitet, und zwar soll der Schwerverletzte das Mittel durch ein mit Leinen bezogenes hölzernes Saugrohr[4]) einschlürfen, weil er nicht richtig trinken kann. Als eigentliche Rezeptüberschrift „Schlürfmittel für das Beseitigen von Erhitzung“ (zum einnehmen und wieder ausbrechen) ist *šḫb·w* nur Berlin Nr. 107 (= 3038, 11, 4) belegt, mit einem anschließenden *kt* „anderes“-Rezept.

d) *mrḥ* „Öltrank“.

Die Übersetzung dieser nur Berlin Nr. 185 und 186 vorkommenden Überschrift zweier Rezepte für komplizierte Mittel, die „getrunken“ werden sollen, ist sehr problematisch. Sie beruht auf der Schreibung des Wortes, welche der von *mrḥ·t* „Öl“ gleicht oder doch ähnlich ist.

2. Salbmittel

a) *gś·w* „Salbe“.

Außer in selbständigem Gebrauch „andere Salbe“ (*kjj gś·w*) kommt das Wort mit anschließendem Infinitiv vor „Salbe für das Beseitigen . . .“ und ähnlich und auch in der Form „Salbe: was man macht“ (um etwas zu bewirken).

---

[1]) Man hat wohl im Hinblick auf den Ausdruck *ḥr-ʿ·wj* „sogleich“ und auf das Wort *ḥr-ʿ·wj* „Notverband“ (Urk. I 41 der 2. Auflage) vermutet, unser Wort für „Heiltrank“ möchte etwas wie Sofortmittel, schnell herzustellender Trank bedeuten. Aber die Stellen sprechen nicht dafür.

[2]) So in der Diagnose Eb. Nr. 204 (Magenleiden); ebenda Nr. 203 und ebenfalls nach der Formel „du sollst machen“ wird „ein *sp·w*-Mittel als (*m*) Heiltrank“ verordnet, mit folgendem Rezept für den Trank.

[3]) Doch vgl. auch in der Diagnose Eb. Nr. 207 das *swrj·t* an der Stelle Eb. 42, 12 (nicht als Rezeptüberschrift) sowie Beatty Nr. 31.

[4]) Diese Deutung des Wortes *mḏꜣ·t* (für *mḏꜣb·t* ?) und der ganzen Stelle habe ich schon in Breasteds Kommentar (auf Seite 184 dort) vorgeschlagen. Daß bei *mḏꜣ·t* an einem Holzkeil zu denken ist, mit dem man dem Patienten den Mund aufklemmt, was Breasted vermutete, leuchtet mir nicht ein. Man muß den Fall im Ganzen betrachten, um unsere sehr verschiedenen Auffassungen der Stelle zu beurteilen. Ebbell schließt sich in seinem Buch „Die altägyptische Chirurgie“ (Oslo 1939) auf Seite 25 und 27 Breasted an, ohne meinen Vorschlag zu berücksichtigen.

b) *nwḏ·t* „[Wund]salbe".

Wir haben das seltene Wort im Wörterbuch mit „Wundsalbe" übersetzt, wie ich jetzt feststellen muß, nicht mit Recht. Denn weder in dem „vorzügliche [Wund]salbe" überschriebenen Rezept in einer Diagnose für ein Magenleiden noch in den anderen mit *nwḏ·t* bezeichneten Rezepten (stets mit folgendem Infinitiv der Zweckbestimmung nach *nwḏ·t*) wird diese Salbe bei Wunden gebraucht. Sie dient besonders für das Bestreichen von *mt*-„Sehnen, Muskeln".

c) *wrḥ·t* „Salbmittel".

Das in den Überschriften zweier Rezepte „für das Erweichen von Steifheit" und „für das *šnḏm* von *mt*-Muskeln (o. ä.)", also wohl auch für deren Entsteifung oder Entkrampfung, einleitend verwendete Wort wechselt an einer dritten Stelle mit dem ihm etymologisch verwandten gewöhnlichen *mrḥ·t*: in dem Rezept für die Behandlung einer erkrankten Zehe soll als Nachbehandlung ein „Salbmittel" angewendet werden (dessen Rezept folgt), das in Eb. Nr. 620 *wrḥ·t*, in dem damit identischen Rezept H. Nr. 174 aber *mrḥ·t* überschrieben ist. — Dieses *mrḥ·t* kommt somit als Bezeichnung eines Salbrezeptes nicht vor.

3. *šdm* „Schminkmittel"

Schminkmittel finden sich, in kleiner Zahl, nur unter den Rezepten für Augenleiden. Die so eingeleiteten Überschriften sind wenig ergiebig. Nur eine gibt als Zweck des „Schminkmittels" Verbesserung der Sehkraft an, eine andere, daß das Mittel zu jeder Jahreszeit benutzt werden kann. Sonst lautet die Überschrift nur „anderes Schminkmittel".

4. *tmtw* „Streumittel, Puder"

So überschriebener Rezepte gibt es drei, jedesmal nach der Formel „du sollst machen": in Fall 41 und 46 des Wundenbuches dienen sie ebenso zum Trockenmachen einer Wunde wie Eb. Nr. 766 zum Trocknen eines laufenden Ohres. Hier lautet die Überschrift „Streumittel für das Trocknen einer Wunde".

5. *mt* „Darmzäpfchen"

Rezepte, deren Medikament in Form eines Darmzäpfchens verabreicht werden soll, gibt es mehrere, ohne daß die Überschrift jedesmal eigens diesen Zweck angibt. Das geschieht nur sehr selten in der Fassung „Darmzäpfchen für das Kühlen des Afters".

6. *kꜣp·t* „Räuchermittel"

Von den mit diesem Wort für „Räuchermittel" eingeleiteten Rezepten ist das eine im Pap. Ebers (Nr. 852) stehende ein „Räuchermittel, das man macht, um den Geruch des Hauses oder der Kleider angenehm zu machen", ist also gar nicht medizinisch zu werten. Die anderen im Pap. Berlin pflegen nach *kꜣp·t* eine infinitivische Zweckangabe zu haben „für das Beseitigen . . .".

— Aber gerade das sachlich klarste Räuchermittel (Eb. Nr. 325; vgl. dazu Analyse des Pap. Ebers Gruppe 14) mit seiner Beschreibung eines primitiven Inhalationsapparates trägt die Überschrift „anderes"!

B. Überschriften ohne Einleitungswort

Neben der sehr großen Zahl von Rezepten, die mit einem der unter A. zusammengestellten Wörter einschließlich des bloßen „Anderes" eingeleitet sind, gibt es eine kleine Minderheit von solchen, deren Überschrift eine ausdrückliche Kennzeichnung als „Mittel" fehlt. Sie beginnen sogleich mit dem Infinitiv der Behandlung oder eines anderen Zweckes des Rezeptes, lauten also statt „Mittel für das Beseitigen . . ." nur „das Beseitigen . . .". Wenn die Sammelhandschrift des Pap. Ebers unter ihren Hunderten von ausdrücklich mit „Mittel für . . ." überschriebenen Rezepten nur etwa zehn enthält, die ohne Einleitungswort geblieben sind, so ergibt sich, daß in diesen Fällen ein Wort für „Mittel" nur ausgelassen ist. Und wenn im Pap. Hearst auf insgesamt 260 „Nummern" rund 25 ohne Einleitungswort kommen, so zeigt sich hier, daß der Schreiber flüchtiger gearbeitet hat. Wo dasselbe Rezept im Pap. Ebers und im Pap. Hearst vorhanden ist, hat der Pap. Ebers da, wo die Überschrift im Pap. Hearst ohne Einleitung anfängt, o eine solche, sei es auch nur ein bloßes „anderes".

Unter den mit Infinitiv unmittelbar beginnenden Überschriften ist eigentlich nur eine wirklich bemerkenswert, die des Rezeptes Eb. Nr. 476 (= 67, 5). Sie lautet „es beseitigen folgendermaßen". Das auf diese durchaus ungewöhnlich formulierte Überschrift folgende Salbmittel ist augenscheinlich ein Gegenmittel zu den in Eb. Nr. 474 (und 475) angegebenen Medikamenten, welche bewirken sollen, daß die Haare der „verhaßten" Nebenfrau ausfallen.

Über Rezepte in Diagnosen, die nach der Formel „du sollst machen" ohne irgendeine Überschrift sogleich mit dem ersten Drogenbestandteil beginnen, habe ich eingangs (Seite 35) schon gesprochen. Außerhalb des Diagnosenzusammenhanges kenne ich solche Rezepte nicht.

C. Von der stilmäßigen Fassung der Überschrift

Bevor ich auf den Inhalt der Überschriften eingehen kann, muß ich noch eine gerade ihren inhaltlichen Teil betreffende Erscheinung besprechen, die äußerlich betrachtet wie eine stilistische Kunstform aussieht, die aber gewiß in allen Fällen ihre sachlichen Gründe hat. Es handelt sich um das, was ich als „Doppelung" bezeichnet habe[1]), um die Merkwürdigkeit, daß häufig die Inhaltsangabe nicht einfach gefaßt ist in der schematischen Form „(Mittel für) das Beseitigen der . . . Erkrankung in dem . . . Körperteil des Patienten", sondern daß zwei Verben verwendet sind oder zwei Krankheitsangaben gemacht oder zwei Körperstellen genannt werden, ja daß sogar drei

[1]) Vgl. dazu Untersuchungen II, Seite 26; 44; 69 sowie I, Seite 5.

und noch mehr Angaben der Art vorkommen können. Und es fragt sich, wenn nicht ausdrücklich ein „oder“ gebraucht ist beziehungsweise aus genauen Parallelen ein „oder“ mit Sicherheit ergänzt werden kann, wie solche „Doppelungen“ aufzufassen sind, was in mehrfacher Weise möglich ist. Handelt es sich außer um „oder“ auch um ein bloßes Nebeneinander, um ein „und“ ? Handelt es sich um eine Apposition, die etwa einschränkend „und zwar im besonderen“ oder erweiternd „und auch weiter“ gedeutet werden könnte ? Der Ägypter drückt eine einschränkende oder erweiternde Apposition nur durch einfache Nebeneinanderstellung aus. Und so müssen wir uns in jedem Falle fragen, was gemeint sein wird mit diesen „Doppelungen“, für die der oben gebrauchte Ausdruck stilistische Kunstform eigentlich nicht paßt. Sie verdanken ihre Verwendung ganz ähnlich wie die erklärenden Vergleiche nicht so sehr dem Wunsch, die Überschriften künstlerisch zu gestalten als dem Bedürfnis, ihren Inhalt klarer und sachlicher zu machen.

Ich gebe im folgenden einige Hauptformen, vorzugsweise aus den Rezepten des Papyrus Ebers. Die Erscheinung ist aber eine allgemeine auch in den anderen Rezeptsammlungen. Die Auffassung jedes einzelnen Falles und die Deutungsmöglichkeit muß der Übersetzung und den Erläuterungen zu ihr vorbehalten bleiben.

I. Zweigliedrigkeit

1. Nominale Zweigliedrigkeit

„Beseitigen von Erhitzung auf dem After, auf der Blase“ (Eb. Nr. 139 = 31, 9); „Beseitigen der *wḥꜣ*-Erkrankung, der *kꜣkꜣ·t*-Erkrankung“ (Eb. Nr. 125 = 27, 16); „nicht entstehen zu lassen Erhitzung, irgend etwas Böses“ (Eb. Nr. 115 = 26, 14); „Herausziehen den *fn·t*-Wurm aus dem Finger, der Zehe“ (H. Nr. 196 = 13, 5); (Beseitigen von) „krankhaftem das entsteht durch den *ḥf·t*-Wurm, durch den *pnd*-Wurm“ (Eb. Nr. 66 = 20, 17). Dabei kann das Verbum auch vor dem zweiten Gliede wiederholt werden: „angenehm machen den After, angenehm machen den Damm“ (Eb. Nr. 164 = 33, 19) oder „Beseitigen der ꜥꜣꜥ-Erkrankung am Herzen, Beseitigen der Vergeßlichkeit“ (Eb. Nr. 227 = 45, 6).

2. Verbale Zweigliedrigkeit

a) Zwei Verben mit zwei verschiedenen Objekten.

„Behandeln des Herzens, Vertreiben der *wḫd·w*-Schmerzen“ (Eb. Nr. 233 = 45, 18) oder auch noch mit einem Zusatz bei einem der Teile wie „Entleeren den Bauch, Herabsinkenlassen alles Böse, das im Fleisch des Patienten ist“ (Eb. Nr. 22 = 6, 2—4).

b) Zwei Verben mit jedesmal demselben Objekt.

„Festmachen die Zähne, behandeln die Zähne“ (Eb. Nr. 748 = 89, 12) oder „Beleben die *mt·w* (Gefäße o. ä.), frisch machen die *mt·w* (Gefäße o. ä.)“

(Eb. Nr. 652 = 81, 17). — mit deutlichem „oder“ im zweiten Gliede: „Herausziehen der *wḥꜣ·w*-Erkrankung im Bauch oder sie Töten“ (Eb. Nr. 92 = 23, 19).

c) Mit deutlichem Parallelismus.

„Ausstrecken die Verkrümmung, erweichen die Versteifung“ (Eb. Nr. 689 = 85, 2); „Regeln den Harn, bewirken das man Kot läßt“ (Eb. Nr. 27 = 9, 10).

d) Das zweite Glied ergänzt das erste.

„Kühlen den Uterus, Beseitigen seiner Erhitzung“ (Eb. Nr. 820 = 96, 5).

e) Dieselbe Zweigliedrigkeit durch Zusätze in verschiedenen Rezepten mit derselben Überschrift differenziert.

„Beseitigen die Schwellungen, beruhigen das Jucken in jedem Gliede“ (Eb. Nr. 563 = 73, 9); aber Eb. Nr. 591 (= 75, 16) so: „beseitigen die Schwellungen, beruhigen das Jucken im Oberschenkel“.

„Beseitigen das Ergrauen, behandeln die Haare“ (Eb. Nr. 451 = 65, 8), aber Eb. Nr. 459 (= 65, 19) so: „Beseitigen das Ergrauen wirklich, behandeln die Haare“.

II. Mehrgliedrigkeit

„Behandeln die Brust, beseitigen alles Krankhafte im Bauch, behandeln die Lunge“ (Eb. Nr. 185 = 35, 18); „beseitigen die ꜥꜣꜥ-Erkrankung im Patienten, töten die *wḫd·w*-Schmerzen, beseitigen den Schaden der gegen den Patienten entstand, behandeln den After, es (was?) kühlen“ (Eb. Nr. 138 = 31, 6); „beseitigen die ꜥꜣꜥ-Erkrankung am Herzen, beseitigen Vergeßlichkeit, Gedankenflucht, Gewissensbisse“ (Eb. Nr. 227 = 45, 6—7)[1]; eine ähnliche Häufung von Objekten auch in der Überschrift eines Augenmittels: „Beseitigen die *ḥꜣ·tj*-Erkrankung, die Verdunkelung, die *ḥꜣw*-Erkrankung, das *ś·t-ꜥ*-Leiden, die entstanden sind in den Augen“ (Eb. Nr. 415 = 62, 18)[2].

2. Kapitel: Vom Inhalt der Überschriften

Das Wesentliche einer Überschrift ist ihr Inhalt, ist das, was sie aussagt über

A. die Behandlung einer Krankheit,
B. die Bezeichnung der Erkrankung,
C. den erkrankten Körperteil,
D. den Kranken mit einer speziellen Bezeichnung,
E. den Arzt als ausdrücklich erwähnt,
F. die Herkunft eines Mittels, die Zeit seiner Anwendung und noch anderes.

Dabei ist es oft so, daß mehrere solcher Angaben in einer und derselben Überschrift enthalten sind. Aber dies Neben- und Miteinander kann nur

[1]) Zu dieser Übersetzung vgl. Anatomie und Physiologie Seite 67, 2.

[2]) Gute Beispiele solcher Mehrgliedrigkeit auch im Papyrus Beatty.

durch ein Nacheinander des Einzelnen zur Darstellung gebracht werden. Den Inhalt voll auszuschöpfen ist nicht meine Absicht. Ich beschränke mich auch in diesem Kapitel auf das Wesentliche, auf das, was ich für Wesentliches halte, und belege es, mit bewußter Zurückhaltung, durch bezeichnende Beispiele.

A. Die Behandlung einer Krankheit

Es ist nicht in jedem Falle notwendig, daß die Überschrift angibt, wie eine Erkrankung, ein kranker Körperteil zu behandeln sind. Und es gibt eine Anzahl von Überschriften, die nur eine Krankheit oder einen erkrankten Körperteil nennen, wie: „(Mittel für) *šꜣw*-Erkrankung in den Augen“ (Eb. Nr. 351 = 57, 11); „(Mittel für) eine Wunde“ (Eb. Nr. 522 = 70, 11); „(Mittel für) den Bauch der erkrankt ist“ (Eb. Nr. 5 = 2, 11); „(Mittel für) ein Ohr das fauliges Wasser gibt“ (Eb. Nr. 765 = 91, 3).

Aber in den meisten Überschriften folgt auf die Einleitung „Mittel“ ein Infinitiv der Behandlungsweise wie „beseitigen“, „kühlen“, „behandeln“, „heilen“ und so weiter. Den mit „was man macht“ eingeleiteten Überschriften fehlt ein solcher Infinitiv: die Wendung enthält schon die Angabe des „machens“ (gegen, für).

I. Angabe nur der Behandlungsweise

In der Regel soll durch das Rezept etwas Positives erreicht werden, die Beseitigung einer Erkrankung, deren Heilung. Aber zuweilen soll durch ein Mittel auch verhindert werden, daß ein krankhafter Zustand überhaupt erst entsteht. In diesen Fällen ist der Infinitiv verneint: „(Mittel für) das Nichtentstehenlassen der Erhitzung“ (Eb. Nr. 115 = 26, 14); „(Mittel für) das Nichtzulassen, daß eine Frau an ihrem Harn leidet“ (Eb. Nr. 784 = 93, 9); „(Mittel für) das Nichtzulassen, daß Haar am Auge wächst, nachdem es ausgerissen ist“ (Eb. Nr. 425 = 63, 14); und so noch sonst, aber nicht häufig.

Die rund fünfzig Verben, die in infinitivischer Form das „Behandeln“ angeben, sind sämtlich Transitiva, überwiegend alte *s*-Kausativa. Wo ein geeignetes altes Kausativum fehlt, wird es ersetzt durch die jüngere Bildung „veranlassen daß . . .“ mit einem Intransitivum. Nur bei einem Verbum kommen beide Kausativbildungen in der Medizinsprache vor mit einem Unterschied der Bedeutung: von *hꜣj* „herabfallen“ wird das *s*-Kausativ gebraucht für das Entfernen von etwas Schädlichem aus dem Körper, das Kausativ mit „veranlassen“ für das Zurückgehenlassen einer krankhaften Erscheinung[1]).

Die in den Überschriften verwendeten Verben ergeben selbstverständlich kein vollständiges Bild der Behandlungsweise von Krankheiten und von erkrankten Körperteilen. Dafür müssen auch die Nachschriften über die

[1]) Über die sprachlichen Tatsachen habe ich Untersuchungen II, Seite 49—51, ausführlich gehandelt.

Anwendung der Mittel und die Diagnosentexte berücksichtigt werden. Aber es ist doch nicht uninteressant, die Verben auf Vorkommen und Verwendung kurz zu betrachten. Daß das eine Verbum selten gebraucht wird, ein anderes oft vorkommt, erklärt sich aus der Seltenheit oder Häufigkeit der jeweiligen Krankheitsfälle, deren Erwähnungen in unseren Quellen wieder zum großen Teil zufällige sind.

Aber es ist doch kaum Zufall, daß von den rund fünfzig Verben das für „beseitigen“ (*dr*) ungefähr ebenso oft vorkommt wie alle übrigen zusammen. Jede Art von Erkrankung wird „beseitigt“, auch ein Wurmleiden (Eb. Nr. 53 = 17, 2), für dessen „Beseitigung“ der Fachausdruck eigentlich „töten“ ist. Das nächsthäufige Verbum ist *śrwḫ* „behandeln“, das besonders mit Bezug auf den Patienten (so ständig im Wundenbuch des Pap. Smith) und vor allem für erkrankte Körperteile gebraucht wird. Bei den *mt·w* „Gefäßen“ ist „angenehm machen“ (*śnḏm*) sehr häufig, das Harnlassen wird „geregelt“ (*śmȝʿ*), Jucken und Hustenreiz werden „still gemacht“ (*śgr*). Das Verbum „kühlen“ (*śḳbb*) ist bei Körperteilen gebräuchlich, „gesund machen“ (*śśnb*) bei bestimmten Krankheiten und bei Kopf, Schienbein und Knochen sonst, wenn sie erkrankt sind. Versteifungen werden „weich gemacht“ (*śgnn*), die Zähne „festgemacht“ (*śmn*, *śrwḏ*). Und so gibt es bei jedem Krankheitsfall neben allgemeinen Ausdrücken für die Behandlung auch bestimmte. Das kann in diesem Zusammenhang nur angedeutet werden.

II. Hinweis auch auf das Mittel

Das Mittel, mit dem eine Behandlung durchgeführt werden soll, ist im Rezept enthalten, so daß es eigentlich überflüssig erscheint, wenn die Überschrift noch ausdrücklich einen Hinweis auf das Mittel gibt. Gleichwohl ist eine kleine Zahl von Überschriften vorhanden, die so verfahren. Und zwar sowohl in selbständigen Rezepten als auch in Rezepten nach der „du sollst machen“-Formel der Diagnosen.

1. In selbständigen Rezepten, besonders[1]):

„(Mittel für) das Behandeln der Zähne mit einem Kaumittel“. Es folgen drei Medikamente und auf sie die Weisung „werden gekaut und auf die Erde gegeben (= gespuckt)“. Eb. Nr. 745 = 89, 8.

„(Mittel für) das Beseitigen des *ḫnt*-Leidens am Kopf durch Schminken“. Es folgen die einzelnen Medikamente. Wie sie vermischt oder sonst bereitet und wie sie angewendet werden sollen, ist nicht angegeben. Eb. Nr. 391 = 61, 9.

„(Mittel für) das Beseitigen der Blindheit in den Augen mit einem Kügelchen“, nämlich der sogleich genannten besonders zubereiteten trocknen Myrrhe, die „auf die Außenseite der Augen gegeben werden soll“. Eb. Nr. 357 = 57, 21.

„(Mittel für) das Eröffnen der Sehfähigkeit durch etwas das gegeben

[1]) Näheres Untersuchungen II, Seite 60—61.

werden muß auf die Außenseite der Augen". Am Schluß des Rezeptes steht nochmals „werde an die Außenseite der Augen gegeben". Eb. Nr. 342 = 56, 18.

2. In Diagnosenrezepten, wie beispielsweise:

„Mittel für das Fortwaschen des Unverdauten (o. ä.), für das Entleeren seines Mastdarms durch ein Trankmittel", das aus Bier und bestimmten pflanzlichen Stoffen bestehend danach angegeben wird; es soll getrunken werden. Eb. Nr. 207 = 42, 11 (Magen).

„Mittel für das veranlassen daß sie (die *ḥnḥn·t*-Geschwulst) fortgeht mit geeigneten Mitteln". Es folgt das Rezept. Eb. Nr. 857 = 104, 4.

„Mittel für ihr Behandeln (das der Geschwulst) mit einem Verband der die *twꜣ·w*-Erscheinung zerbricht". Es folgt das Rezept, dessen Schluß lautet „werde damit ein Verband gemacht". Eb. Nr. 860 = 105, 5.

B. Die Bezeichnung der Krankheit

Die auf das Einleitungswort oder auf den Infinitiv der Behandlungsart folgende oder sonst in der Überschrift genannte Erkrankung wird oft nur mit einem Wort bezeichnet. Sie kann aber auch noch näher bestimmt sein durch einen Zusatz. Und sie kann auch eine Angabe bei sich haben, welche sie im Körper lokalisiert.

I. Angabe nur der Krankheit, wie zum Beispiel:

„Heilmittel für eine Wunde" (Eb. Nr. 522 = 70, 11); „Anderes für Blindheit" (Eb. Nr. 356 = 57, 17); „Anderes für das Abwehren von Entzündung" (Eb. Nr. 303 = 52, 21); „Heilmittel für das Beseitigen von Husten" (Eb. Nr. 305 = 53, 1).

II. Angaben auch über die besondere Art der Krankheit

Ich lasse die Einleitungen und Behandlungen in den Beispielen fort: „Harn der zuviel ist" (Eb. Nr. 274 = 50, 2); Augenleiden (*tḫn*) das sich im Auge gebildet hat" (Eb. Nr. 349 = 57, 8); „Blutnest das sich noch nicht verdichtet hat" (Eb. Nr. 593 = 76, 1); „Krankheit die innen im Fleisch ist" (Eb. Nr. 598 = 78, 12); „Krankheit die entstanden ist durch den *ḥf·t*-Wurm, durch den *pnd*-Wurm" (Eb. Nr. 66 = 20, 17); „eine schlimme Krankheit" (Eb. Nr. 815 = 95, 19); „Weißwerden einer Brandwunde" (Eb. Nr. 504 = 69, 11); „Anhäufung von Harn" (Eb. Nr. 261 = 48, 21); und ähnlich noch in vielen Fällen[1]).

III. Angaben über den Sitz einer Krankheit im oder am Körper

1. Mit Genitiv (nicht oft), zum Beispiel:

„Krankheit der Zunge" (Eb. Nr. 697 = 85, 16); „*ḥnʿ·w*-Leiden der Beine" (H. Nr. 27 = 2, 11); „Schwellungen der Zehen" (H. Nr. 200 = 13, 7).

[1]) Mehr Belege in Untersuchungen II, Seite 54—55.

2. Mit präpositioneller Verbindung, mit *ḥr* oder, und das sehr oft, mit *m*

Dabei ist es vielfach schwierig, zu sehen, ob ein Leiden in oder an einem Körperteil zu denken ist. Ich gebe einige Beispiele: „Schmerzen in (*m*) der Brust" (H. Nr. 30 = 2, 16); „*š3w*-Erkrankung in (an? *m*) den Augen" (Eb. Nr. 351 = 57, 11); „Erhitzung am (*ḥr*) After" (Eb. Nr. 155 = 33, 1); „Blut in (? *ḥr*) den Augen" (Eb. Nr. 384 = 60, 13); — „Ansammlung von Harn die in seinem Bauch ist" (Eb. Nr. 262 = 49, 1); „alle bösen Dinge die im Fleisch des Patienten sind" (Eb. Nr. 22 = 7, 4).

C. Angabe des erkrankten Körperteils

In der Regel wird in der Überschrift vor allem die zu behandelnde Erkrankung genannt (vgl. unter B), wobei die Erwähnung der Körperstelle nicht unbedingt erforderlich zu sein scheint. Daneben gibt es auch eine verhältnismäßig nicht große Zahl von Überschriften, in denen es nicht heißt „Mittel für Krankheit im Bauch", sondern „Mittel für einen Bauch der krank ist", in denen also zuerst der Körperteil angegeben wird, über dessen Erkrankung anschließend eine Aussage gemacht ist.

Es gibt dabei auch Fälle, die bei demselben Körperteil beide Arten der Krankheitsangabe zeigen, in dem einen Rezept diese, in einem anderen jene. So steht neben „Beseitigen der Krankheit im Bauch" (Eb. Nr. 4 = 2a, 8) „Anderes für einen Bauch der krank wurde" (Eb. Nr. 5 = 2a, 11), oder „Heilmittel für das Beseitigen der Krankheit der Zunge" (Eb. Nr. 697 = 85, 16) „Anderes für eine Zunge die krank wurde" (Eb. Nr. 698 = 85, 17). Und noch ein paarmal sonst[1]).

Ich führe einige Beispiele an für die Nennung des Körperteils mit Angabe seiner Erkrankung: „Gesundmachen den Kopf der krank wurde" (Eb. Nr. 257 = 48, 11); „Was man macht gegen ein Knie das krank wurde" (Eb. Nr. 612 = 77, 15). Und ganz ähnlich auch noch von Zunge, Brust, Bauch, Damm, Lenden, Zehen, After mit der Angabe, daß sie „krank wurden" (*mr*). Ungewöhnlich auch vom Harn B. Nr. 171 = 3038, 18, 3 (falls der Text in Ordnung ist). Und so heißt es auch von gebrochenen Knochen „ein Knochen der gebrochen ist" (H. Nr. 13 = 1, 12) oder „Rippen die gebrochen sind" (H. Nr. 15 = 1, 15) und von einem *mt*-„Muskel" daß „er steif ist" (Eb. Nr. 694 = 85, 12) oder daß „er zuckt" (Eb. Nr. 681 = 84, 13) und von einem „Ohr das fauliges Wasser gibt" (Eb. Nr. 765 = 91, 3). Und ähnlich noch gelegentlich[2]).

Nennungen eines Körperteils ohne Angabe seiner Erkrankung sind recht selten; und bei einigen mag solche Angabe vom Abschreiber fortgelassen

[1]) Untersuchungen II, Seite 56, habe ich bemerkt, daß diese verschiedene Ausdrucksweise in substantivischer oder verbaler Art keine wesentliche Bedeutung zu haben scheint.

[2]) Vgl. auch Untersuchungen II, Seite 58, Anhang 1.

sein. Mitunter wird aus einem daneben stehenden Rezept hervorgehen, welche Erkrankung des Körperteils in Betracht kommt. Es mag genügen, hier darauf hingewiesen zu haben[1]).

D. Erwähnung des Kranken mit einer speziellen Bezeichnung

Es ist nicht üblich, in der Rezeptüberschrift den Kranken eigens zu nennen. Und es gibt nur rund ein Dutzend Überschriften, in denen es geschieht, etwa in der Form „(für) einen der leidet an *ḥnʿ·w* in seinem Harn" (Eb. Nr. 267 = 49, 10) oder „eine an deren Scheidenlippen Krankheit entstanden ist" (Eb. Nr. 817 = 95, 22). Solche speziellen Bezeichnungen des Patienten sind also nicht etwas für die Rezeptüberschriften Bezeichnendes. Sie werden im vorgesehenen dritten Bande dieser „Prolegomena" zu der geplanten Neuherausgabe der Medizinischen Texte mit Übersetzung und Kommentar in aller Ausführlichkeit besprochen, in dem Bande, welcher Arzt und Kranken, Krankheiten und Behandlungen zum Thema haben wird. Vorläufige Zusammenstellungen der speziellen Bezeichnungen für den Kranken habe ich in meinen Untersuchungen I Seite 96ff. mitgeteilt, auf die ich hier verweisen muß.

E. Ausdrückliche Erwähnung des Arztes

Noch ungebräuchlicher als die Bezeichnung des Kranken (vgl. unter D) ist in der Rezeptüberschrift die Erwähnung des Arztes, der ja überhaupt in den medizinischen Texten als solcher, als *swnw* „Arzt", nur ganz selten genannt wird, um so öfter allerdings mit „du" angeredet wird. Überdies sind die Erwähnungen in den Rezepten nichtssagend. Denn abgesehen von der unklaren Angabe eines Mittels in der Diagnose Eb. Nr. 206, das irgendwie mit „Arzt" in Verbindung gebracht wird (der Zusammenhang ist unverständlich, wenigstens bis jetzt), wird „Arzt" nur in dem formelhaften Ausdruck „Kunst des Arztes" gebraucht als Empfehlung für die besondere Güte eines Mittels (Eb. Nr. 156 = 33, 4; B. Nr. 164 = 3038, 17, 3 — als alleinige Überschrift eines Rezeptes! — und B. Nr. 163 = 3038, 16, 5). Doch vgl. auch unter der anschließenden Rubrik F bei I.

F. Angaben über Herkunft eines Mittels, über die Zeit der Anwendung und über die Wirksamkeit

In einer kleinen Zahl von Überschriften sind deren den Inhalt betreffenden Angaben noch Zusätze beigefügt wie sie ganz ähnlich auch am Schluß der eigentlichen Rezepte vorkommen (vgl. 3. Kapitel bei G).

1. Herkunft eines Mittels

„Anderes Schminkmittel, das gemacht hat der Hohepriester von Heliopolis namens Chui" (Eb. Nr. 419 = 63, 4); „geheimes Mittel aus Kräutern

---
[1]) Näheres Untersuchungen II, Seite 58—59 (Anhang 2).

wie es der Arzt macht" (Eb. Nr. 188 = 36, 9); „anderes Heilmittel für das Wachsenlassen der Haare, gemacht für die Dame Schesch, die Mutter des Königs Atothis" (Eb. Nr. 468 = 66, 15); „anderes Heilmittel für die Augen, das mitgeteilt hat ein Asiat einem Manne aus Byblos" (Eb. Nr. 422 = 63,8)[1]).

II. Zeit der Anwendung

In zwei Augenmitteln, die offenbar zusammengehören, wenn sie in der Folge der Rezepte auch auseinandergeschrieben sind (als Nr. 388 und 393), ist bei dem einen angegeben, daß man es „macht" (= bereitet und anwendet) vom Monat Tybi bis zum Monat Mechir (Eb. Nr. 393 = 61, 15) und bei dem andern in den beiden folgenden Monaten Pharmuthi bis Phamenoth (Eb. Nr. 388 = 61, 4). Ein drittes Augenmittel (Eb. Nr. 389 = 61, 6) kann zu jeder Jahreszeit gebraucht werden. Auf den Sommer beschränkt ist die Verwendung eines Mittels für Beseitigung einer noch nicht bekannten Erkrankung Eb. Nr. 708 (= 86, 8) sowie eines der Mittel im Pap. Beatty Nr. 18). Tageweise Anwendung ist empfohlen unter anderem Eb. Nr. 482 (= 67, 17), Eb. Nr. 712 (= 86, 18) und Pap. Beatty Nr. 29, hier unverständlich: „an diesem Tage"[2]). — Nur bedingt gehören hierher die Angabe in einer Diagnose (Eb. 39, 3), daß ein Magenkranker „nur stundenweise" Schmerzen hat, und die Rezeptüberschrift (Eb. Nr. 783 = 67, 17): „eine Frau mit dem Schwangerwerden aufhören lassen in einem Jahr oder in zwei Jahren oder in drei Jahren".

III. Wirksamkeit

Mehrmals ist den Überschriften ein Zusatz beigefügt, der „wirklich" (d. h. wohl: nicht nur angeblich) besagt (*m wn mꜣʿ*)[3]). Er wird in der Regel am Ende genannt, wie z. B. „Heiltrank für das Beseitigen der ʿꜣʿ-Erkrankung im Bauch, im Herzen, wirklich" (Eb. Nr. 238 = 46, 2) und so noch sonst. In der Überschrift des Rezeptes Eb. Nr. 459 = 65, 19) ist er dem Hauptinhalt beigefügt: „Beseitigen des Ergrauens wirklich (und) behandeln des Haares". Ein vereinzelter Zusatz steht Eb. Nr. 590 (= 75, 14): „Beseitigen der Schwellungen bis sie gar nicht mehr vorhanden sind".

3. Kapitel: Das eigentliche Rezept

A. Allgemeines

Auf die Überschrift folgt das Eigentliche des Rezeptes, das Heilmittel und die Angabe, wie es zu bereiten, zu verabreichen und zu nehmen ist. Mag ein Rezept kurz oder lang sein, mögen die Anweisungen knapp oder ausführlich

[1]) Vgl. dazu das unten Seite 102 Bemerkte; ebenda Ergänzungen zu dieser Angabe der Herkunft aus der Fremde.

[2]) Dazu Jonckheere in seiner Bearbeitung des Textes Seite 31, 6.

[3]) In dem Rezept B. Nr. 117 (= 3038, 10, 2) lautet er etwas anders „in Wahrheit", besagt aber dasselbe. Nachweise im einzelnen siehe Untersuchungen II, Seite 63—64.

gehalten sein, immer enthält das Rezept nach der Überschrift, sei diese nun formuliert wie sie wolle, zunächst die Aufzählung der Drogen, der verschiedenartigen offizinell verwendeten festen oder flüssigen Stoffe, dann Angaben über deren Zubereitung und anschließend Weisungen für die Art, wie das fertige Medikament vom Arzt zu verabreichen oder vom Patienten zu nehmen ist.

Die rund neunhundert Rezepte sind keineswegs sämtlich schematisch von mehr oder minder sehr gleicher Anlage. Es gibt vielmehr beträchtliche Unterschiede: neben ganz kurzen Rezepten, die nur eine einzige Droge nennen, gibt es längere und sehr lange (vgl. unter B). Die meisten Rezepte sind einwertig, andere aber enthalten eigentlich zwei oder mehrere, die nacheinander als sogenannte kombinierte Rezepte zur Anwendung kommen sollen (vgl. unter C). Unter der Masse der normal gefaßten Rezepte stehen auch mehrere, die ungewöhnlich ausgestaltet sind mit zum Teil recht ausführlichen Angaben über die Bereitung (vgl. unter D). Nicht wenige Rezepte sind irgendwie unvollständig, zum Teil verkürzt aus längeren (vgl. unter E). Mit Kürzungen müssen wir bei den Rezepten überhaupt ständig rechnen, und im besonderen sind viele Vorschriften für Bereitung und Anwendung verkürzte Fassungen ausführlicherer Angaben, die dem ägyptischen Arzt verständlich waren, uns vielfach Schwierigkeiten machen (vgl. unter F). Über die üblichen Bereitungs- und Anwendungshinweise hinaus enthalten ziemlich zahlreiche Rezepte ganz am Schluß noch allerlei Zusatzbemerkungen, wie wir sie ähnlich, aber längst nicht so zahlreich und inhaltlich vielseitig wie bei den Rezepten, schon am Ende mancher Überschriften kennengelernt haben (vgl. unter G).

B. Kürze und Länge der Rezepte

Die meisten Rezepte führen mehrere oder auch viele Bestandteile des aus ihnen herzustellenden Mittels an. Aber es gibt auch eine beträchtliche Zahl von Rezepten — allein im Pap. Ebers über achtzig —, die in der Hauptsache nur eine einzige Droge nennen, die in bestimmter Weise zubereitet und angewendet werden soll. Derartige Rezepte können von der einfachsten Art sein, die denkbar ist: „anderes: Schlangenfett; werde damit gesalbt" als ein Salbmittel (Eb. Nr. 629 = 79, 8) oder „anderes: was man macht gegen eine Brandblase am ersten Tage: Honig; werde damit verbunden" (Eb. Nr. 492 = 68, 15—16) oder „anderes für das Abwehren von Erhitzung: ein Frosch, gekocht in Fett; werde damit gesalbt" (Eb. Nr. 303 = 52, 21—22. Andere eindrogige Rezepte geben zwar nähere Weisungen, verwenden aber doch nur ein einzelnes Medikament: „anderes für das Veranlassen, daß die *mt*-Gefäße (o. ä.) die Heilmittel empfangen: Milch einer Frau die einen Knaben geboren hat; Über Nacht in einem neuen Topf bis die entsprechende Sahne entstanden ist; Werden alle schmerzenden Stellen damit gesalbt" (Eb. Nr. 642 = 80, 15—17) oder „anderes Heilmittel für ein Auge an dem irgend etwas Böses entstanden ist: Schweinegalle, in zwei Hälften zerteilt; Es werde ihre Hälfte auf Honig gegeben, Werde das Auge damit geschminkt am Abend; Und werde ihre Hälfte getrocknet, fein zerrieben, Werde das Auge damit geschminkt am Morgen" (Eb. Nr. 392 = 61, 12—14).

Von solchen hinsichtlich ihrer Medikamente einfachsten Rezepten bis zum an Bestandteilen reichsten: „anderes für das Erweichen eines *mt*-Gefäßes (Muskels)" Eb. Nr. 663 (= 82, 22—83, 8) mit siebenunddreißig Bestandteilen, deren Bereitung und Anwendung aber nur so angegeben ist „werden zu einer Sache gemacht, werde damit verbunden", gibt es Zwischenformen jeder Länge, die teils durch die Anzahl der Bestandteile bestimmt ist, teils auch durch die Ausführlichkeit oder Knappheit der Anweisungen für die Bereitung. Bei den meisten Rezepten wird ihr äußerlicher Umfang durch die verschiedene Anzahl ihrer Einzelbestandteile bestimmt, während die formelhaften Anweisungen im ganzen dieselben bleiben, jedenfalls konstant sind. Zu den Rezepten mit ausführlichen Bereitungsangaben siehe Abschnitt D.

Wir besitzen eindrogige Rezepte für ziemlich viele Krankheitsbereiche: Augenleiden, Haarausfall, Fieber, Husten, Wunden, Brandblasen, Steifheit, Magenbeschwerden, Harnstörungen, Frauenleiden, Schwellungen und noch anderes. Und da ist bei der Arbeit am Sonderwörterbuch der in der Medizin vorkommenden Wörter der Gedanke aufgetaucht, ob nicht aus der Verwendung dieser Einzelmedikamente für bestimmte Erkrankungen etwas für die Feststellung der uns ja zumeist noch unbekannten Bedeutungen zu erreichen sein möchte. Wir hofften auf diese Weise für eine Anzahl offizineller Stoffe deren spezifische Wirkungen zu erfahren und aus ihnen für ihr Vorkommen in Gemischen, in zusammengesetzten Rezepten, etwas zu gewinnen. Eine von uns durchgeführte genaue Überprüfung der eindrogigen Rezepte hat bisher kein Ergebnis gebracht. Entweder kommen in diesen Rezepten genannte Einzeldrogen sonst nicht wieder vor oder sie finden sich so vielfältig neben anderen Medikamenten und für Erkrankungen so mannigfacher Art, daß ihre offizinelle Eigentümlichkeit, der Grund und Zweck ihrer Verwendung nicht zu erkennen und damit am Ende die Bestimmung des jeweils gebrauchten Stoffes nicht zu erlangen sind.

C. Kombinierte Rezepte

Unter dieser Bezeichnung[1]) fasse ich die zwar durch den Pap. Beatty VI um ein volles Dutzend vermehrte, doch gleichwohl verhältnismäßig kleine Zahl von Rezepten zusammen, in denen erstens noch ein zweites (auch drittes usw.) Mittel angegeben ist, das nach dem ersten auf die Überschrift folgenden angewendet werden soll; in denen zweitens an mehreren Tagen nacheinander verschiedene Mittel verabreicht werden; in denen drittens

[1]) Nach dem Vorschlag des Hrn. Jonckheere; vgl. unten Seite 139.

mehrere krankhafte Erscheinungen, die in der Überschrift enthalten sind, jede für sich in besonderer Weise behandelt werden. Ich hebe das Wesentliche[1]) heraus; die kombinierten Rezepte des Pap. Beatty habe ich in der Analyse dieses Papyrus zusammengestellt.

I. Nachbehandlung im Anschluß an das erste Hauptrezept

Zumeist erfolgt nur eine Nachbehandlung, indem auf das erste Rezept noch ein zweites folgt, das mit einem „was danach zu machen ist" (in verschiedener sprachlicher Fassung) eingeführt wird, wenn das erste eine bestimmte Teilwirkung gehabt hat. Solche Rezepte sind, abgesehen von denen des Pap. Beatty, diese: Eb. Nr. 92; 340; 522; 571; 616 + 617; 620; 733; 766; B. Nr. 116; 164; 174; Smith Fall 9. Unter diesen sind die Rezepte Eb. Nr. 522 (Wundbehandlung) und Eb. Nr. 766 (krankes Ohr) besonders kompliziert und ist B. Nr. 116 bemerkenswert dadurch, daß das erste Mittel am Morgen getrunken werden soll, dem noch ein zweites folgt, das vor dem Schlafengehen einzunehmen ist.

Das Rezept Eb. Nr. 369 gibt in jedem Falle ausdrücklich an „erstes Mittel (*sp*)", „zweites Mittel (*sp*)"; jedes soll an vier Tagen nacheinander verabreicht werden.

Am Schluß der Niederschrift des zweiten Buches vom Herzen (vgl. Analyse des Pap. Ebers Gruppe 44) im Pap. Berlin (Nr. 163) steht ein im Pap. Ebers fehlendes Mittel, das gegen die absterbenden Gefäße der Beine angewendet werden soll. Es besteht aus sechs Einzelrezepten, die nacheinander als Trankmittel oder Klistiere gereicht werden sollen.

II. Mittel, die ausdrücklich an mehreren Tagen nacheinander anzuwenden sind

Das Rezept Eb. Nr. 337 (das im übrigen zu Eb. Nr. 336 unter III gehört) enthält in seinem ersten Teil je ein Mittel für den „ersten Tag" und für den „zweiten Tag". Das Rezept Eb. Nr. 712 bestimmt, daß nach Anwendung des ersten Mittels mit vier verschiedenen Fetten gesalbt werden soll am ersten, zweiten, dritten und vierten Tag. Das Rezept Eb. Nr. 482 gibt an, was gegen eine Brandblase zu geschehen hat am ersten, zweiten, dritten, vierten und fünften Tage.

Im Grunde gehören hierzu auch die Wundbehandlungen „mit frischem Fleisch am ersten Tage; danach verbinde" usw. Und auch das oben Seite 63 erwähnte Rezept Eb. Nr. 392 von der Verwendung einer Schweinegalle am Abend und am Morgen.

III. Zerlegung eines einheitlichen Rezeptes in mehrere Einzelanwendungen

Ein solcher Fall liegt vor in dem ersten der Rezepte für die Augen (Eb. Nr. 336 = 55, 20—56, 6). Auf dessen Überschrift folgen vier Drogen, dann rot geschrieben „das behandeln (*śrwḫ*) seines (des Auges) Wasser" mit wieder-

[1]) Vgl. auch unter Abschnitt H. die ungewöhnlich formulierten Rezepte

um vier Drogen, und erneut, wieder rot geschrieben, „das behandeln der *rwḏ·t*-Verhärtung" (?, die in der Überschrift erwähnt ist) mit weiteren vier Drogen, und schließlich ein „danach sollst du für ihn (den Kranken) machen" mit neun Drogen. Allen vier Teilrezepten fehlt irgendeine Angabe über die Bereitung. Nur zum Schluß ist angegeben, daß ein Verband gemacht werden soll. Ähnlich ist auch das anschließende Rezept Eb. Nr. 337 (= 56, 6—11) gefaßt, das am Schluß unvollständig geblieben ist; möglicherweise gehört auch Rezept Eb. Nr. 338 (= 56, 11) noch dazu.

D. Rezepte mit ausführlicheren Angaben ihrer Bereitung

Zumeist sind die den Drogen angefügten Angaben darüber, wie sie zu mischen, zu kochen oder sonst zu einem einheitlichen Mittel zu verarbeiten sind, ganz knapp und oft stark verkürzt, mehr andeutend als wirklich beschreibend (vgl. Abschnitt F). Und zu einem guten Teil wird die Bereitung der Mittel eine einfache gewesen sein. Daß sich aber hinter den üblichen kurzen Angaben wie „werde zu einer Masse gemacht", „werde gekocht" auch sehr komplizierte Vorgänge verbergen können und öfter verbergen werden, als wir ahnen, das zeigen Rezepte, die solche Vorgänge und Handlungen, mehr oder weniger ins einzelne gehend, wirklich beschreiben. Ihrer gibt es über vierzig. Zuweilen sind die Angaben so genau, daß wir, kennten wir die Drogen, ein derartiges Mittel wohl wieder herstellen könnten.

Am weitesten geht darin ein Rezept „für das Machen einen alten Mann zu einem jungen" (Pap. Smith 21, 9—22, 10), das auf das Genaueste die Bereitung eines Salbmittels beschreibt, Falten und äußerliche Anzeichen des Alters zu beseitigen. Aber auch andere Beschreibungen der Herstellung von Mitteln gegen Husten, für Tränke, für Augenleiden und Ohrerkrankung und noch anderes sind oft sehr eingehend. Zu denen, die ich seinerzeit zusammengestellt hatte[1]), sind aus dem Pap. Beatty noch mehrere gekommen. Uns interessiert hier allein die Tatsache, daß es neben den üblichen äußerst kurzen Apothekervorschriften doch auch derartige genaue gegeben hat, die aber nur in der vorbereiteten Übersetzung der Rezepte anschaulich werden können.

E. Unvollständige Rezepte

Die allermeisten Rezepte sind äußerlich insofern vollständig, als sie aus einer Überschrift, den Einzelbestandteilen des Mittels und den Hinweisen für Bereitung und Anwendung bestehen. Nur eine im Hinblick auf die vielen hundert Rezepte recht geringe Zahl weist sichtbare Unvollständigkeiten auf, Verstümmelungen des Textes durch Fortlassung des einen oder anderen Teils des „Schemas", sei es daß diese den Abschreibern zur Last fallen, sei es daß sie schon in deren Vorlagen vorhanden waren.

---

[1]) Untersuchungen II, Seite 77—78.

Unter Beschränkung auf die Rezepte des Pap. Ebers — die anderen medizinischen Papyrus enthalten ähnliche Fälle — nenne ich einige offenbar unvollständige: Die Überschrift fehlt sicher den Rezepten Nr. 461 (= 66, 1—2); Nr. 779 (= 92, 20—21); Nr. 781 (= 93, 1—3); Nr. 787 (= 93, 16—17). Eines Schlusses ermangeln die Rezepte Nr. 391 (= 61, 9—11); Nr. 419 (= 63, 4—6); Nr. 460 (= 65, 20—22); Nr. 504 (= 69, 11—13); Nr. 833 (= 97, 1—7) und Nr. 755 (= 90, 2—3) mit der Bemerkung des Abschreibers „zerstört gefunden". In Unordnung ist auch Nr. 166 (= 34, 5—6) und sind Nr. 337 (= 56, 6—11) und Nr. 338 (= 56, 11): Nr. 337 hat keinen Schluß, Nr. 338 fehlt der Anfang. Weiter fehlen mehreren Rezepten wie Nr. 336 (= 55, 20 bis 56, 6); Nr. 337 (= 56, 6—11); Nr. 340 (= 55, 15—16); Nr. 490 (= 68, 10 bis 12) und noch anderen die Angaben über die Bereitung der Drogen.

Doch damit sind nur die äußerlichen Unvollständigkeiten der Rezepte berührt. Viel ernster sind die inneren, die wir nicht feststellen können, die wir aber auf Schritt und Tritt in den Rezepten, und nicht nur in diesen, vermuten müssen. Sie bestehen in der schon in Abschnitt D angedeuteten Knappheit der Bereitungs- und Verwendungsvorschriften, wobei ich von dem nicht seltenen Fortlassen von Quantenangaben bei den Drogen ganz absehe. Es handelt sich dabei offenbar um gewollte, der Sprache der Rezepte gemäße, Verkürzungen und Weglassungen von dem Apotheker selbstverständlichen Hinweisen und ebenso dem Arzt geläufigen Angaben. Wie eine Pille zu drehen, wie ein Trank zu bereiten war, wußte man ebenso, wie bekannt war, in welcher Weise ein Verband angebracht oder ein Einlauf appliziert werden mußte. Dafür genügten zumeist ganz kurze Hinweise. Ich stelle im folgenden Abschnitt einige Beispiele für Verkürzungen, die wir noch nachweisen können, zusammen. Sie finden sich massenhaft und zeigen, wie vorsichtig wir bei der Beurteilung der Rezepttexte sein müssen.

F. Von den Verkürzungen in den Angaben für Bereitung und Anwendung

I. Bereitung der Mittel

Wir gehen von einem ganz sicheren Fall aus. Das Rezept für ein Augenleiden Eb. Nr. 347 (= 57, 5—6) ist identisch mit Eb. Nr. 360 (= 58, 6—15), nur wird über ihm in Nr. 360 vorher ein Spruch rezitiert, in Nr. 347 steht das Rezept selbständig. Das Rezept Nr. 347 lautet (die Überschrift lasse ich fort): „Galle der Schildkröte, Honig, werde gegeben an die Außenseite der Augen"; kein Wort über die Verarbeitung beider Bestandteile. Das Rezept Nr. 360 aber lautet so: (der Spruch ist zu rezitieren über) „Galle der Schildkröte, werde aufgelöst in Honig, werde gegeben an die Außenseite der Augen". Rezept Nr. 347 ist demnach eine Verkürzung aus dem in Nr. 360. Und derartige Verkürzungen lassen sich noch oft feststellen, wenn auch nicht in jedem Falle durch zwei identische Rezepte.

Das Rezept Eb. Nr. 163 (= 33, 16—19) schließt die Drogenfolge ab mit „Honig. Werde gemacht (nämlich sämtliche Bestandteile des Mittels) zu einem Darmzäpfchen, werde in den After gegeben". Das ist verkürzt aus der Angabe in Rezept Nr. 164 (= 33, 19—34, 2): (Drogenfolge, zuletzt) „Honig. Werde zu einer Masse gemahlen, Werde vermischt mit diesem Honig, Werde gemacht zu einem Kügelchen, Werde gegeben in den After". Es erscheint evident, daß beide Bereitungsvorschriften zusammengehören: der Honig ist das Bindemittel der anderen vorher genannten Bestandteile. Das kann man aus der Fassung in Nr. 163 nicht ersehen.

Die häufige, auch im vorstehenden in Nr. 164 vorkommende Formel „werde gemahlen zu einer Masse" sollte deutlicher lauten „werde gemahlen, werde zu einer Masse gemacht" (z. B. Nr. 119 = 27, 2—4), und ebenso ist „werde gekocht zu einer Masse (z. B. Nr. 609 = 77, 9—12) die Kurzform von „werde gekocht, werde zu einer Masse gemacht" (Eb. Nr. 623 = 78, 19 bis 21). Die Anweisung nach der Nennung der Drogen in Eb. Nr. 664 (= 83, 8—9) „werde gemahlen, werde damit verbunden" ist gewiß verkürzt aus „werde gemahlen zu einer Masse, werde damit verbunden" (Eb. Nr. 665 = 83, 9—10), was eigentlich wohl so lauten müßte: „werde gemahlen, werde zu einer Masse gemacht, werde damit verbunden".

Die häufige kurze Weisung „werde gekocht, werde damit gesalbt" sollte wohl in jedem Falle lauten wie Eb. Nr. 468 (= 66, 15—18) „werde gekocht in einem Topf, gehörig mit Fett, werde damit gesalbt". Die Verkochung in Fett, und zwar wie es sich gehört, ist als selbstverständlich nicht angegeben. Ausdrückliche Vorschriften für komplizierte Kochverfahren mit Wiederaufkochen, Abkühlenlassen, erneutem Aufwallen nach Zusatz weiterer Drogen finden sich in den in Abschnitt D erwähnten ausführlichen Bereitungsangaben, konnten oder brauchten aber wohl nicht in jedem entsprechenden Rezept gemacht werden. Aber sie sind so oder so zusätzlich zu den Kurzanweisungen hinzuzudenken, sind deren Voraussetzung. Es war ja auch gegeben, daß, wenn ein Medikament, wie man es gerne tat, die Nacht über dem Tau ausgesetzt wurde, dies in einem Gefäß erfolgte; das ist gelegentlich gesagt, wie Eb. Nr. 63 (= 19, 19—22) „werde die Nacht über stehengelassen in einem Napf mit Honig", aber es genügte auch nur ein „werde die Nacht stehengelassen mit Honig" (Eb. Nr. 59 = 18, 7—15).

Der Hinweis nach Aufzählung der Drogen „werde damit gesalbt" (Eb. Nr. 255 = 48, 9—10) lautet Eb. Nr. 254 (= 48, 7—9) genauer „werde gekocht, werde damit gesalbt" und noch genauer Eb. Nr. 253 (= 48, 5—7) so „werde gemahlen, werde gekocht, werde damit gesalbt" und auch diese Fassung ist noch nicht die vollständige; sie sollte so lauten: „werde gemahlen, werde zu einer Masse gemacht, werde gekocht, werde damit gesalbt", falls nicht noch nähere Angaben fehlen. Die Angabe (nach Aufzählung der Drogen) in Eb. Nr. 317 (= 54, 4—5) „werde gegessen in einem Kuchen" ist nach Eb. Nr. 316 (= 54, 3—4) gemeint „werde gegeben hinein in einen Kuchen, werde gegessen".

Die Verkürzungen der Bereitungsvorschriften sind mit solchen, zum Teil durch Paralleltexte gesicherten Fällen nicht erschöpft. Gewiß erfolgte das „Zerstoßen“ der Drogen immer in einem Mörser (wie Eb. Nr. 68 = 21, 8—14), das „Kochen“ stets in einem Topf oder Tiegel (wie Eb. Nr. 463 = 66, 4—7), das „Durchseihen“ regelmäßig mit Hilfe eines Leinentuches (wie B. Nr. 138 = 3038, 11, 11). Aber derartige Einzelheiten finden sich nur selten. Das alles verstand sich von selbst.

Wie verschieden, ausführlich oder verkürzt, dieselbe Anweisung formuliert werden kann, zeigt gut ein Rezept gegen Körpergeruch, das in drei Exemplaren vorliegt: Eb. Nr. 711 (= 86, 13—14) = H. Nr. 32 (= 3, 1—2) = H. Nr. 151 (= 10, 12—13). In Eb. 711 heißt es „Weihrauch, *ꜣḥ* (Art Brei) werde gemischt in eine Masse“; in H. 32 steht so: „*ꜣḥ* werde gemischt mit Weihrauch“; in H. 151: „*ꜣḥ*, Weihrauch, werde gemischt“.

II. Anwendung der Mittel

Auch hier gehen wir von einem durch zwei identische Texte gesicherten Fall aus: die Vorschrift in Eb. Nr. 251 (= 47, 15—48, 3) „es werde gekaut die Frucht in Bier“ ist nach Eb. Nr. 25 (= 8, 12—16) so gemeint „werde gekaut die Frucht, werde mit Bier heruntergeschluckt“. Die auf den ersten Blick unverständliche Weisung an mehreren Stellen des Pap. Ebers (z. B. Eb. Nr. 652 = 81, 17—20) „werde verbunden damit, werde gesalbt mit Myrrhe“ erklärt sich aus H. Nr. 101 (= 8, 5—6) „werde damit verbunden, werde vorher mit Myrrhe gesalbt“.

Manche Verkürzungen bestehen nur darin, das etwas selbstverständlich Erscheinendes fortgelassen wird. So ist Eb. Nr. 180 (= 35, 10—11) „werde gegeben an den Unterbauch des Patienten“ verkürzt aus „werde gegeben an den Unterbauch des Patienten der krank ist“ (Eb. Nr. 179 = 35, 9—10) oder es ist die Angabe „werde gekaut“ (Eb. Nr. 25 = 8, 12—16) eine Kurzform für „werde gegessen von dem Patienten“ (Eb. Nr. 28 = 9, 16—10, 2). „Werde damit geschminkt“ (Eb. Nr. 418 = 63, 2—3) steht für „werde das Auge damit geschminkt“ (Eb. Nr. 423 = 63, 8—11) und das häufige „werde damit verbunden“ wird überall zu ergänzen sein mit einem Hinweis auf den Leib oder eine Körperstelle, die den Verband erhalten soll. Und so auch mit „salben“ und ähnlichem.

Man sagt „werde in das Auge hineingegeben“ Eb. Nr. 365 (= 59, 1—2) und auch schlichter „werde in das Auge gegeben“ Eb. Nr. 366 (= 59, 2—3). Kürzungen dieser Art sind häufig und vielfältig, für die auch noch der Ausdruck genannt sein mag, „werde an die Außenseite der Augen gegeben“, für den es auch heißen kann „werde an die Augen gegeben“ (vgl. Eb. Nr. 346 = 57, 4—5 mit Nr. 345 = 57, 2—3). Möglicherweise sollte nach Eb. Nr. 361 (= 58, 15—17) die Weisung eigentlich lauten „werde gegeben dem Patienten an die Außenseite seiner Augen“.

Wie weit eine Verkürzung gehen kann, zeigt unter anderem das Rezept Eb. Nr. 628 (= 79, 7—8) im Vergleich mit seiner Dublette H. Nr. 97 (= 8, 2).

das in beiden Handschriften mit den jeweils vorhergehenden Rezepten Eb. Nr. 627 (= 79, 5—7) und H. Nr. 96 (= 8, 1—2) als Gruppe zusammen aufgenommen ist (vgl. dazu die Konkordanz auf Seite 105). Es sind zwei Salbmittel. In Eb. Nr. 627 lautet die Anweisung für Bereitung plus Anwendung „werde zu einer Masse gemacht, werde damit gesalbt“; in der Dublette dazu H. Nr. 96 so „werde gemahlen, werde zu einer Masse gemacht, werde damit gesalbt“; in Eb. Nr. 628 so „werde gemahlen zu einer Masse, werde damit gesalbt“ (also dreimal verschieden mit leichten Varianten); und in dem Duplikat zu Eb. Nr. 628 steht H. Nr. 97 nur „ebenso“ (*mj·t·t*)! Angenommen, H. Nr. 97 hätte nicht in Eb. Nr. 628 eine Parallele und es folgte nicht auf H. Nr. 96: wie sollten wir wissen, was das „ebenso“ besagen könnte?

Die Beispiele ließen sich sehr vermehren, von denen ich noch ein merkwürdiges mitteilen will, weil es besonders gut zeigt, mit welchen Möglichkeiten wir rechnen müssen. Die Rezepte Eb. Nr. 823—827 (= 96, 9—12) enthalten Mittel für das „Zusammenziehen (*šȝḳ*) des Uterus (*ḥm·t*)“. Das erste lautet „*ḫpr-wr*, Honig, *ḏȝr·t*-Wasser, Milch: werden durchgeseiht, werde veranlaßt, daß eingegossen wird in ihren Uterus“. Die Rezepte Nr. 824—827 haben als Überschrift „anderes“ und lauten jeweils der Reihe nach nur „*mštȝ*-Flüssigkeit, werde in ihren Uterus eingegossen“ (*nšȝ*-Flüssigkeit, werde usw.; *ḳrḳtw*-Flüssigkeit, werde usw.; *njȝjȝw*-Flüssigkeit, werde usw.). Die Flüssigkeiten *nšȝ*, *ḳrḳtw* und *njȝjȝ·w* kommen sonst nicht vor. Aber die *mštȝ*-Flüssigkeit ist häufig als Lösungsmittel für alle möglichen Rezeptbestandteile. Und so erhebt sich die Frage, wie die auf das äußerste kurzgefaßten Rezepte Nr. 824—827 aufzufassen sind, ob als selbständige Mittel für Spülungen des Uterus, oder ob als gekürzte Varianten des Rezeptes Nr. 823 (= 96, 9—11) in dem Sinne, daß in ihnen jeweils als dem *ḏȝr·t*-Wasser von Nr. 823 gleichwertig auch eine der anderen Flüssigkeiten gebraucht werden kann, im übrigen die sonstigen Bestandteile von Nr. 823 zugleich und ebenso angewendet werden sollen.

Es sei noch auf eine Kürzung hingewiesen am Schluß der beiden Sprüche gegen Brandblasen (Eb. Nr. 499 = 69, 3—5 und 500 = 69, 6—7). Der erste Spruch soll rezitiert werden „über Milch einer die einen Knaben geboren hat, Gummi, Widderhaar; werde gegeben auf die Brandblase“. Beim zweiten lautet die Gebrauchsanweisung nur „über Milch einer die einen Knaben geboren hat“, was gewiß nur eine Verkürzung des Textes beim ersten Spruch ist.

Neben solchen Verkürzungen in Form von Fortlassungen ausführlicherer Angaben gibt es noch eine ganz andere und recht bemerkenswerte Art, die darin besteht, daß eine finite Verbalform verkürzt wird zu einer unklar passivischen. Sie ist viel seltener zu beobachten, ist aber für die Beurteilung der im Rezeptstil üblichen unklaren Verbformen von Bedeutung (vgl. dazu Kapitel 5).

In den Rezepten für die Verschönerung des Gesichts Eb. Nr.717—720 (= 87, 8—15) lautet in Nr. 717 die Weisung „nachdem sie ihr Gesicht täglich gewaschen hat, soll sie ihr Gesicht salben damit" (mit dem Mittel). Diese Angabe ist in Nr. 718 und 719 verkürzt zu „das Gesicht werde damit täglich gewaschen" und in Nr. 720 zu „das Gesicht werde damit gesalbt". Hier ist also einmal die zusammengehörige Handlung des Waschens und Salbens jeweils nur als die eine oder die andere vorgeschrieben, als Andeutung der ganzen Betätigung, und ist zweitens die finite Form in eine unbestimmte umgewandelt.

Ähnlich ist auch Eb. Nr. 712 (= 86, 15—21) die für den zweiten Tag gegebene Vorschrift „er soll gesalbt werden mit" (einem bestimmten Salbmittel) in den folgenden Salbanweisungen für den dritten, vierten und fünften Tag verkürzt zu bloßem „werde gesalbt mit . . .". Und die Angabe in Eb. Nr. 90 (= 23, 9—14) „werde veranlaßt, daß er (das Medikament) esse" ist in Eb. Nr. 89 (= 23, 7—9) zu dem üblichen „werde gegessen" verkürzt. Sollte am Ende jede derartige Kurzanweisung „werde gegessen", „werde eingenommen" usw. so zu ergänzen sein „werde veranlaßt, daß er esse"; „werde veranlaßt, daß sie einnehme"?

Jedenfalls sind die Rezepte voll von Kurzangaben aller Art, angefangen mit der Überschrift „anderes", die jegliche Form von Rezeptbezeichnung enthalten kann, bis zu den Weisungen für die Bereitung und Verwendung, die obendrein, wenn noch Abkürzungen in der Hieroglyphenschrift hinzukommen, sogar mehrdeutig sein können. So werden ideographisch (mit nur einem Schriftzeichen) abgekürzt geschrieben (nicht immer, aber oft) die Wörter für „essen" und „trinken"; für „kochen", „aufwärmen" und „Wärme"; für „Gefäß" (des Körpers), „Phallus" und „Darmzäpfchen" und so noch sonst[1]).

G. Zusatzbemerkungen am Schluß der Rezepte

Ganz ähnlich wie im Anschluß an die Überschriften (vgl. beim zweiten Kapitel die Abschnitte D, E und F), nur in viel größerer Zahl und bunter an Inhalt, finden sich auch am Schluß der Rezepte nach oder gelegentlich noch vor den Anweisungen über die Anwendung des Mittels Zusatzbemerkungen über den Wärmegrad, über Bereitung und besondere Verwendung, über die Zeit und Häufigkeit der Verabreichung, über den Zweck und die Wirkung und die Güte eines Medikamentes, Weisungen an den Arzt, ausdrückliche Nennungen des Patienten und derlei mehr, die nicht eigentlich zum Rezeptkörper gehören, sondern ihm nach Bedarf beigegeben sind. Ich fasse sie gruppenweise zusammen, unter Beschränkung auf bezeichnende Beispiele mit ausgewählten Hinweisen auf das Vorkommen.

---

[1]) Dazu vgl. Untersuchungen II, Seite 86—87.

I. Angaben über den Wärmegrad eines Mittels

Manche Medikamente sollen eingenommen werden „in Fingerwärme“, das heißt, so warm wie ein hineingesteckter Finger es gerade noch erträgt, z. B. Eb. Nr. 23 (= 8, 2) oder „in angenehmer Wärme“ (z. B. Eb. Nr. 91 = 23, 19). Auch ein Zusatz, der nur besagt „erwärmt“ kommt vor, wie Eb. Nr. 595 (= 76, 8) von einem Verband oder Umschlag. Wieder andere Mittel sind „zwischen beiden Wärmen“ zu verabreichen (z. B. Eb. Nr. 94 = 24, 6), was wohl „lauwarm“ bezeichnen soll. Und ein Trank (Eb. Nr. 696 = 85, 16) ist zu nehmen „in der Wärme eines Brechmittels (*śbꜣ̆j·w*)“, was möglicherweise bedeutet, so warm wie man sonst Brechmittel einzunehmen pflegt.

II. Angaben über besondere Umstände bei der Bereitung und Verwendung

Das Rezept H. Nr. 45 (= 3, 15—17) gibt ein Mittel zum Einnehmen an, das aus vier Drogen besteht, unter denen auch Honig ist. Daß es gekocht werden muß, ist nicht ausdrücklich gesagt. Aber am Schluß steht, nach der Weisung „werde eingenommen vier Tage lang“ diese Nachschrift: „du sollst den Honig hineinfallen lassen vor dem es fortnehmen“, was sich auf das Abnehmen des Medikamentes vom Feuer beziehen muß. Denn denselben Zusatz, wenn auch nicht unmittelbar am Schluß, enthalten ebenso die beiden Rezepte B. Nr. 184 (= 19, 7—11) und B. Nr. 185 (= 19, 11—20, 4), und diese werden über Feuer hergestellt; auch in ihnen ist der Honig unter den Drogen aufgeführt. Hierzu gehört auch das Rezept Eb. Nr. 23 (= 7, 11—8, 2) mit dem gleichen Zusatz, nur daß hier der Honig unter den Drogen fehlt; auch dies Mittel wird gekocht. Der Sinn kann nur sein, daß das Süßmittel erst unmittelbar vor dem Einnehmen des Medikaments zugesetzt werden soll, also wohl nicht mitgekocht werden darf[1]).

Einen Zusatz ganz ähnlich dem in der obigen Anmerkung enthält das Rezept Eb. Nr. 604 (= 76, 21) für ein krankes Bein: das Mittel kann auch „gemacht werden (= angewendet werden) bei jedem Körperteil nach deinem (= des Arztes) Belieben“. Bei der Verabreichung eines Mittels gegen einen Eingeweidewurm (Eb. Nr. 68 = 21, 13) soll mit einer Binse die Nase des Patienten gewischt werden, aber erst „nachdem er es getrunken hat“.

---

[1]) Das Suffix des Infinitivs *śdj·t* „fortnehmen“, „es“ (das fertige Medikament), ist in der Hearststelle das neutrische *ś*, in den drei anderen Stellen aber ein *f*. Die Beziehung auf das Medikament kann nicht zweifelhaft sein, aber der Gebrauch des männlichen *f* anstatt des *ś* ist auffällig, wennschon auch sonst, selten, vorkommend. Es fragt sich, wie im Rezept Eb. Nr. 705 (= 86, 5), das ein aus Salz, Weihrauch und einer Flüssigkeit zusammengesetztes Einlaufmittel angibt, der anschließende Zusatz aufzufassen ist „*ỉw ỉr·tw·f* ohne Weihrauch zu geben“. Wenn das *f* auch hier wie oben auf das Medikament bezogen werden darf, dann besagt der Zusatz „es wird auch gemacht, ohne Weihrauch zu geben“, also nur aus Salz und der Flüssigkeit. Ob dieser Satz auch ganz anders gedeutet werden kann mit bezug des *f* auf den Patienten, bedarf einer späteren Überlegung.

Der Schluß des Rezeptes Eb. Nr. 649 (= 81, 9) lautet, mit Bezug auf das Mittel, „werde damit verbunden, werde mit Myrrhe erweicht“, und Eb. Nr. 651 (= 81, 17) und Nr. 652 (= 81, 19) heißt es ähnlich „werde damit verbunden, werde mit Myrrhe gesalbt“. Dieselben Rezepte enthält auch der Pap. Hearst, jedenfalls Eb. Nr. 649 als H. Nr. 107 = 228 und Eb. Nr. 652 als H. Nr. 101. Und hier steht „werde damit verbunden, werde gesalbt mit Myrrhe vorher“, also nicht nach dem Verbinden, wie man aus den Rezepten schließen müßte, ohne es zu begreifen, sondern vor dem Anlegen des Verbandes.

In dem Rezept Eb. Nr. 457 (= 65, 17) ist am Ende angegeben, wie sich der Patient bei der Anwendung eines Salbmittels gegen das Grauwerden der Haare besonders verhalten soll: „dann soll er seine Hand auf den Rücken eines lebenden Falken legen, er soll seinen Kopf an eine lebende Taube geben“[1]). Am Schluß des Trankmittelrezeptes B. Nr. 120 (= 10, 9) wird bestimmt: „werde getrunken an vier Tagen“; darauf folgt noch: „er trinke es; dann soll man veranlassen, daß er eine Zeitlang auf- und abgehe“. Ob die Weisung des Rezeptes B. Nr. 6 (= 1, 5) „die Nacht werde hungrig verbracht“ besagen soll, daß der Patient nach dem Einnehmen die Nacht im übrigen hungrig verbringen muß oder daß er das Mittel morgens auf nüchternen Magen zu nehmen hat, kann zweifelhaft sein.

III. Zeitliche Angaben[2])

a) Die mehr allgemeine Versicherung „auf der Stelle, sofort“ (*ḥr ꜥwj*) findet sich sowohl als Zusatz zu Angaben für das Einnehmen „werde gekocht, durchgeseiht, eingenommen sofort“ (z. B. Eb. Nr. 72 = 22, 3) als auch bei solchen über die Wirkung, wie Eb. Nr. 756 (= 90, 5) „dann schwindet sie [die Erkrankung] sofort“ oder wie Eb. Nr. 775 (= 92, 13): (das Mittel werde angewendet) „bis (das Leiden) aufhört sofort“.

b) Zahlreich sind bestimmte Zeitangaben[3]): „am ersten Tag“; „an vier Tagen“; „an einem Tag“; „am Morgen“; „in der Nacht“; „eine Nacht lang“; „vor dem Schlafengehen“ und noch andere. Auch so „am Morgen mögest du (das und das tun)“, teils an den Arzt (z. B. Eb. Nr. 63 = 19, 21), teils an den Kranken gerichtet (so Eb. Nr. 384 = 60, 15).

c) An Stelle einer genauen Zeitangabe wird auch vorgeschrieben, daß ein Mittel „jeden Tag“ (z. B. Eb. Nr. 516 = 70, 4), „zu jeder Zeit“ (Eb. Nr. 35 = 12, 3) oder „oft“, „sehr oft“, „sehr sehr oft“ (Eb. Nr. 476 = 67, 7), „viele Male“ (Eb. Nr. 431 = 64, 5), „zu vielen Malen“ (H. Nr. 138 = 9, 16) angewendet werden soll.

---

[1]) Da der Falke die Taube sonst zu jagen und zu fressen pflegt, mag in dieser Geste ein besonders wirkungsvoller Zauber stecken.

[2]) Vgl. dazu auch ähnliche Angaben im Anschluß an die Überschriften in Kapitel 2 F. II.

[3]) Nachweise: Untersuchungen II, Seite 68.

IV. Angaben über Zweck, Wirkung und Güte eines Mittels

Derartige Angaben sind am Schluß der Rezepte ungleich zahlreicher als die oben in Kapitel 2 unter F. III. erwähnten der Überschriften.

a) Die Angaben über Zweck und Wirkung — beide Inhalte gehören zusammen und sind im Grunde dieselben — können in sehr verschiedenen Formen gemacht werden, von denen die unter 2. und 3. in bezeichnenden Beispielen[1]) aufgeführten besonders beliebt gewesen sind.

1. Das Rezept Eb. Nr. 707 (= 86, 8) hat den Zusatz „es ist nützlich für das Beseitigen von Schmerzen (*wḫd·w*)". Bei anderen steht etwa „dann kommt seine Eßlust wieder" (Eb. Nr. 189 = 37, 2) oder „sie (die Erkrankung) geht sofort weg" (Eb. Nr. 756 = 90, 5), „dann harnt er alles Gewürm aus, das in seinem Bauch ist" (Eb. Nr. 64 = 20, 7), „dann kann er sofort wieder sehen" (L. Nr. 34 = 12, 1; als Folge eines Augenmittels), „dann geht es ihm sofort besser" (Eb. Nr. 247 = 47, 8). Auch negierte Aussagen finden sich: „nicht sterben sie durch irgendein anderes Heilmittel" (nämlich die Würmer im Bauch, Eb. Nr. 62 = 19, 18),

2. Ziemlich häufig sind eingliedrige oder auch zweigliedrige Angaben mit der Präposition resp. Konjunktion *r* „um zu ...", „bis daß ...", „sodaß ...". So mit Bezug auf den Kranken: „bis es ihm besser geht"; „so daß er gesund wird sofort"; „bis er von selbst in Schweiß kommt" (B. Nr. 76 = 7, 4); „bis zum Erbrechen" (B. Nr. 97 = 8, 7). So auch mit Bezug auf die Krankheit: „bis es verfault" (Eb. Nr. 522 = 70, 12); „bis es von selbst abfällt" (Eb. Nr. 569 = 74, 3); „um sein Harnlassen zu regeln" (Eb. Nr. 262 = 49, 2); „um seine Geschwulstblase auszuziehen" (Smith Fall 17 = 7, 5).

Und zweigliedrig: „bis seine (des Geschwürs) Öffnung aufgeht, bis sie verfault" (Eb. Nr. 522 = 70, 19); „um seine Augen zu öffnen, bis seine ... Krankheit vergeht" (mit Bezug auf den Kranken, Eb. Nr. 192 = 38, 2).

3. Ähnlich häufig sind auch Aussagen in der Form eines Satzes mit „das ist", teils im Sinne einer bloßen Feststellung, teils auch erklärend „das bedeutet", teils auch besagend „das bewirkt". Feststellend etwa „es ist ein richtiges Heilmittel" (Eb. Nr. 589 = 75, 12) oder „es ist ein Heilmittel für das Beseitigen von Schwellungen" (Eb. Nr. 589 = 75, 13). Erklärend: „das bedeutet, daß er leben wird" (Eb. Nr. 838 = 97, 13) oder „das bedeutet, daß er gesund wird" (Eb. Nr. 190 = 37, 10). Im Sinne von „das bewirkt": „das bewirkt ein Ausleeren des Bauches" (Eb. Nr. 80 = 22, 14), „das bewirkt ein Töten des *pnd*-Wurmes" (Eb. Nr. 84 = 23, 1), „das bewirkt, den Kranken alle Ansammlungen, die in seinem Bauch sind, ausharnen zu lassen" (Eb. Nr. 24 = 8, 9), „das bewirkt Abkühlung" (Eb. Nr. 815 = 95, 21), „das bewirkt Zusammenziehung des Uterus" (Eb. Nr. 820 = 96, 7).

b) Urteile über die Güte eines Mittels lauten „etwas wirklich Treffliches" (z. B. Eb. Nr. 648 = 81, 6) oder „etwas wirklich Treffliches; millionenmal [erprobt]" (z. B. Eb. Nr. 386 = 61, 3). Auch nur „es ist gut" (B. Nr. 180

[1]) Ich treffe unter den Untersuchungen II, Seite 68—72, mitgeteilten Fällen hier eine Auswahl.

= 19, 4) oder „gut, gut“ (Beatty Rs. 2, 2), und so auch in den Randbemerkungen „gut“ zu einigen Diagnosen vom kranken Magen (Pap Eb. Seite 40); ähnlich Pap. Eb. Seite 41.

V. Weisungen an den Arzt

In einer ganzen Anzahl von Fällen ist dem eigentlichen Rezept noch eine unmittelbar an den Arzt gerichtete Anweisung beigegeben, die sich durch ihr „du“ deutlich von der unpersönlich-passivischen Redeweise des Rezeptstils abhebt. Diese Anweisungen sind ersichtlich zum Teil erst nachträglich dem Rezept beigefügt. — Für die seltenen Erwähnungen des Arztes in der Überschrift siehe Kapitel 2 unter E.

Dem Rezept Eb. Nr. 339 (= 56, 14) ist nach der Anwendungsbestimmung für ein Augenmittel „werde durchgeseiht, werde damit vier Tage lang verbunden“ noch angeschlossen „ein anderer sagt: du sollst es mit einer Geierfeder einträufeln“; das Mittel kann also sowohl als Verband auf das Auge gegeben als auch in das Auge eingetropft werden. Es ist wohl nicht gemeint, daß erst eingeträufelt und dann verbunden werden soll.

In den Rezepten Eb. Nr. 444—446 und 449 ist zur Behebung einer Krankheit am Kopf Puder verordnet. Der Zusatz, den Eb. Nr. 449 (= 65, 5) erhalten hat (nach der Angabe „werde damit gepudert“) „wenn es staubt, sollst du Fett [dazu] geben“ wird auch für die anderen Rezepte, denen er fehlt, gelten: damit der Puder sich an der Stelle hält, nicht wegfliegt, soll er mit Fett gebunden werden. Zu solchen an den Arzt gerichteten Weisungen, deren es mehr gibt, gehört auch die Bemerkung am Schluß des Rezeptes Eb. Nr. 188 (= 36, 12) „bis du (so daß du) seinen Bauch entleerst“; vgl. auch die Formel in den Diagnosen des Wundenbuches „bis (so daß) du weißt (daß es ihm besser geht)“.

Andere derartige Zusätze sind an feste Wendungen gebunden: mehrfach findet sich die Form des negierten Wunsches „du mögest nicht“. So ist unter anderem in dem Rezept Eb. Nr. 710 (= 86, 13) der Angabe „werde damit gesalbt“ die Mahnung beigefügt „du mögest nicht ermüden dabei“, und der Bestimmung, daß ein Verband auf das Auge gelegt werden soll, die Warnung „du mögest ja nicht stören“, was vielleicht besagt, der Arzt möge den Verband nicht zu früh abnehmen (Eb. Nr. 336 = 56, 6). Gleichfalls mehrmals heißt es „am Morgen sei dabei“ („in einem Leinenlappen durchzupressen“ oder ähnlich), z. B. Nr. 63 = 19, 21. Und wiederholt wird dem Arzt empfohlen „mache! und du wirst sehen“ (daß du Erfolg hast). Dieser Ausdruck steht zumeist ganz am Schluß, auch wohl noch mit dem bekräftigenden Zusatz „mache und du wirst sehen; etwas wirklich Treffliches!“ So z. B. Eb. Nr. 356 = 57, 19.

Selbstverständlich wenden sich die Bestimmungen über die Anwendung eines Mittels „werde damit verbunden“, „werde damit gesalbt“ und wie sie sonst lauten mögen, auch an den Arzt. Aber doch nicht so unmittelbar im „du“ wie in den obigen Fällen.

VI. Ausdrückliche Nennungen des Kranken

So wenig wie in den Überschriften (vgl. Kapitel 2 unter D.) ist es auch im Rezeptschluß üblich, den Kranken mit einer speziellen Bezeichnung wie „ein Mann, der Krankheit in seinem Bauch hat" ausdrücklich zu nennen, wenngleich das am Ende des Rezeptes ein paarmal öfter vorkommt als in der Überschrift. Wie ich schon an der oben angeführten Stelle im zweiten Kapitel gesagt habe, sollen alle Bezeichnungen des Patienten im dritten Bande zusammen besprochen werden. Hier sei nur Eb. Nr. 154 (= 32, 21) hervorgehoben, wo die übliche Formel „werde eingenommen vom Kranken oder von der Kranken" durch den Einschub der speziellen Angabe ungewöhnlich erweitert ist zu „werde eingenommen vom Kranken, der an Erhitzung (nach der Überschrift um solche am After) leidet oder von der Kranken", und auch Eb. Nr. 67 (= 21, 6) sei wenigstens erwähnt wegen der ebenfalls ungewöhnlichen Umgestaltung des „vom Patienten oder von der Patientin", eigentlich „von einem Manne oder einer Frau", zu „von einem weiblichen oder männlichen Menschen (*ḥm·t ṯ3j r3-pw*)".

VII. Vereinzelte andere Zusatzbemerkungen

Eine Angabe über die Herkunft, die im Anschluß an eine Überschrift mehrfach belegt ist (vgl. Kapitel 2 unter F. I.), findet sich am Rezeptschluß nur Eb. Nr. 589 (= 75, 12): „es wurde gefunden bei einer Revision im Tempel des Onnophris".

Vereinzelt ist auch der Zusatz zu einem Salbmittel B. Nr. 100 (= 8, 10) nach der Bestimmung „der Kranke werde damit gesalbt", die so lautet „seitens eines ausgezeichneten Cherheb-Priesters, der diese Salbe kennt" (falls der Text in Ordnung ist!).

H. Verschiedenes

Um die Aufteilung nicht zu sehr ins einzelne gehen zu lassen, erwähne ich unter dieser Verlegenheitsüberschrift noch ein paar Gruppen von Rezepten, die bemerkenswert sind.

I. Besondere Rezepte für Kinder

Zu den in der Analyse des Pap. Ebers in der Gruppe 10 besprochenen Rezepten Eb. Nr. 272 bis (= 49, 18—21) und Nr. 273 (= 49, 21—50, 2) für die Beseitigung von Störungen beim Harnlassen kleiner und ganz kleiner Kinder mit besonderen Angaben betreffs der Verabreichung der Mittel, und zu dem Rezept B. Nr. 30 (= 3, 5—6) „Vertreiben von Husten in einem Kinde" (das Mittel soll in Milch genommen werden) kommen noch die eigens für Kinder bestimmten Rezepte aus den „Zaubersprüchen für Mutter und Kind" (ebenda I, K und L). Das Rezept I (gegen eine unbekannte Erkrankung) bestimmt, daß das Mittel „in die Milch einer Frau, die einen Knaben geboren hat" getan werden muß; „ein Maß davon werde dem Kinde gegeben, dann wird es einen Tag und eine Nacht verbringen und gesund schlafen" (oder: sich gesund schlafen ?)[1]).

II. Ungewöhnlich formulierte Rezepte

Von solchen, die ziemlich selten sind (soweit wir das sehen können), führe ich an:

Das Rezept Eb. Nr. 467 (= 66, 13—15) zur Förderung des Wachsens der Haare. Es ist so gefaßt: „Tinte, in Gallenwasser (ob: Gallensaft ?) gelöst, werde an ihn [den Kopf] gegeben; aufgeschnittene *cfꜣ*-Pflanze, werde an ihn gegeben; das Innere der *wḏʿj·t*-Droge, werde an ihn gegeben". Also drei Medikamente, die nicht auf irgendeine Weise vermischt verwendet werden sollen, sondern die jedes für sich (nacheinander ? zugleich ?) an den Kopf getan werden, um das Haar zum Wachsen zu bringen. Die Rezepte in den Diagnosen des Wundenbuches Nr. 41 und 46 sind ganz ähnlich formuliert (für Fall 41 siehe Seite 8).

Das Rezept Eb. Nr. 99 (= 24, 14—18) gibt unter den Bestandteilen von der *šnḏ·t*-Dornakazie und ebenso vom *ʿrw*-Baum je drei Teile an, aber nicht in der Form A. der Akazie, B. der Akazie, C. der Akazie, D. des *ʿrw*, E. des *ʿrw*, F. des *ʿrw*, sondern so: Teil A. der Akazie, ihr Teil B., ihr Teil C.; Teil D. des *ʿrw*-Baumes, sein Teil E., sein Teil F. (jeweils mit der Quante dabei).

Zwei andere Rezepte ungewöhnlicher Fassung liegen Eb. Nr. 41 (= 13, 16—21) und 42 (= 14, 1—6) vor, beide zum Beseitigen von Krankheit im Bauch. Beide geben die drei gleichen Drogen an: Feigen, *wnšj* und *pr·t-šnj*, die im ersten Rezept „in eine Masse zusammengemischt" werden sollen, im zweiten ebenfalls, aber noch mit Zusatz von zwei Flüssigkeiten. Beide Mittel sollen getrunken werden. Die Angaben der drei Hauptbestandteile lauten so: „Feigen, gedörrt, in frisches Öl getaucht; *wnšj*, ebenso; *pr·t-šnj*, ebenso". Das soll doch wohl besagen, daß auch die zweite und die dritte Droge wie die erste behandelt werden muß. Aber: es heißt nicht, wie man nach hundertfältiger Analogie erwarten würde, „Feigen, *wnšj*, *pr·t-šnj* gedörrt, in frisches Öl getaucht"[2]).

Weiter nenne ich das Rezept Eb. Nr. 323 (= 54, 14—17) mit eigenartigen Quantenangaben und das Eb. Nr. 576 (= 74, 14—16), in welchem bei dreien von vier Drogen jedesmal die Zahl sieben steht: sieben Würmer, sieben Fliegen, sieben *ikw n tꜣ*. Und als Kuriosum endlich sei auf die beiden Haus-

---

[1]) Zaubersprüche für Kinder siehe oben auf Seite 21—22.

[2]) Dazu vgl. die Folge der Rezepte H. Nr. 89—92 (= 9, 7—12), in denen die „ebenso" zu verwendenden Einzeldrogen nicht in demselben Rezept genannt werden, sondern auf mehrere „anderes"-Rezepte verteilt zu sein scheinen. Da das Hauptrezept H. Nr. 89 aber zwei Drogen anführt, ist die Bezugnahme nicht eindeutig wie in den Rezepten Eb. Nr. 41 und 42.

mittel Eb. Nr. 850 (= 98, 9—10) und 851 (= 98, 10—11) hingewiesen, die so lauten: (Nr. 850) „was man macht, um die *šmt*-Tiere zu töten, eine Eidechse, werde in das Feuer gegeben, bis (so daß) sie sterben". Und in Nr. 851 heißt es genau umgekehrt: „was, man macht, um eine Eidechse zu töten. *šmt*-Tiere, werden in das Feuer gegeben, bis (so daß) sie stirbt (scil. die Eidechse)".

Die Rezepte gehören grundsätzlich in den Bereich der inneren Medizin, wennschon sie auch für Verbände und derlei bestimmt sein können. Aber operative Eingriffe werden in ihnen nicht empfohlen bis auf, soviel ich sehen kann, die beiden Rezepte Eb. Nr. 734 (= 88, 16—19) und H. Nr. 171 (= 11, 15—16). Beide geben wie üblich zunächst ein zusammengesetztes Mittel an, und lassen dann eine Weisung folgen, durch einen Einschnitt eine Blutung zu bewirken. Aber beide Texte bieten Schwierigkeiten.

4. Kapitel: Zu den Drogenbezeichnungen

A. Allgemeines

Dies Kapitel würde den Rahmen des Buches sprengen, wenn es die großen Fragen schon behandeln könnte, welche Stoffe mit den ägyptischen Drogennamen bezeichnet sind und weshalb hier diese, dort jene Mischungen vorgeschrieben werden und worauf die heilsamen Wirkungen beruhen. Wir sind noch nicht so weit mit der Arbeit an unserem Sonderwörterbuch der medizinischen Texte. Die Beantwortungen jener Fragen müssen vertagt werden, vorausgesetzt, daß sie sich überhaupt erteilen lassen. Hier kann ich nur auf die Drogenbezeichnungen im allgemeinen eingehen und im besonderen nur auf einige, die irgendwie bemerkenswert erscheinen. Die verschiedenen Biersorten, Salz, Honig (das übliche Süßmittel) und ähnliches lasse ich beiseite. Sie sind, wie übrigens die meisten Drogen, erst im Zusammenhang mit anderen von Interesse.

Das Stoffgebiet, dem die offiziell verwendeten Dinge, die „Drogen", entstammen, ist an sich unbegrenzt und umfaßt die Tier- wie Pflanzenwelt und das Mineralreich, dazu allerlei Speisen und Getränke und auch verschiedenes vom Menschen. Soviel sich bisher ersehen läßt — es gibt Bezeichnungen von Drogen, die sich noch nicht einmal sicher als pflanzliche oder mineralische bestimmen lassen —, werden etwa siebzig Tiere genannt (ungefähr zwanzig Säugetiere, zwanzig Vögel, zehn Fische, zehn Kriechtiere, eine Anzahl von Insekten und auch einige unbestimmbare Tiere), fünfundzwanzig Pflanzen, über zwanzig mineralische Stoffe, allerlei Speisen und Getränke, und derlei mehr. Nur diese Getränke und Speisen und die mineralischen Stoffe pflegen als solche in den Rezepten aufgeführt zu werden. Von den Tieren und Pflanzen kommen naturgemäß meist nur gewisse Teile vor: Fleisch, Fett, Blut, Kot usw. eines Tieres; Blätter, Früchte, Sägemehl und anderes einer Pflanze. Aber kleine Tiere werden gelegentlich auch als ganze verwendet, etwa „ein in Fett gekochter Frosch“ (Eb. Nr. 303 = 52, 21), ein bestimmter Käfer (Eb. Nr. 733 = 88, 13) oder Fliegen (Eb. Nr. 576 = 74, 14—16).

Die Namen der offiziell gebrauchten Stoffe, gleichviel welcher Art, sind teils einfache, teils zusammengesetzte (genitivische Verbindungen, Substantiv mit Attribut). Nicht alle sind wirkliche Benennungen wie „Salz“, „Öl“, „Bier“, „Kot“, „Sägemehl“. Es gibt auch eine Anzahl von Bezeichnungen, die nicht das meinen, was sie besagen, sondern die nach Art unseres Pflanzennamens „Löwenzahn“ Deck- oder Spitznamen sind für einen Stoff, der etwa so aussieht, wie ein anderer, nach dem er benannt ist. Ich führe unten einige Beispiele an.

Wie überall in den medizinischen Texten, so kommen auch bei den Drogenbezeichnungen Abkürzungen vor. So ist wohl die gelegentliche Bezeichnung eines Gärungsprodukts (o. ähnl.) des Honigs und des Dattelsaftes „das Entstandene des Honigs“, „das Entstandene des Dattelsaftes“ nur eine Kürzung der sonst dafür oft belegten Ausdrücke „das von selbst Entstandene des Honigs (des Dattelsaftes)“. Und der „Fliegendreck“ (z. B. Eb. Nr. 802 = 94, 17) sollte genauer wohl „Fliegendreck der an der Wand ist“ heißen (so Eb. Nr. 782 = 93, 4). Derlei gibt es mehr, wenn auch gerade bei den Drogennamen etwaige Kürzungen schwer festzustellen sind, da wir erst so wenig über ihre Bedeutung wissen.

Über die Bedeutungen wissen wir auch mit deshalb so schlecht Bescheid, weil sich nur ganz selten Beschreibungen finden, und die wenigen, die es gibt, sind überdies für uns nicht brauchbar oder bleiben im einzelnen unverständlich. Denn wenn von einer Pflanze angegeben ist „*gngn·t*-Pflanze, sie ist wie Bohnen von Kreta“ (Eb. Nr. 28 = 9, 17) oder von einer Frucht „Früchte der *mnwḥ*-Pflanze, man nennt sie Erdhaar“ (Eb. Nr. 28 = 9, 19), so hilft die Ersetzung einer Unbekannten durch eine andere gar nichts. Von einem offiziell gebrauchten Körperteil des Welses, *ʿmm*, wird einmal (Eb. Nr. 128 = 30, 1) gesagt, daß er irgendwo im Kopf des Fisches zu finden ist; aber näheres erfahren wir nicht! Und eine Pflanze, die nach ihrer Namensbildung etwa „Schlangenkraut“ heißen mag, wird zwar beschrieben als „auf ihrem Bauch wachsend“ mit „Blüten wie Lotus“ und mit „weißen Blättern“. Aber welche Pflanze das sein mag, können wir nach der Beschreibung nicht erkennen (Eb. Nr. 294 = 51, 15).

B. Ausgewählte einzelne Drogenbezeichnungen

Ich stelle im folgenden einige bemerkenswerte Drogennamen zusammen[1]), die wir wenigstens in ihrem Wortlaut verstehen, wenn wir auch nicht immer wissen, was sie bezeichnen.

---

[1]) Untersuchungen II, Seite 89—92, sind weitere Beispiele mitgeteilt.

I. Decknamen und ähnliches

Für solche Bezeichnungen halte ich: „Meine Hand packt, meine Hand faßt“ Eb. Nr. 166 (= 34, 5) als Pflanzenname; „Schadenbeseitigung“ Eb. Nr. 99 (= 24, 16) als Pflanzenname; „Mäuseschwanz“ Eb. Nr. 160 (= 33, 11) als Pflanzenname; „Hyänenohr“ Smith 20, 18 als Pflanzenname; „Feder des (Gottes) Ṭhoth“ Eb. Nr. 79 (= 22, 12) als Pflanzenname; „Krokodilserde“ (eigtl. „Krokodilsland“) Eb. Nr. 462 (= 66, 3) als etwas körniges; „Zunge des Teiches“ Eb. Nr. 140 (= 31, 12) als etwas körniges[1]). Und solcher Bezeichnungen gibt es mehr, nur daß wir sie nicht immer als sichere Decknamen erkennen können. Aber der unter Ingredienzien für ein Salbmittel Eb. Nr. 106 (= 25, 15) aufgeführte „Kopf eines Esels“ (man sieht nicht, ob etwas pflanzliches oder was sonst) ist gewiß kein wirklicher Eselskopf, und wie ein echter „Zahn eines Esels“ (Eb. Nr. 364 = 58, 21) in Wasser aufgelöst werden kann, ist schwer einzusehen. Bei „Blut von Fliegen“ (Eb. Nr. 860 = 105, 6) könnte man an Blut vollgesogener Stechmücken denken.

II. Drogennamen mit Herkunftsangaben

a) Vom Menschen allgemein.

„Harn des Menschen“ Eb. Nr. 562 (= 73, 8); „Harn einer ... Frau“ B. Nr. 64 (= 6, 4); „Kot des Menschen“ Eb. Nr. 541 (= 71, 19); „Kot der im Bauche eines kleinen Kindes ist“ Eb. Nr. 349 (= 57, 8), ob sogenanntes „Kindspech“ ?; „trockner Kot des Menschen“ Eb. Nr. 793 (= 94, 3); „Milch einer Frau, die einen Knaben geboren hat“ Eb. Nr. 109 (= 26, 1); „Milch von Menschen“ Eb. Nr. 569 (= 74, 2), ob Abkürzung der vorhergenannten Muttermilch ?

b) Dinge bestimmter Handwerker.

„Leder des Sandalenmachers“ Eb. Nr. 628 (= 79, 7); „Kalk des Maurers“ Eb. Nr. 510 (= 69, 18); „Ziegel vom Töpferofen des Ziegelbrenners“ (?) B. Nr. 101 (= 8, 10); „Fett des Wäschers“ Eb. Nr. 688 (= 85, 4); „Schmutzwasser des Wäschers“ Eb. Nr. 856 (= 103, 10); „Nilschlamm des Wasserholers“ Eb. Nr. 831 (= 96, 18).

---

[1]) Hier sei doch hingewiesen auf ein Kuriosum (falls es nicht mehr ist): der ägyptische Name besagt wörtlich „Zunge des Teiches“, wobei wir uns nichts vorstellen können. Die koptische Apotheke, über die ich eingangs in den Vorbemerkungen einige Andeutungen gemacht habe, kennt ein Medikament „Zunge des Meeres“ (*lăs-ĕn-jŏm*, mit demselben Wort für die „Zunge“ wie der alte Ausdruck, aber mit dem Wort für „Meer“; das ägyptische Wort *š* in *nś-š* bezeichnet nicht „das Meer, die See“, sondern den „Teich“, einen künstlichen „See“) und damit ist nach Ausweis des Arabischen, aus dem der koptische Ausdruck übernommen sein soll (vgl. Till, Arzneikunde der Kopten, Seite 93, unter Nr. 139), der Rückenschulp des Tintenfisches, Sepia officinalis L., gemeint. Er wird bei Augenerkrankungen angewendet, die ägyptische „Zunge des Teiches“ dagegen niemals so. Aber die Ähnlich keit der Namenbildung ist doch bemerkenswert.

c) Stoffe aus bestimmten Örtlichkeiten.

Neben „Mennige von Elephantine" Eb. Nr. 197 (= 39, 10) und „Wein von Phönizien" B. Nr. 126 (= 11, 1) auch Stoffe unbekannter Art, „von der Oase" Eb. Nr. 212 (= 43, 16), „von Kusae" Eb. Nr. 374 (= 59, 18), „vom Matoilande" Eb. Nr. 164 (= 33, 21) und „von Byblos" Eb. Nr. 361 (= 58, 16).

d) Verschiedenes.

„Wasser vom Tau des Himmels" Eb. Nr. 614 (= 77, 21); „Kalk des (Töpfer)ofens" Eb. Nr. 557 (= 72, 21); „Kohlen der Mauer" (ob: Ruß von Holzkohlen ?) Eb. Nr. 243 (= 46, 17); „Ziegel der Mauer" Eb. Nr. 246 (= 47, 2); „Brocken von Nilschlamm" Eb. Nr. 786 (= 93, 12); „Rand eines neuen Topfes" Eb. Nr. 426 (= 63, 18); „Kaulquappen des Kanals" Eb. Nr. 611 (= 77, 14); „Erde die im Nagel des Patienten ist" Eb. Nr. 774 (= 92, 11); „Fliegendreck der an der Wand ist" Eb. Nr. 782 (= 93, 3); „Öl das gemacht wird aus der Frucht der *dgm*-Rizinuspflanze" Eb. Nr. 123 (= 27, 11). — Diese zusammengesetzten Bezeichnungen ließen sich noch um viele vermehren.

5. Kapitel: Von den Sprachformen der Rezepte

Auch dieses Kapitel kann nur ein sehr kurzes sein, wenn anders ich nicht die eingehenden Darlegungen hier wiederholen will, die ich über die Verbalformen der Rezepte betreffs der Bereitung und Anwendung der Mittel in meinen „Untersuchungen" (II., Seite 93—116) gemacht habe. Das würde dem Zweck dieses Buches nicht gemäß sein.

Grundsätzlich steht es so, und ich habe darauf schon oben auf Seite 9 kurz hingewiesen und noch an anderen Stellen im vorstehenden, daß sich die Sprache der Diagnosen in finiten Verbalformen und in Sätzen bewegt, daß die Sprache der Rezepte unklare, passivische Redeweise bevorzugt. Auch in den Rezepten finden sich finite Formen, aber sie sind selten und der ungeheuren Zahl unpersönlicher Formen gegenüber geradezu verschwindend wenige. Ich habe diese passivischen Verbalformen mit „werde gemischt" und so weiter übersetzt, undeutsch, wie ich wohl weiß, aber mit Absicht, um die Eigenart der Rezeptsprache deutlich zu machen. Für die vorbereitete Gesamtübersetzung wird eine andere Wiedergabe, etwa mit „man mische", besser am Platz sein. Alles einzelne ist, wie gesagt, in meinen Untersuchungen „untersucht" und aus ihnen zu ersehen.

Nur auf eine Frage will ich hier noch kurz eingehen, die man sich stellen könnte und die auch ich mir gestellt habe, diese nämlich, ob wir nicht im Hinblick auf die überall in der Sprache der Medizin und ganz besonders in den Rezepten so häufigen Verkürzungen vollerer Ausdrucksweise in den passivischen Kurzformen für die Angaben über Bereitung und Anwendung der Mittel gleichfalls nur Verkürzungen zu sehen haben, in dem Sinne, daß ein „werde durchgeseiht" gemeint ist als „du sollst durchseihen" und derart hundertfältig sonst. Und in der Tat liegt gelegentlich eine solche Annahme nahe. Aber wir würden beim Übersetzen den Boden unter den Füßen verlieren, wollten wir danach die Formen übertragen. Ganz abgesehen davon, daß wir uns schließlich doch an das halten müssen, was uns jeweils als Verbalform im Text vorliegt: der Möglichkeiten, eine passivische, unbestimmte Form in eine finite umzusetzen, sind mehrere. Ein „werde gekaut" ließe sich ebenso gut mit „er möge kauen" wie mit „er soll kauen" wiedergeben und ein „werde verbunden" mit „du sollst verbinden", „du mögest verbinden" und noch anders. Auf solche Experimente dürfen wir uns nicht einlassen. — Vgl. dazu auch das auf Seite 70 Bemerkte.

Anhang: Zu den Prognosen und ihnen verwandten Texten

Um die Kennzeichnung der wichtigsten Arten der Einzeltexte abzuschließen, soll anhangsweise noch ein Wort über die Prognosen gesagt werden, die stilmäßig den Diagnosen insofern nahe stehen, als sie in finiten Formen und beschreibend gehalten sind, ohne jedoch wie jene ein festes Aufbauschema zu haben. Auch sie wenden sich im allgemeinen an den Arzt im „Du"-Stil, der nach Verabfolgung eines Mittels, dessen Rezept mitgeteilt wird, oder auch ohne solches, aus allerlei Anzeichen feststellen kann, ob eine Frau schwanger werden und zur Entbindung gelangen kann oder nicht. Auch diese Texte haben eine den Inhalt bezeichnende Überschrift mit den Einleitungswörtern *šȝ* „Erkennungsmittel" oder *mȝȝ* „zu sehen" oder *rḫ* „zu wissen"; die Texte Kahun Nr. 27—31 heißen, im Anschluß an Nr. 26 „Erkennungsmittel", einfach jeder „anderes *sp*-Mittel". Zu diesen eigentlichen Geburtsprognosen gehören auch aus dem Pap. Ebers zwei kleine *šȝ*-„Erkennungsmittel", ob ein neugeborenes Kind lebensfähig ist oder nicht (Eb. Nr. 838 = 97, 12—14 und Eb. Nr. 839 = 97, 14—15) und zwei *mȝȝ* „zu sehen"-Mittel, ob Milch gut oder schlecht ist (Eb. Nr. 788 = 93, 17—18 und Eb. Nr. 796 = 94, 8—10). Bei den Kindern kommt es auf bestimmte Laute an, die sie hören lassen, oder auf die Haltung des Kopfes, dessen Hängenlassen die Lebensunfähigkeit andeutet. Die Milch wird als gut oder schlecht an ihrem Geruch erkannt.

Die Gebärfähigkeit der Schwangeren wird unter anderem dadurch festgestellt, daß eine Frau sich infolge eines eingenommenen Mittels erbricht oder daß sie Blähungen abgehen läßt (so Kah. Nr. 27 und B. Nr. 193—195), oder wie die Farbe ihrer Augen ist (B. Nr. 198), oder ob etwas (im Text Zerstörtes) aus ihrer Nase oder aus ihrer Vulva herauskommt (Kah. Nr. 30). Dabei ist auch das berühmt gewordene Kennzeichen der mit dem Urin der Schwangeren begossenen Gerste und des ebenso behandelten Weizens; sproßt die Gerste zuerst, so wird ein Knabe zur Welt kommen, sproßt der

Weizen eher, so ist ein Mädchen zu erwarten[1]). Das einzelne dieser Prognosen kann hier nicht besprochen werden.

Es handelt sich um folgende Texte: Kah. Nr. 19 (= 3, 2—3); 26 (= 3, 12—14); 27 (= 3, 15—17); 28 (= 3, 17—19); 29 (= 3, 19—20); 30 (= 3, 20—23); 31 (= 3, 23—24); 32 (= 3, 24—25); die meisten dieser Texte sind stark zerstört. — Eb. Nr. 788; 796; 838; 839. — B. Nr. 192 (= Rs. 1, 1—2); 193 (= Rs. 1, 3—4); 194 (= Rs. 1, 5—6); 195 (= Rs. 1, 7—8); 196 (= Rs. 1, 9—11); 197 (= Rs. 1, 11—13); 198 (= Rs. 2, 1—2); 199 (= Rs. 2, 2—5). — Pap. Carlsberg Nr. 1—7.

[1]) Der Herausgeber des Pap. Carlsberg, Hr. Iversen, bringt eine Fülle von interessanten Beispielen aus der griechischen, römischen und älteren deutschen Volkmedizin, die wie Übersetzungen oder doch wie Paraphrasen der ägyptischen Prognosen anmuten.

Zweiter Teil

Überlieferung und Bestand, Analyse und Inhalt der medizinischen Papyrus

Erster Abschnitt: Überlieferung und Bestand

1. Kapitel: Wie die Papyrus geschrieben sind

Um dem nichtägyptologischen Benutzer meines Buches eine Vorstellung von den Handschriften zu vermitteln, in welchen uns die medizinischen Texte bewahrt sind, lasse ich einige Bemerkungen vorangehen über das Äußere der Papyrus und ihre Beschriftung. Es handelt sich in allen Fällen nicht um Bücher in unserem Sinne, um Kodizes[1]), sondern um Rollen aus dem Schreibstoff der Ägypter, dem aus dem Mark der Stengel der Papyrusstaude hergestellten Papyrus-Papier als Blätter von etwa 40 cm Länge und ungefähr 32 cm Höhe[2]), die, aneinandergeklebt, lange Streifen[3]) ergaben, je nach dem Umfang des auf ihnen niedergeschriebenen Textes, bis zu 20 m (Länge des Papyrus Ebers). Die Beschriftung erfolgte, entsprechend der Richtung der ägyptischen Schrift, von rechts nach links in Kolumnen (= Seiten eines Kodex) wechselnder Breite (zwischen etwa 15 cm bis zu etwa 27 cm oder mehr) in waagerechten Zeilen, von denen zwischen 18—26 in einer Kolumne übereinanderstehen können. Der Kolumnenabstand beträgt durchschnittlich 1—2 cm, ist also ziemlich schmal[4]).

In der lesebereiten Rolle befindet sich ihr linkes Ende innen, ihr Anfang außen, der daher oft genug beschädigt oder verloren ist. Der Lesende rollt

[1]) Kodizes aus Papyrusblättern sind erst in ganz später Zeit nach dem Muster von Kodizes aus Pergamentblättern hergestellt worden.

[2]) Das ist beispielsweise die Höhe der Rolle des Pap. Ebers und des Pap. Smith. Die Papyrus Hearst, Berlin und Beatty haben nur etwa die halbe Höhe.

[3]) Die Rollen scheinen fabrikmäßig angefertigt und in Längen von etwa acht Metern in den Handel gebracht zu sein.

[4]) Die Schreiber mußten darauf achten, daß sich die Zeilenenden und -anfänge zweier Kolumnen nicht berührten. In der Handschrift des Pap. Ebers läßt sich noch sehen, daß der Schreiber an einer Stelle, zwischen den Kolumnen 51 und 52 (zwischen den zu nahe stehenden Zeilen 51, 2 und 52, 2) einen roten Trennstrich ziehen und in Zeile 23 der Kolumne 21 vier Zeichen am Ende tilgen und erneut unter den Zeilenschluß schreiben mußte, der sich sonst mit dem Anfang von Zeile 23 der Kolumne 22 berührt hätte.

nach Lektüre der ersten Kolumnen den Anfang des Papyrus rechts allmählich ein, den noch zu lesenden Rest links allmählich ab, so daß nach Beendigung der Lesung der Anfang des Textes sich innen befindet, sein Ende außen. Soll die Handschrift erneut gelesen werden, so muß sie erst zurückgerollt werden, ganz in der Weise, wie man ein Magnetofonband zurückspulen muß, um dessen Anfang frei zu bekommen. Der Papyrus Hearst ist als geschlossene Rolle aufgefunden, und zwar so, daß ihr Anfang innen war: der letzte Benutzer des Papyrus hatte ihn nicht wieder zurückgerollt.

Die Schrift dieser Papyrus ist nicht die Hieroglyphenschrift, sondern das von den Griechen so benannte Hieratisch: „Unter Hieratisch verstehen wir die durch Abkürzungen aus den Hieroglyphen entwickelte, bis zum Ende des Neuen Reiches fast ausschließlich dem profanen Gebrauch, später häufig auch zur Aufzeichnung religiöser Literatur dienende Schrift"[1]). In dieser eigentlichen Schreibschrift der Ägypter, die schon in Schriftdenkmälern der ältesten Zeit entwickelt wurde, weil sie ungleich schneller zur Aufzeichnung von Texten verwendbar war als die mit dem Meißel in Stein einzugrabenden Hieroglyphen[2]), sind die medizinischen Papyrus niedergeschrieben, mit schwarzer und auch roter Tinte (als sogenanntes Rubrum). Die schwarze dient zur Wiedergabe des laufenden Textes, die rote zur Kennzeichnung der Überschriften, der Unterabschnitte, besonders in den Diagnosen, und zur Angabe der Quanten nach den Drogennamen. Da aber die rote Farbe als ungünstige, typhonische galt, so werden innerhalb eines Rubrums Götterbezeichnungen und -namen schwarz geschrieben.

Bei der verhältnismäßigen Kürze der medizinischen Einzeltexte mußte der Schreiber beständig mit seinen für rot und schwarz bestimmten Schreibbinsen wechseln, und so versteht man, daß er sich nicht selten irrte, rot schrieb, was eigentlich gar nicht hervorgehoben werden sollte, und schwarz wiedergab, was besser rot geschrieben wäre. Die zumeist aus senkrechten Einzelzeichen bestehenden Quantenangaben hat er vielfach erst nachträglich rot eingefügt; man sieht, daß das rote Schriftzeichen oft schon vorher aufgeschriebene schwarze Schrift stellenweise deckt. Im übrigen hat die Hervorhebung in rot ihren Zweck nur bedingt erreicht. Besonders der Papyrus Ebers zeigt auf vielen seiner Kolumnen ein solches Durcheinander beider Farben, daß ein schneller Überblick eher erschwert als erleichtert wird.

Wie man sich denn überhaupt fragen muß, auf welche Weise der Benutzer gerade der Riesenrolle des Papyrus Ebers sich in ihr zurechtfinden konnte[3]). Zwar sind die 108 Kolumnen auf ihrem oberen Rand mit 1—110 durchpaginiert (die Ziffern 28 und 29 sind aus unbekanntem Grund übersprungen),

---

[1]) So G. Möller, Hieratische Paläographie Bd. I, Seite 1 der Einleitung.

[2]) Die Bilder der Hieroglyphen zeichnete man und schnitt sie ein, die verkürzten Zeichen des Hieratischen schrieb man. Der Unterschied ist etwa derselbe wie bei uns zwischen Druckbuchstaben und Schreibschrift.

[3]) Vgl. dazu Grapow, „Sprachliche und schriftliche Formung ägyptischer Texte", Leipzig 1936, Seite 12.

aber ein Register fehlt; kein ägyptischer Papyrus oder Hieroglyphentext hat so etwas wie ein Register oder Inhaltsverzeichnis. Dazu kommt, daß die Texte des Pap. Ebers im Grunde keine systematische Ordnung innerhalb des Ganzen erkennen lassen, wenn auch viele Textgruppen in sich geschlossen niedergeschrieben sind. Die einzige Erklärung, die ich für die Brauchbarkeit dieser Handschrift geben kann, finde ich in dem staunenswerten Gedächtnis wie der heutigen so wohl auch der alten Ägypter.

Die uns vorliegenden medizinischen Handschriften stehen auf neuen, vorher nicht benutzten Papyrusrollen, mit Ausnahme der Londoner, die ein Palimpsest ist: Der Text, der zuerst auf dem Papyrus geschrieben war, ist bis auf Reste, die unleserlich sind, aber die Lesbarkeit des medizinischen zweiten Textes gelegentlich beeinträchtigen, abgewaschen worden. Solche Zweitbenutzung eines Papyrus findet sich zu allen Zeiten, wenn sie auch nicht allzu häufig ist. Ob das wirklich darauf beruht, daß der Papyrus hoch im Preis stand, kann bezweifelt werden angesichts der Verschwendung, die gelegentlich mit dem Schreibstoff getrieben worden ist[1]). Aber auch wir verwenden ja aus Sparsamkeit oder in der Verlegenheit wohl die Rückseiten einseitig beschriebener Blätter für ein neues Manuskript.

Jedes Papyrusblatt und also auch jede aus solchen einzelnen Blättern zusammengeklebte Rolle hat, infolge der Herstellung des Blattes aus zwei rechtwinklig übereinander gelegten Faserschichten, zwei verschiedene Seiten: eine Vorderseite, auf der die Fasern waagerecht verlaufen, und eine Rückseite mit senkrechten Fasern. In der Rolle befindet sich die Vorderseite mit den waagerechten Faserstreifen innen. Zunächst beschrieb man die Vorderseite; die Rückseite im allgemeinen nur, wenn der Raum nicht ausreichte, man nicht ein neues Blatt ankleben wollte oder konnte. Von den medizinischen Papyrus ist allein der Pap. Hearst nur auf der Vorderseite beschrieben; die Rückseite ist freigelassen. Bei den anderen dieser Papyrus sind auch die Rückseiten beschriftet, ganz oder nur zum Teil, und das auch in verschiedener Weise, von verschiedenen Händen und zu verschiedenen Zeiten. Für das Einzelne vergleiche die anschließende Beschreibung der Handschriften. Hier sei nur bemerkt, daß Vorderseite und Rückseite von derselben Hand beschrieben sind beim Pap. Ebers und Pap. London; Vorderseite von 1. Hand, Rückseite von 2. Hand beim Pap. Kahun, Pap. Berlin und Pap. Beatty; Vorderseite und ein Teil der Rückseite von 1. Hand, Rest der Rückseite von 2. Hand beim Pap. Smith.

Sämtliche medizinische Papyrus sind nicht von Ärzten[2]) geschrieben, sondern von berufsmäßigen Schreibern, also Laien. Es sind Abschriften resp.

---

[1]) Darüber siehe Grapow, Formung, Seite 55.

[2]) Ad. Erman hat (im Handbuch: Aus den Papyrus der Kgl. Museen, 1899, Seite 75) vermutet, daß „auf der Rückseite des Pap. Berlin sich ein späterer Besitzer desselben verschiedenes nachgetragen habe, was er in dem Buche vermißte". Das ist ja möglich. Aber der Haupttext auf der Vorderseite ist von einem Berufsschreiber aufgezeichnet worden.

Zusammenschriften auf Grund älterer Vorlagen[1]). Aber diese Arbeit ist im großen und ganzen — unbeschadet nicht weniger Versehen, Auslassungen und dergleichen im einzelnen — sorgfältig gemacht worden, jedenfalls für ägyptische Schreiber ungewöhnlich sorgfältig. Denn die Schreiber der medizinischen Papyrus haben in den meisten Fällen ihre Niederschriften, was ganz besonders beim Pap. Ebers deutlich ist, nachträglich überprüft, mit den Vorlagen kollationiert, und dabei eine große Zahl von Auslassungen verbessert, sei es durch Einfügungen in den Zeilentext, sei es durch Anfügungen am Anfang oder Ende einer Zeile, oder durch Streichungen und Zeichenänderungen, oder auch durch eigentliche Marginalien am oberen oder unteren oder seitlichen Rand der Kolumnen[2]). Auf die Stelle im schon geschriebenen Text, zu welcher der Nachtrag gehört, ist durch ein kleines Kreuz oder auch durch eine Verbindungslinie (ganz so, wie wir das auch tun) verwiesen worden. Allein im Pap. Ebers sind noch etwa 35 Einfügungen, 15 Anfügungen, 15 Streichungen und Zeichenänderungen und 6 echte Marginalien festzustellen[3]). Und konnte der Abschreiber nicht lesen, was in seiner Vorlage stand, oder fand er in ihr schon eine leere Stelle im Text, so war er gewissenhaft genug, das auch in seiner Niederschrift durch eine freie Stelle in der Zeile oder durch den Vermerk „zerstört gefunden" anzudeuten[4]). Derartige Verbesserungen sind im Pap. Ebers und Pap. Smith, in denen sie besonders gut erkennbar sind, von demselben Schreiber, der die Handschrift anfertigte, vorgenommen worden. In anderen Fällen, wie im Pap. Beatty VI, hat ein zweiter Schreiber (oder ein den Text benutzender Arzt??) die Änderungen eingetragen[5]).

Über die Benutzung der medizinischen Papyrus durch Ärzte wissen wir nicht viel. Aber es dürfte sicher sein, daß sie nicht bloße Bibliothekshand-

---

[1]) Die Annahme, der Text des Pap. Berlin sei nach Diktat geschrieben worden (so Wreszinski auf Seite VI seiner Ausgabe des Papyrus) entbehrt meines Erachtens der Begründung.

[2]) Die Marginalien am Kolumnenrand des Pap. Eb. Seite 73 und 104 zeigen wohl, daß die Durchsicht des Textes nicht erst nach Abschluß der ganzen Abschrift vorgenommen ist, sondern jeweils nach Fertigstellung eines kleineren Abschnittes oder einer Kolumne. Bei der Schmalheit der Kolumnenabstände hätte der Schreiber nachträglich keinen Platz für seine Randmarginalien gehabt. Er hat sie, jedenfalls auf Seite 104, gemacht, bevor er die nächste Kolumne schrieb.

[3]) Auf das Einzelne, das nicht hierher gehört, komme ich anderen Ortes zurück. — Vgl. auch meine „Bemerkungen zum Papyrus Ebers als Handschrift" in Ztschr. f. ägypt. Sprache Bd. 71 (1935), 160ff.

[4]) Vgl. dazu unten Seite 99.

[5]) Derartige Verbesserungen betreffen den schon niedergeschriebenen Text bei dessen nachträglicher Vergleichung mit der Vorlage. In Fällen, in denen der Schreiber schon während des Schreibens ein Versehen bemerkte, mag er, um die Gleichmäßigkeit des Schriftbildes nicht durch eine Streichung zu stören, ohne Kennzeichnung des Fehlers einfach das Richtige hinter das falsch Geschriebene gesetzt haben. Mit dieser Möglichkeit, auf die gewisse textliche Seltsamkeiten gerade des Pap. Berlin hinweisen, werden wir gelegentlich rechnen müssen. Aber für uns ist es selbstverständlich schwierig, solche Fälle sicher zu erkennen.

schriften waren, sondern den Zwecken der ärztlichen Praxis gedient haben. Sogar die Prachthandschrift des Ebers läßt das noch ersehen: zu mehreren der Diagnosen vom kranken Magen (Eb. Nr. 201, 202 und 203 sowie 204) hat der Benutzer in schwarzer Schrift ein „gut" oder „gut zu tun" am Rande bemerkt. Nun enthalten zwar nicht wenige Rezepte an ihrem Schluß allerlei Angaben über die Wirkung der Mittel wie „es ist nützlich für das Beseitigen von Schmerzen" (Eb. Nr. 707), „etwas wirklich Vortreffliches" (Eb. 648 und sonst), „etwas wirklich Vortreffliches; ich habe gesehen, daß es durch mich verwirklicht ist" (Eb. Nr. 509), „es ist gut" (Berlin Nr. 180) und ähnliche. Aber diese Vermerke sind nicht von den Benutzern der uns vorliegenden Papyrus gemacht, sondern schon von den Abschreibern aus den Vorlagen mit übernommen worden. Denn sie sind von denselben Händen geschrieben, die auch die Rezepte selbst aufgezeichnet haben. Es sind wohl Randbemerkungen früherer Benutzer der einzelnen Rezepte, die dann an dem Text haften geblieben und so in die uns vorliegenden Handschriften gelangt sind.

Wenn ein ägyptischer Schreiber seine Schrift oder Abschrift zu Ende gebracht hat, pflegt er voll Stolz, im Gefühl, seine Arbeit endlich fertig zu haben, an den Schluß eine letzte Notiz zu setzen, die besagt „es ist fertig" oder auch „es ist fertig von Anfang bis zu Ende". Auch die medizinischen Papyrus endeten gewiß zum Teil so. Aber wir lesen diesen Schluß nur in den Papyrus Hearst und Berlin. In den Papyrus Kahun, London und Beatty sind die letzten Kolumnen zerstört. Und in den Pap. Smith, Hearst, Berlin, London und Beatty fehlen auch die Anfänge ihrer Texte. Denn mit der Erhaltung der medizinischen Papyrus gerade am Beginn und zum Schluß steht es nicht zum Besten (wie bei vielen anderen auch): Vollständig, von Anfang bis zu Ende ohne die geringste Beschädigung ist nur der Papyrus Ebers. Aber er enthält jene Schlußbemerkung seines Schreibers nicht, der möglicherweise noch mehr alte Bücher kopieren wollte, ohne dazu gekommen zu sein. Und auch der Papyrus Smith ist ohne die Abschlußformel geblieben, obwohl das Ende des Papyrus gut erhalten ist. Hier ist der Grund leider ein ganz anderer: der Abschreiber hat mitten in einem Satz aufgehört.

Soviel über das Äußere der medizinischen Papyrus, bei deren Beschreibung im folgenden ich mich auf die Angabe der wichtigsten Ausgaben und, soweit sie vorliegen, besten Bearbeitungen beschränke.

2. Kapitel: Der Bestand an veröffentlichten Papyrus

Die im folgenden kurz beschriebenen medizinischen Papyrus bilden den Bestand, der uns zur Zeit in Veröffentlichungen vorliegt, aber nicht den uns erhaltenen Bestand überhaupt. Denn in Museen und in Privatbesitz sind noch andere mehr oder weniger vollständige Papyrus medizinischen Inhalts oder Bruchstücke solcher vorhanden[1]), die nur noch keinen Herausgeber

---

[1]) Außer den von Jonckheere auf Seite 12 in Note 6 seines Buches über den Pap. Beatty erwähnten weiß ich noch von anderen, die ich hier nicht angeben darf.

gefunden haben, jedenfalls noch nicht veröffentlicht sind. Und zu diesem Material wird gewiß im Lauf der Zeit noch neues aus dem unerschöpflichen Boden Ägyptens ans Licht kommen. Aber der Bestand an medizinischen Texten[1]) in den schon herausgegebenen Papyrus ist doch so umfangreich und vielseitig, daß sich das Gesamtbild, das wir heute von der Medizin der alten Ägypter entwerfen können, in seinen wesentlichen Linien schwerlich entscheidend umgestalten wird.

1. Pap. med. Kahun

Der hinsichtlich seiner Niederschrift (etwa um 1850 v. Chr.) älteste uns vorliegende, das heißt veröffentlichte, medizinische Papyrus, im Hochformat von 32 cm bei einer Länge von ungefähr 1 Meter. Auf der Vorderseite, deren Anfang vorhanden ist, drei Kolumnen, von denen die erste und die dritte leidlich erhalten sind, die zweite eine große Lücke in ihrer Mitte aufweist[2]). Auf der Rückseite steht eine kleine Abrechnung aus der Zeit Königs Amenemhet des Dritten (1840—1792).

Inhalt der Vorderseite: Kolumne 1 und 2 mit 17 *šsȝ·w*-Diagnosen über Frauenkrankheiten; Kolumne 3 mit 17 Geburtsprognosen und ähnlichen Texten. Ob dieser, deren Zeilenenden weggebrochen sind, ursprünglich noch weitere Kolumnen folgten, ist nicht auszumachen.

Erstausgabe: F. Ll. Griffith, Hieratic Papyri from Kahun and Gurob, London 1898 (2 Bände: Plates und Text). Darin der Papyrus hieratisch mit hieroglyphischer Transkription auf Taf. V und VI nebst einer guten Beschreibung und Übersetzung mit kurzen kommentierenden Noten auf Seite 5—11 des Textbandes.

2. Pap. Edwin Smith

Dieser Papyrus ist sozusagen der Bruder des Pap. Ebers, mit dem er seinerzeit zusammen in Theben in Oberägypten im Antikenhandel aufgetaucht ist. Beide Handschriften sind einander so ähnlich (abgesehen von dem verschiedenen Umfang; der Pap. Ebers ist mehr als viermal so lang wie der Pap. Smith), daß sie als Rollen, wie sie sowohl Hrn. Smith wie auch Georg Ebers zum Kauf angeboten wurden, zu tragikomischen Verwechselungen und Verärgerungen führten[3]). Beide Papyrus sind um 1550 v. Chr.

[1]) Das Bruchstück eines Buches über Tierheilkunde, das uns im Pap. veter. Kahun erhalten ist, scheidet für unsere Zwecke aus. Ich habe es in den Untersuchungen I, Seite 18—22, eingehend besprochen hinsichtlich seiner Sprache und seines Stils, die zeigen, daß die Formen der Arztsprache in diesem Buch grundsätzlich dieselben sind wie in den Texten über Krankheiten des Menschen: dem Tierarzneibuch hat ein Buch über Untersuchung und Behandlung kranker Menschen zum Vorbild gedient.

[2]) Keiner der im ganzen 34 Einzeltexte ist vollständig erhalten. In jedem sind kleinere, größere oder sehr große Lücken, die das Verständnis erheblich beeinträchtigen, zumal die Texte auch sonst schwierig sind, sprachlich und inhaltlich.

[3]) Breasted hat in seiner Ausgabe auf Seite 20ff. des Textbandes die Geschichte der Erwerbung des Papyrus klargestellt.

niedergeschrieben worden, wobei es unerheblich ist, ob, was Breasted meint, der Pap. Smith etwas älter ist als der Pap. Ebers.

Der Papyrus, im Hochformat von etwa 32 cm, hat eine Länge von 4,70 m und ist bis auf die sehr beschädigte, nur aus größeren und kleineren Bruchstücken bestehende und also sehr lückenhafte, erste Kolumne (der vielleicht keine voranging) tadellos erhalten. Er bietet auf der Vorderseite 17 Kolumnen von 18—27 cm Zeilenlänge und auf der Rückseite noch 5 Kolumnen. Die Vorderseite und die Rückseite bis zu deren Kolumne 4 Zeile 8 sind von einer Hand geschrieben. Der Text auf dem Rest der Rückseite (Kol. 4, 9 bis 5, 14) rührt von einer zweiten, späteren Hand her.

Der Text der Vorderseite enthält den Anfang eines Buches „von den Wunden“ (so die moderne Benennung; der alte Titel, falls das Buch einen solchen hatte, ist zerstört) mit 48 Diagnosen. Die letzte ist unvollständig, weil, wie schon oben bemerkt, der Schreiber mitten im Satz aufgehört hat. Gleichwohl hat er dann auf die Rückseite noch Texte anderer Art, auch medizinischen Inhalts, geschrieben. Eine spätere Hand hat ein Rezept zur Verjüngung eines Alten (ein Salbmittel) und ein Rezept gegen eine Erkrankung am After zugefügt.

Erstausgabe: James H. Breasted, The Edwin Smith Surgical Papyrus, published in facsimile and hieroglyphic transliteration with translation and commentary in two volumes. Chicago 1930. Tafelband mit 22 Tafeln in der Originalgröße des Papyrus; Textband mit 596 Seiten und 8 Tafeln. Auf dem sicheren Grunde dieser ganz ausgezeichneten Ausgabe, der einzigen wirklich philologischen Bearbeitung eines medizinischen Papyrus, die wir bisher besitzen, beruhen mehrere an sie anknüpfende Arbeiten[1]), von denen ich nenne:

1. Max Meyerhof, Über den Papyrus Edwin Smith, das älteste Chirurgiebuch der Welt (Deutsch. Zeitschr. f. Chirurgie, 1931, Bd. 231, S. 645—690). Eine besonnene, kritische und mit Vertrauen zu benutzende Arbeit.

2. B. Ebbell, Die altägyptische Chirurgie (Skrifter utgitt av Det Norske Videnskaps-Akademi i Oslo, Hist.-Filos. Klasse, 1939, Nr. 2). Ebbell bespricht, übersetzt und kommentiert ausführlich auf 92 Seiten die 48 Fälle des Wundenbuches einschließlich der Fälle Ebers Nr. 863—877, 522 und 766 (teilweise). Die an sich sorgfältige und scharfsinnige Arbeit, die an ein paar Stellen auch das philologische Verständnis der Texte fördert, leidet wie alle Bemühungen Ebbells um die altägyptische Medizin daran, daß er weit über das mit Sicherheit Erkennbare hinausgeht und vielfach dem vorliegenden Text Gewalt antut, ja Wortbedeutungen, die völlig eindeutig festgestellt sind, ändert. Von dieser Arbeit kann leider nicht gesagt werden, daß sie durchweg dasselbe Vertrauen der Nichtägyptologen verdient, wie die von Meyerhof.

---

[1]) Einige andere führt Henry E. Sigerist, A History of Medicine Bd. I (1951) Seite 360, Ziffer 17, an.

3. Pap. Ebers

Der Papyrus Ebers ist das Haupt- und Grundbuch für unser Wissen von der altägyptischen Medizin. Er ist vollständig erhalten ohne irgendeine Beschädigung. Im Hochformat von 30 cm hat er eine Länge von rund 20 m. Er ist um 1550 v. Chr. niedergeschrieben von der Hand eines Schreibers „der in ihm ein von keiner der uns erhaltenen Handschriften erreichtes kalligraphisches Meisterstück geliefert hat“[1]). Der Papyrus hat nur einen kleinen Text von anderer, nicht wesentlich späterer Hand: auf der Rückseite der ersten Kolumne steht ein Kalender in 13 kurzen Zeilen mit dem Sothisdatum vom 9. Jahr Königs Amenophis des Ersten (1536 v. Chr.).

Die Vorderseite enthält 100 Kolumnen, die Rückseite deren 8. Die Kolumnen von durchschnittlicher Breite von 15—19 cm (die erste Kolumı und die obere Hälfte der zweiten sind überbreit, die Kolumnen 3—21 wesentlich schmaler, 6—11 cm breit) sind am oberen Rand über der Mitte jeder ersten Zeile durchnumeriert von 1—110 mit Überspringen der Ziffern 28 und 29. Die Änderung der Kolumnenbreite ab 22 erklärt sich wohl daraus, daß der Schreiber, der anfangs jede Überschrift und jede Droge der Rezepte auf eine neue Zeile schrieb, einsah, daß seine Rolle bei dieser Schreibweise ungeheuerlich lang werden müßte. Er hat von Kolumne 22 ab alles hintereinander fort geschrieben und er hat am Zeilenende ohne Bedenken die Wörter gebrochen, weil er gern wie die Zeilenanfänge so auch deren Enden möglichst genau übereinander stehen haben wollte, was ihm auch weitgehend gelungen ist, so daß sein Papyrus annähernd rechteckige Kolumnen zeigt wie die Seiten eines gedruckten Buches.

Das Hintereinanderfortschreiben ist nicht so zu verstehen, als sei das Ganze nun ohne Absätze und also, außer durch die Rubren, ungegliedert. Vielmehr hat der Schreiber eine große Zahl von Absätzen gemacht und gern, wenn auch nicht immer, mit einer neuen Gruppe verwandter Diagnosen oder Rezepte eine neue Zeile begonnen, vor der dann oft die letzte des vorhergehenden Textes halb oder zum Drittel leer gelassen wurde. Denn der ägyptische Schreiber rückt nicht ein, wie wir es vielfach tun, sondern läßt, wenn es sich so trifft, eben die letzte Zeile eines Abschnittes zum Teil ohne Schrift und fängt den neuen Abschnitt am Kolumnenrand an.

Diese Absätze sind für uns von großem Wert, weil sie uns noch sehen lassen, wie die Riesenhandschrift zustande gekommen ist, mit Pausen bei der Arbeit und mit neuen Ansätzen, und weil sie uns dadurch auch für die Quellen und Vorlagen manches lehrt. Davon wird unten noch zu sprechen sein. Ob der Schreiber von Anfang an seinen Stoff schon beisammen hatte, leidlich geordnet oder ihn selbst ordnend, wissen wir nicht. Aber gegen Ende der Handschrift können wir noch erkennen, daß er mehrmals geglaubt haben muß, der Vorrat dessen, was er abzuschreiben hatte, sei erschöpft.

---

[1]) So G. Möller, Paläographie I, Seite 20.

Als er die Hauptmasse der Texte auf den Kolumnen 1—98, 11 untergebracht hatte (deren Schluß bilden Hausmittel gegen Ungeziefer), war die Seite 98 erst halb voll. Um sie zu füllen, schrieb er zwei kleine Rezepte für Räuchermittel in zwei Kolumnen nebeneinander, ganz so schmal und Raum fressend wie auf den ersten zwanzig Seiten. Dann fiel ihm noch ein sehr altes kleines Buch vom geheimen Wissen des Arztes über das Herz in die Hände, mit dessen Abschrift er den Rest der Vorderseite seiner Rolle füllen konnte (Eb. 99, 1—102,16). Immer kam noch neues Material hinzu: ein zweites Buch über das Gefäßsystem und eine umfangreiche Gruppe von Diagnosen über Geschwülste. Ich möchte glauben, daß er das zweite Adernbuch in die Hand bekam, ehe er die Vorlage für die Geschwulstdiagnosen fand, und vielleicht meinte, es lohne nicht, für eine einzige Kolumne (denn mehr nimmt das zweite Adernbuch nicht in Anspruch, Eb. 103, 1—18) noch ein Blatt anzukleben. So schrieb er es eben auf die Rückseite. Dann aber kam noch das Buch von den Geschwülsten, das er unten auf Seite 103 ansetzte und das dann noch sieben volle Kolumnen bis 110, 9 verbrauchte. Ein Explicit „es ist fertig“ fehlt. Vielleicht erwartete der Schreiber noch weiteren Stoff. — Die Kolumnen der Rückseite stehen über den letzten der Vorderseite.

Erstausgabe: Papyros Ebers. Das Hermetische Buch über die Arzneimittel der alten Ägypter in hieratischer Schrift. Herausgegeben, mit Inhaltsangabe und Einleitung versehen, von Georg Ebers. Mit hieroglyphisch-lateinischem Glossar von L. Stern. Leipzig 1875. 2 Bände. — Es ist eine Prachtausgabe, welche die wundervolle Schrift des Papyrus in Originalgröße, rot und schwarz, ausgezeichnet genau auf 109 Tafeln abbildet, so gut, daß G. Möller für seine Paläographie sogar nach dieser Ausgabe gearbeitet hat, nicht nach dem Papyrus selbst, der damals in der Leipziger Universitätsbibliothek aufbewahrt wurde. Daß Ebers, der harmlos seinen Papyrus nach sich selbst benannt hatte, seinen Inhalt nicht erkannte, als er in ihm ein „hermetisches“ Buch zu sehen glaubte, habe ich schon eingangs bemerkt. Im übrigen ist die Einleitung natürlich überholt und das Glossar von Stern ebenfalls, eine so ausgezeichnete Leistung es auch für den damaligen Stand der Ägyptologie darstellt; leider ist es aber ziemlich reich an Druckfehlern und sonstigen Versehen[1]).

Der Text ist vollständig zum zweitenmal, in hieroglyphischer Umschrift, von W. Wreszinski herausgegeben in Band III seiner „Medizin der alten Ägypter“ = Der Papyrus Ebers: I. Teil, Umschrift; Leipzig 1913. Wreszinski hat darin die Einzeltexte von 1—877 durchgezählt, was das Zitieren sehr erleichtert. Auf die Mängel dieser fleißigen, gut gemeinten und sehr nützlichen, aber ganz unkritischen Ausgabe, die nur eine mechanische

[1]) Wie Erman in seiner Lebensgeschichte („Mein Werden und mein Wirken“, Berlin 1929, Seite 257) erzählt, hat er als Student für Ebers eine Korrektur des Glossars gelesen, die wohl nur bloße Druckfehler gegenüber dem von Stern verfaßten Manuskript betraf, für dessen Mängel Erman nicht verantwortlich ist.

Wiedergabe des hieratischen Textes in Hieroglyphen ist, des näheren einzugehen, ist hier nicht der Ort. Nur darauf muß auch hier hingewiesen werden, daß die Durchzählung der Einzeltexte nicht ohne Flüchtigkeitsfehler ist und daß sie auf die zweimaligen Aufnahmen desselben Textes keine Rücksicht nimmt: Nr. 35 = 185; 102 = 296; 123 = 251 (im Rezept); 136 = 151; 137 = 152; 191 = 194; 192 = 195; 276 = 281; 347 = 360; 423 = 430; 547 = 550. Die Zweitaufnahmen sind nicht als solche gekennzeichnet (etwa als 185 = 35 bis oder ähnlich), sondern sind einfach neu beziffert, als lägen neue Texte vor[1]). — Über das Vorhaben Wreszinskis, die altägyptische Medizin zur Darstellung zu bringen, habe ich mich im ersten Bande, in der Einleitung zu „Anatomie und Physiologie" geäußert.

Wreszinski hat nur den ägyptischen Text veröffentlicht; zum geplanten II. Teil, der Übersetzung, ist er nicht gekommen. Außer der in jeder Beziehung veralteten und unbrauchbaren Übersetzung[2]) des ganzen Papyrus von Joachim aus dem Jahre 1890 gibt es nur noch eine zweite, die B. Ebbell 1937 erscheinen ließ[3]). Von ihr gilt mutatis mutandis leider dasselbe, was ich schon beim Pap. Edwin Smith aussprechen mußte. Denn in ihr haben alle die überklugen und zum erheblichen Teil verkehrten oder doch sehr unsicheren Deutungen und Umdeutungen Aufnahme gefunden, die Ebbell den ägyptischen medizinischen Texten, im besonderen den Krankheitsbezeichnungen, angedeihen ließ. — Auf die massenhafte Literatur über Einzelnes des Papyrus Ebers kann ich hier nicht eingehen. Das nicht allzuviel Brauchbare davon wird bei der philologischen Behandlung der Diagnosen und Rezepte genannt und berücksichtigt werden.

4. Pap. Hearst

Auch dieser Papyrus, der inhaltlich, als ein Sammelwerk, dem Pap. Ebers nahesteht, ist etwa zur selben Zeit niedergeschrieben worden wie der Pap. Ebers und der Pap. Smith; vielleicht ist er etwas jünger. Von der Handschrift im Halbformat (17 cm Höhe) von etwa 3,50 m Länge sind am Anfang mehrere Kolumnen verloren. Aber der Schluß ist erhalten mit dem Explicit des Schreibers, daß „es fertig ist". Von den 18—23 cm breiten Kolumnen der Vorderseite (die Rückseite ist unbeschrieben) sind 16 nahezu vollständig, 2 in Resten vorhanden.

---

1) Nicht alle Doppelaufnahmen im Pap. Ebers waren bekannt, als Wreszinski seinen Text autographierte, aber mehrere hatte schon Ebers in der Einleitung seiner Ausgabe festgestellt. Ich kann mir nicht denken, daß Wreszinski nichts davon wußte.

2) Aus der Medizingeschichte von Sigerist (Bd. I, Seite 362, 37) ersieht man nicht ohne Verwunderung, daß diese „Übersetzung" noch 1930 ins Englische übertragen worden ist: „The English translation by Cyril P. Bryan (London 1930) was not made from the Egyptian but from the German version of Joachim."

3) The Papyrus Ebers. The greatest Egyptian medical document translated by B. Ebbell, late county medical officer. Kopenhagen 1937 (135 Seiten; davon Übersetzung Seite 29—128).

Erstausgabe: The Hearst Medical Papyrus. Hieratic text in 17 facsimile plates in collotype with introduction and vocabulary by George A. Reisner. Leipzig 1905. — Eine vortreffliche Ausgabe mit gut lesbaren Tafeln des hierarischen Textes, einem zuverlässigen Glossar und einer Einleitung, die, so knapp sie ist, eine Fülle von guten Beobachtungen und Anregungen enthält. Reisner ist der erste gewesen, der die Probleme erkannte, welche betreffs der medizinischen Sammelhandschriften der Forschung gestellt sind. Er hat auch als erster die Einzeltexte einer medizinischen Schrift durchgezählt.

Zweitausgabe des Textes in hieroglyphischer Umschrift mit Übersetzung und Kommentar von W. Wreszinski, Leipzig 1912. Zu Übersetzung und sogenanntem Kommentar vgl. meine Ausführungen in der Einleitung zur „Anatomie und Physiologie“. Auch Wreszinski zählt die Einzeltexte durch von 1—260, anders und richtiger als Reisner es tun konnte, der auf 269 Nummern kam. Aber Wreszinski hat diese Verschiedenheit der Zählung in seiner Ausgabe nicht vermerkt, obwohl beide Bezifferungen sehr oft voneinander abweichen. Ich komme unten bei der Analyse des Pap. Hearst noch darauf zurück.

Chauncey D. Leake hat in seinem anspruchslosen, aber anregenden kleinen Buch: The old Egyptian medical Papyri, Kansas, 1952 (108 Seiten, mit einer guten Bibliographie) dem Hearst auf Seite 47—97 eine eingehendere Besprechung zuteil werden lassen.

5. Pap. med. Berlin

Der Papyrus ist wie der Pap. Ebers und der Pap. Hearst eine Sammelhandschrift von allen möglichen Rezepten, Diagnosen, Sprüchen und anderem, aber erheblich später, etwa um 1300 v. Chr., niedergeschrieben. Im Halbformat von 20 cm Höhe hat der Papyrus heute eine Länge von 5,20 m. Vor der beschädigten ersten Seite ist mindestens eine verlorengegangen; das Ende der Handschrift mit dem Explicit „es ist fertig“ ist erhalten. Der Papyrus trägt auf der Vorderseite 21 Kolumnen von einer Hand, auf der Rückseite 3 von einer anderen. Der Text ist in unglaublicher Weise orthographisch und auch sprachlich verwahrlost, wennschon er in manchen Stücken inhaltlich von besonderem Interesse ist.

Erstausgabe: Heinrich Brugsch, Recueil de monuments égyptiens, II. Bd., taf. 85—107 und Text S. 101—120 (Leipzig 1863). Über die wissenschaftliche Bedeutung dieser, heute allerdings gänzlich veralteten und unbrauchbar gewordenen, ersten Ausgabe eines ägyptischen medizinischen Papyrus, dessen Inhalt Brugsch schon 1853 erkannt hatte, vgl. die Einleitung zur „Anatomie und Physiologie“.

Zweitausgabe des Papyrus in Lichtdrucktafeln mit hieroglyphischer Umschrift, Übersetzung, Kommentar und Glossar von W. Wreszinski: Der große[1]) medizinische Papyrus des Berliner Museums (Pap. Berl. 3038),

[1]) Der „große“ als Gegenstück zum sogenannten „kleinen“, dem Papyrus Berlin 3027 mit den „Zaubersprüchen für Mutter und Kind“; von diesem Papyrus ist oben bei den Zaubersprüchen schon die Rede gewesen.

Leipzig 1909 = W. Wreszinski, Die Medizin der alten Ägypter, Bd. I. – Der Papyrus enthält, einschließlich der Rückseite, 204 von Wreszinski durchnumerierte Einzeltexte.

Dazu, auch heute noch wertvoll, die Besprechung des Papyrus mit Übersetzungen vieler seiner Einzeltexte von Ad. Erman in dem Handbuch „Aus den Papyrus der Kgl. Museen zu Berlin", Berlin 1899, Seite 64—81.

6. Pap. Beatty VI

Papyrus im Halbformat (21 cm Höhe) in Länge von 1,35 m. Niedergeschrieben etwa um 1300 v. Chr. Anfang und Ende beschädigt: der ersten, in ihren Zeilenanfängen zerstörten, Kolumne ging zum wenigsten noch eine vorher; wieviel am Schluß fehlt, ist nicht auszumachen. Die letzte Kolumne ist nur in zwei Drittel ihrer Breite vorhanden; der Rest ist abgebrochen. Erhalten sind auf der Vorderseite acht Kolumnen, auf der Rückseite zwei (von ihnen die erste nur zur Hälfte).

Von den Kolumnen der Vorderseite sind die ersten vier ganz schmal, die letzten vier breit in langen Zeilen geschrieben. Das erinnert an die Beschriftung des Pap. Ebers, dessen erste Kolumnen ja auch sehr schmal gehalten sind, bis der Schreiber dann zu breiten Zeilen überging. Und so könnte man vermuten, daß der Papyrus unter Umständen ursprünglich erheblich umfangreicher gewesen ist oder geplant war. Der Schreiber wird, ähnlich wie der des Pap. Ebers, im Hinblick auf das ihm zum Kopieren vorliegende Material an Texten gefürchtet haben, mit seinen schmalen Kolumnen auf der Rolle nicht durchkommen zu können.

Der Text der Vorderseite, eine nahezu geschlossene Reihe von Rezepten für Erkrankungen des Afters, ist von anderer Hand als der des Schreibers durchkorrigiert worden mit Marginalien nach Art der des Ebers. Die Rückseite enthält Besprechungen und ein paar Rezepte (nicht für den After).

Erstausgabe: Alan H. Gardiner, Hieratic Papyri in the British Museum. Third Series: Chester Beatty Gift. London 1935. Tafel 30—32 A des Tafelbandes, Seite 53—54 des Textbandes. Gardiner bespricht nur die Texte der Rückseite. Das Rezeptbuch auf der Vorderseite überließ er dem Medizinhistoriker.

Die Bearbeitung ist von Dr. Frans Jonckheere vorgenommen worden in seiner Schrift: La Médicine Egyptienne Nr. 2: Le papyrus médical Chester Beatty, Brüssel 1947 (77 Seiten). Jonckheere übersetzt und interpretiert die Texte allseitig, geht auf die Medikamente ein und bespricht die Erkrankungen, um die es sich handelt, im Zusammenhang. Seine sorgfältige Bearbeitung, die auch neue Gesichtspunkte für die Behandlung ägyptischer medizinischer Texte enthält, gehört zu den besten Beiträgen, die wir zur Aufhellung der Probleme besitzen. Er zählt 41 Einzeltexte.

7. Pap. med. London

Über die Eigenart dieses Papyrus (British Museum Nr. 10059) habe ich schon oben gesprochen: er steht mit seinen wenigen echten Rezepten und vielen Zaubersprüchen auf der Grenze zwischen Medizinischem im eigentlichen Sinne und Zauberei. Der Papyrus ist ein Palimpsest, dessen zweite, uns vorliegende Beschriftung etwa um 1350 erfolgte[1]). Er ist im Halbformat (Höhe 17 cm) und hat heute eine Länge von 2,10 m. Anfang und Ende sind weggebrochen. Auf der Vorderseite stehen 9, auf der Rückseite 10 Kolumnen von derselben Hand.

Erstausgabe: W. Wreszinski, Der Londoner medizinische Papyrus (und der Papyrus Hearst), Leipzig 1912 (= Bd. II der Medizin der alten Ägypter). Wreszinski gibt den Text auf Lichtdrucktafeln, eine hieroglyphische Umschrift, Übersetzungsskizze, Kommentar sowie ein Glossar. Der Papyrus enthält, soweit es sich feststellen läßt, etwa 65 Einzeltexte.

8. Pap. Carlsberg VIII

Bruchstücke eines Papyrus in Schmalformat (Höhe 10 cm) in Kopenhagen. Niederschrift etwa um 1200 v. Chr. Erhalten 3 Kolumnen, auf beiden Seiten beschrieben von zwei Händen. Die Vorderseite soll enthalten „scanty fragments of a treatise on the diseases of the eyes, almost word for word identical with the corresponding chapters in papyrus Ebers, but most unfortunately too damaged to be of any value or interest“[2]). Die Rückseite bietet die Reste von Geburtsprognosen.

Herausgegeben und bearbeitet von Erik Iversen: Papyrus Carlsberg Nr. VIII with some remarks on the egyptian origin of some popular birth prognoses. Kopenhagen 1939 (= Det Kgl. Danske Videnskabernes Selskab, histor.-filol. meddelelser XXVI, 5).

3. Kapitel: Zur Entstehung der Papyrus und von ihren Quellen

A. Allgemeines

Die ägyptischen medizinischen Texte sind selbstverständlich Originaltexte, aber ebenso selbstverständlich ist, daß sie nicht die Originale der ersten Niederschrift sind, also von der Hand ihrer Verfasser, der Ärzte, aufgezeichnet sind. Sämtliche Texte sind Abschriften nach etwas oder erheblich älteren Vorlagen. Das läßt sich für die Sammelhandschriften des Pap. Ebers und Genossen strikt nachweisen, das gilt auch für das Wundenbuch des Pap. Edwin Smith und vermutlich auch für das Buch über Frauenleiden aus Kahun. Nur bei diesem könnte man auf den Gedanken kommen, er liege in der ersten Niederschrift vor, so daß Schreiber und Verfasser dieselbe Person gewesen wären. Mir persönlich ist es nicht wahrscheinlich. Aber der Text dieser ältesten Niederschrift eines einheitlichen medizinischen Buches, die zwar sorgfältig aber kunstlos in immer länger werdenden Zeilen innerhalb der Kolumnen erfolgt ist und keine Verbesserungen von derselben oder

[1]) So nach G. Möller, Ztschr. f. ägypt. Sprache Bd. 56, 1920, Seite 42.

[2]) Iversen auf Seite 4 seiner Mitteilung.

einer zweiten Hand aufweist, bietet keine Handhabe, sicher zu urteilen. Und der umfangreichste in sich geschlossene Text, das Wundenbuch, ist schon deshalb nicht von seinem Verfasser geschrieben (von gewichtigen inneren Kriterien zunächst abgesehen), weil ein Arzt schwerlich mitten in einer Diagnose zu schreiben aufhören würde, um dann gleichwohl noch die Rückseite seines Papyrus zur Aufzeichnung anderer medizinischer Texte zu benutzen. So verfährt nur ein sachlich uninteressierter Abschreiber, dem etwa die Lust vergangen ist, weiter zu kopieren, was er im einzelnen doch nicht verstand.

Die anderen medizinischen Papyrus sind ganz sicher Sammelwerke, Zusammenschreibungen, Abschriften nach Vorlagen. Natürlich haben auch diese Papyrus ihre „Verfasser" gehabt, nämlich diejenigen, welche solche Sammlungen veranlaßten und dem Laienschreiber das Material für sie zur Verfügung stellten. Denn um es noch einmal zu sagen, an das vermeintliche Diktieren[1]) glaube ich nicht, für das gar kein Anhalt vorliegt, gegen das vielmehr sehr vieles spricht. Unter anderem die zweimalige Aufnahme desselben Rezepts oder derselben Diagnose in einer und derselben Sammelhandschrift, insbesondere im Pap. Ebers. Es müßte ein seltsamer Diktierer gewesen sein, der nicht bemerkt hätte, daß er die beiden Diagnosen vom kranken Magen, Eb. Nr. 191 und 192 gleich nach der Diagnose Nr. 193 noch ein zweites Mal als Eb. Nr. 194 und 195 „diktierte". Wohl aber konnte ein Laienschreiber, der mechanisch seine Vorlagen nacheinander abschrieb, nicht beachten, daß ihm dieselben beiden Texte, in etwas abweichender Fassung, noch einmal vor die Schreibbinse kamen. Und falls er die Wiederholung bemerkte, mochte er annehmen, daß sie so gewollt sei.

Es ist nicht wahrscheinlich, daß ein ägyptischer Schreiber, um seine Kunst zu üben, von sich aus medizinische Texte zusammengeschrieben hätte. Es wären ihm gewiß interessantere und verständlichere Vorlagen hinreichend zur Verfügung gewesen. Hinter den medizinischen Papyrus muß in jedem Falle ein Fachwille gestanden haben, ein Arzt oder eine ärztliche Stelle, ein Auftrag, einen medizinischen Papyrus wie den Pap. Ebers oder den Pap. Berlin zusammenzustellen, mit Angaben, welche Einzeltexte und in welcher Folge aufgenommen werden sollten, wenn wir auch gar nichts Näheres wissen, keinen Namen derer kennen, die diesen oder jenen medizinischen Papyrus veranlaßt, besessen oder benutzt haben. — Auch die Namen der Schreiber sind uns nicht bekannt bis auf den des Pap. Berlin, an dessen Schluß auf der Vorderseite der Rest des Namens des Schreibers erhalten ist, den Wreszinski zu [*pꜣ rꜥ*] *ḥr wnmj·f* [„der Re] ist auf seiner Rechten" ergänzt, der aber in seinem ersten Bestandteil auch anders gelautet haben kann[2]).

[1]) Vgl. oben auf Seite 86; aber auch Jonckheere nimmt Diktat des Pap. Beatty VI an, um dessen Schreibfehler zu erklären.

[2]) Das Bildungselement *ḥr wnmj·f* (analog zu *ḥr ḫpš·f*) ist außer mit *pꜣ rꜥ* (Ranke, Personennamen I 114, 17) auch mit den Götternamen Month (Ranke a. a. O. 154, 19), Re (219, 14), Horus (249, 20) und Seth (322, 5) in Personennamen des ausgehenden Neuen Reiches belegt.

Es waren sehr unterschiedliche Persönlichkeiten, welche die uns vorliegenden Papyrus schreiben ließen, Ärzte mit keineswegs denselben Interessen an denselben Krankheiten oder Mitteln. Denn, so viele Rezepte die Papyrus Ebers, Hearst, Berlin (und London) auch gemeinsam haben, in so vielen Punkten sind sie auch verschieden voneinander. Und das kann eigentlich nicht Zufall sein. Der Pap. Hearst, abgesehen davon, daß er kürzer ist als der Pap. Ebers — der für diese Sammelhandschriften seines Umfangs wegen unsere Vergleichsbasis bildet —, enthält neben dem mit dem Pap. Ebers Gemeinsamen (vgl. die Konkordanz auf Seite 104) und inhaltlich Ähnlichen auch wirklich Neuartiges, im Pap. Ebers nur vereinzelt oder gar nicht Vorkommendes: neue oder seltene Krankheitsnamen, Mittel für Knochenbruchheilungen, für Bißwunden, für Erkrankungen der Finger und der Zehen, Begleitsprüche für ärztliche Handlungen, und anderes. Und auch der Pap. Berlin hat seine inhaltlichen Eigenheiten. Und ebenso der Pap. London.

Die Gemeinsamkeiten der Papyrus beruhen nicht darauf, daß sie voneinander abgeschrieben sind, etwa der Pap. Hearst vom Pap. Ebers. Davon kann keine Rede sein; das zeigen die Abweichungen in den Fassungen der Rezeptüberschriften (hier volle Angabe der Überschrift, dort nur „anderes" scil. Rezept) und die Varianten der Orthographie, deren vielfach erhebliche Verschiedenheiten übernommen wurden, wie die Vorlage sie jeweils hatte. Die Buntheit der Schreibungen derselben Wörter in demselben Papyrus weist sogar darauf, daß für dasselbe Rezept etwa im Pap. Ebers und im Pap. Hearst verschiedene Vorlagen benutzt worden sein müssen. Die Schreibungen zu uniformieren lag den Kopisten ebenso fern wie irgendein anderer Versuch, den ihnen vorgelegten Text zu verbessern. Fehlten in der Vorlage, was bei einer ganzen Reihe von Rezepten der Fall ist, etwa die Angaben, welche Quanten der Drogen zu verwenden seien, so fehlen sie auch in unseren Papyrus. Und wie hätten die medizinisch gewiß völlig ungebildeten Laienschreiber derartige Verbesserungen auch vornehmen sollen!

Die Unabhängigkeit der Sammelhandschriften voneinander ergibt sich vor allem aus den kleinen Gruppen, in denen die gemeinsamen Einzeltexte in ihnen stehen, in diesem Papyrus in gänzlich anderem Zusammenhang als in jenem. Und eben diese kleinen Gruppen von zwei, drei, vier Rezepten in der gleichen Folge in zwei Papyrus sind es, die uns auf die allen Papyrus zugrunde liegende Quelle schließen lassen, worauf als erster G. Reisner in der Einleitung zu seiner Ausgabe des Pap. Hearst hingewiesen hat[1]).

Diese Quelle, das große Reservoir, aus dem die Schreiber auf Anweisung derer schöpften, in deren Auftrag sie die Papyrus zusammenschrieben, müssen wir uns als eine sehr umfangreiche Sammlung medizinischer Texte vorstellen. Und zwar bestand diese Sammlung ganz offensichtlich nicht aus einem Riesenpapyrus weit länger als der Ebers oder aus mehreren solcher

---

[1]) Ich bin der Sache dann in meinen „Untersuchungen" im einzelnen nachgegangen; vgl. dort besonders Teil I, Seite 66ff.

Handschriften, sondern aus Blättern, Papyruszetteln, auf denen die Rezepte einzeln oder in den kleinen Gruppen[1]) aufgeschrieben waren, wie sie die Konkordanz (unten bei C dieses Kapitels) eben erkennen läßt. Wie diese Zettelsammlung des näheren aussah, wo und in welcher Weise sie aufbewahrt wurde, wie sie zugänglich und benutzbar war, darüber wissen wir ebensowenig irgend etwas wie davon, wer die Einzeltexte der Diagnosen und Rezepte verfaßt hat und wann das geschehen ist. Die spärlichen Angaben über die Herkunft einzelner Texte und über die Zeit, aus der sie stammen sollen, siehe im folgenden unter Abschnitt B. Im übrigen deuten die schon erwähnten Unterschiede in der Fassung der Überschriften, die orthographischen Verschiedenheiten und ähnliches darauf, daß vermutlich nicht nur eine derartige Vorlagensammlung vorhanden gewesen sein wird.

Auch die zweimalige Aufnahme desselben Einzeltextes in einem und demselben Papyrus (im Pap. Ebers: Nr. 35 = 185; 102 = 296; 123 = 251; 136 = 151; 137 = 152; 191 = 194; 192 = 195; 276 = 281; 347 = 360; 423 = 430; 547 = 550; — im Pap. Hearst: Nr. 31 = 150; 32 = 151; 177 = 188; — im Pap. Berlin: Nr. 31 = 47; — im Pap. London: Nr. 52 = 56) ist nur bei Annahme einer Vorlage in Form loser Blätter zu verstehen. Solche zweimaligen Aufnahmen beruhen zum Teil auf bloßer Unachtsamkeit des Abschreibers, der nicht bemerkt hat, daß ihm derselbe Einzeltext zum zweitenmal in die Hand kam, mehrfach schon nach wenigen anderen Rezepten (so Eb. Nr. 276 = 281; 547 = 550; H. Nr. 177 = 188; B. Nr. 31 = 47; und sonst). Es können auch ziemlich große Abstände sein wie bei der Gruppe H. Nr. 31 und 32, die als H. Nr. 150 und 151 wieder auftaucht. Ein paarmal aber hat die erneute Aufnahme des gleichen Stückes besondere Gründe, abgesehen von dem Fall Eb. Nr. 347 = Nr. 360, den ich schon oben auf Seite 14 besprochen habe.

Der Schreiber des Pap. Ebers oder sein Auftraggeber hat sich bemüht, die vielen Texte, die er auf den Papyrus zu bringen hatte, in einer gewissen Ordnung niederzuschreiben, das inhaltlich Verwandte im großen und ganzen zusammenzuhalten. Bei den Rezepten war für ihn und ist für uns der Anhaltspunkt für die Anordnung und Einreihung im wesentlichen die Überschrift, sei es, daß sie klar eine bestimmte Erkrankung nennt, sei es, daß sie die Körperstelle bezeichnet, um deren Kranksein es sich handelt. Dabei ist der alte Schreiber gelegentlich unsicher gewesen, wohin ein Rezept zu stellen sei. So hat er eine kleine Diagnose für „einen der an einer bestimmten *št·t*-Anschwellung leidet" zuerst als Nr. 102 zu den Mitteln für den kranken

---

[1]) Abgesehen von einzelnen größeren Texten wie den beiden Büchern über das Herz und das Gefäßsystem oder wie die Diagnosen von den Geschwülsten am Ende des Pap. Ebers. Aber auch bei den Gruppen solcher Diagnosen ist es zweifelhaft, ob sie schon geschlossen vorlagen. Die zweimalige Abschrift zweier Diagnosen vom kranken Magen zeigt jedenfalls, daß diese scheinbar einheitliche Folge von Diagnosen in ihrer Vorlage auch zuerst aus losen Blättern bestand.

Bauch genommen, weil es in ihr gleich zu Anfang heißt, daß der Bauch des Patienten die Erkrankung zeige, und er hat dieselbe Diagnose dann nochmals (als Nr. 296) bei der Gruppe der *št·t*-Erkrankungen wiederholt. Ein anderes Rezept (Eb. Nr. 35 = 185) lag in zwei Exemplaren vor, von denen eines die Überschrift hat „Beseitigen jeder Art Krankheit im Bauch und Behandeln der Lunge“. Dies Exemplar schrieb er bei den Rezepten für den Bauch ab (Nr. 35). Das zweite, im übrigen genau gleiche, Stück aber hat eine längere, wohl richtigere Überschrift: „Behandeln der *šnb·t*-Brust, Beseitigen jeder Art Krankheit im Bauch, Behandeln der Lunge“. Es steht (als Nr. 185) bei anderen Rezepten für die *šnb·t*-Brust.

Die Zusammenfassung des tatsächlich oder vermeintlich inhaltlich Zusammengehörigen ist im Pap. Ebers (und nur in diesem Papyrus[1])) dadurch auch äußerlich gekennzeichnet, daß einer solchen Gruppe von Rezepten (bei den Diagnosengruppen nicht) eine einleitende Formel vorangeht: *ḥ3·tj ʿ m*, die etwa „hier beginnt“ besagt. Sie ist im ganzen 36mal verwendet, das heißt nahezu bei allen größeren Gruppen. Dazu kommt, daß mit dieser einleitenden Formel in der Regel eine neue Zeile anfängt und daß oft der Rest der letzten Zeile des vorhergehenden Abschnittes zu einem Drittel etwa leer gelassen ist. Diese Bemühungen um eine Gliederung des Riesenstoffes finden sich in den anderen Papyrus nur vereinzelt, und es wäre möglich, daß wir sie dem Schreiber des Pap. Ebers verdanken. — Vgl. auch das im Abschnitt B über *dmḏ·t* „medizinisches Sammelbuch“ Bemerkte.

Die Abschreiber übertrugen die Texte so sorgfältig wie sie es vermochten. Daß ihnen dabei aber auch Versehen unterliefen, ist anzunehmen, wennschon die meisten Verderbnisse der Texte wohl bereits in den Vorlagen enthalten waren. Von deren Zustand geben uns die mitten in der Zeile leer gelassenen Stellen Eb. Nr. 47, 1; 65, 22; 97, 4 und 105, 3 einen Begriff und ebenso gewisse, vom Abschreiber wohl eingefügte, Bemerkungen über die Erhaltung des Textes, mehrmals im Pap. Ebers und einmal auch in der Abschrift des Wundenbuches im Pap. Smith.

Im Pap. Ebers stehen an drei Stellen (Eb. 18, 1; 89, 1; 90, 3) mitten im Text die Worte *gm wš* „zerstört gefunden“ und in der Beschwörung Eb. Nr. 131 = 30, 6—17 (vgl. in der Aufzählung der Zaubersprüche oben Seite 13 unter Ziffer 1) folgt auf die erste formelhafte Wendung des Spruchtextes die Bemerkung „Papyrusbuch (*mḏ3·t*) das keine Schrift hat“, offenbar als Kennzeichnung einer leeren Stelle der Vorlage[2]). Eine ähnliche Lückenbezeichnung enthält auch die Abschrift des Wundenbuches in dessen Fall 45 (= Pap. Smith 15, 15). Auf das Verdikt b (vgl. oben Seite 30) folgt, an Stelle der sonst üblichen Angabe der Behandlung, in roter Schrift

[1]) Das einzelne habe ich in meinen „Untersuchungen“ Teil I, Seite 67ff. behandelt. Ich komme bei der Analyse des Pap. Ebers im zweiten Abschnitt des zweiten Teiles des vorliegenden Bandes auf die Frage zurück.

[2]) So auch K. Sethe, Erläuterungen zu den ägyptischen Lesestücken, Seite 72.

ein *n iḫ·t pw*. Breasted übersetzt richtig „there is nothing", meint aber, die Bemerkung solle besagen „there is no treatment", und Ebbell folgt ihm „es ist nichts (zu machen)". Ich kann in den Worten nur einen Einschub des Abschreibers sehen, dem auffiel, daß die Behandlungsangabe in seiner Vorlage ausgelassen war. Als Verdikt des Arztes ist der auch sonst singuläre Ausdruck schwerlich aufzufassen.

In allen diesen Fällen waren also schon in den Vorlagen Lücken oder unlesbare beziehungsweise zerstörte Stellen, die von den Abschreibern bemerkt und gekennzeichnet sind, ohne daß damit über den Umfang der Auslassung oder Zerstörung etwas gesagt ist. Denn auch die leer gelassenen Stellen, die nur etwa Platz für ein einzelnes Wort bieten, können mehrere Wörter andeuten sollen. Und wir haben leider Anlaß, zu vermuten, daß es derartiger Stellen in den Vorlagen mehr gab, die von den Abschreibern nicht angemerkt sind. Das gilt für Diagnosen wie für Rezepte und auch für das Herzbuch und für die Glossen. Aber es ist allerdings nicht immer leicht, Fehler des uns überkommenen Textes mit Sicherheit zu erkennen.

B. Ausdrücklich genannte Quellen und Herkunftsangaben der Einzeltexte

Neben dem großen Quellenreservoir, aus dem die Kompilatoren für ihre Sammelschriften schöpften, können wir noch eine ganze Anzahl von Quellen feststellen oder vermuten, die den medizinischen Einzeltexten oder Gruppen von ihnen zugrunde liegen. Wir können mehrere Schichten des Wundenbuches erkennen und bei dem einen der Bücher über das Herz und das Gefäßsystem, dessen Mittelpunkt das Herz bildet, noch einen Kerntext und ihm beigegebene Glossen feststellen. Wir glauben das Buch von der *dgm*-Pflanze als etwas Besonderes aussondern zu dürfen und ebenso die Sammlung der Rezepte für Augenkrankheiten und ein altes, in Resten vorliegendes Buch über Bißwunden, und noch anderes mehr. Von Quellen dieser Art soll im folgenden nicht die Rede sein, sondern nur von solchen Angaben in den Einzeltexten, die ausdrücklich bestimmte Quellen nennen oder sonst Angaben über die Herkunft machen.

Es sind in Anbetracht der großen Zahl von Texten nur recht spärliche Mitteilungen, und auch da, wo es sich nicht um vermeintlich mythischen Ursprung eines Rezeptes handelt, wie bei den „Göttermitteln" (Gruppe 7 der Analyse des Pap. Ebers), durchweg solche, die wir in keiner Weise nachprüfen können, die wir glaubend oder zweifelnd hinnehmen müssen. Einzelne werden richtig sein, andere dagegen sind wohl nachträglich gemacht, um einen Text durch ihm zugeschriebenes höchstes Alter besonders vertrauenswürdig erscheinen zu lassen: das Jahr hat eine heiligende Kraft, auch dann, wenn es auf Erfindung beruht. Es ist ganz sicher, daß alle medizinischen Texte älter sind, als ihre uns vorliegende Niederschrift, und daß gewisse Diagnosen, wie die von den Geschwülsten, und die Bücher über das Gefäßsystem von erheblichem Alter[1]) sind und möglicherweise oder sicher bis in das Alte Reich zurückgehen. Aber ob das Adernbuch Eb. 103, 1 ff. gerade aus der Zeit des uralten Königs Usaphais der ersten Dynastie stammt, darf man bezweifeln, zumal wir auch Nachschriften zu einigen Sprüchen des Totenbuches haben, die ebenfalls auf die Herkunft unter der Regierung dieses Königs oder eines anderen alten Herrschers verweisen[2]). Diese Versicherungen höchsten Alters von Texten waren wohl herkömmlich.

Von solchen Angaben über die Auffindung und Altersbestimmung eines medizinischen Textes zunächst. Das kleinere der beiden Bücher über das Gefäßsystem (Eb. 103, 1—18) wird in seiner Einleitung bezeichnet „als gefunden in [alten] Schriften [in einem Kasten mit Schreibgerät] unter den Füßen einer Statue des Anubis in Letopolis[3]) [in der Zeit des Königs Usaphais]“ und es soll dann „wegen seiner Trefflichkeit dem König Senda (der zweiten Dynastie) gebracht worden sein“. So etwa lautet der Bericht über den angeblichen Fund, unter Heranziehung des ausführlicheren Textes im Duplikat des Pap. Berlin Nr. 163, der im weiteren noch einen Oberarzt Neterhotep erwähnt, welcher zum Dank für die Auffindung des Textes bestimmten Göttern ein Opfer dargebracht zu haben scheint. Aus ebenso früher Zeit soll ein Haarwuchsmittel (Eb. Nr. 468) stammen, das angeblich „gemacht ist für die Dame Schesch, die Mutter des Königs Atothis“, sei es nun des Athothis I. der ersten Dynastie, sei es eines der anderen Könige dieses Namens aus dem Alten Reich. Der auf geheimnisvolle Weise vom Himmel „in den Hof des Tempels von Chemmis herabgefallene“ Spruch gegen die *nśj·t*- und *tmj·t*-Krankheit (London Nr. 25 = „Zaubersprüche“ Ziffer 46) „wurde als ein Wunder zum König Cheops gebracht“, und in der Nacht, in der es geschah, beschien der Mond das Buch auf dem Wege.

Knüpfen sich solche Angaben wenigstens an einen Königsnamen alter Zeit[4]), so sind andere ganz vage. Das kleine Buch „zu wissen was man mit der Rizinuspflanze (*dgm*) machen kann“ ist angeblich „gefunden in alten Schriften als etwas für die Menschen Nützliches“ (Eb. Nr. 251), verwendet aber schon den Artikel *tꜣ*, kann daher so sehr alt nicht sein, jedenfalls nicht in der Fassung, in der uns der Text vorliegt. Ein Rezept gegen Jucken

---

[1]) Zu den Alterskriterien der medizinischen Texte vgl. Untersuchungen II, Seite 121 ff. Die im einzelnen schwierigen Fragen können nur im Zusammenhang mit der Übersetzung und philologischen Interpretation erörtert werden.

[2]) Totenbuch Spruch 64 und 130 sollen auf Usaphais zurückgehen, Spruch 148 auf Mykerinos.

[3]) Es ist auffällig, daß ein medizinischer Text in einem Tempel des Gottes Anubis gefunden sein soll. Dieser Gott hat sonst keine Beziehungen zur Heilkunde.

[4]) Aber auch ein mit der Niederschrift etwa gleichaltriger Königsname findet sich: drei der Texte des Pap. London (Nr. 14; 44; 51) haben einen gleichlautenden Zusatz, der behauptet, daß sich die Mittel zur Zeit Königs Amenophis des Dritten bewährt haben sollen. Auch diese Zusatzbemerkungen sind augenscheinlich mit den Texten selbst übernommen, sind jedenfalls von der Hand des Abschreibers, nicht von einem Benutzer des Papyrus.

(Eb. Nr. 589) „wurde gefunden bei einer Bestandsaufnahme im Tempel des Osiris-Onnophris“, wobei nicht einmal der Ort genannt ist; solcher Tempel dieses Gottes gab es viele im Lande. Und für die Zeit besagt die Angabe gar nichts.

Vielleicht soll das Mittel auf göttlichen Ursprung zurückgeführt werden, wie es sicher der Fall ist bei den Rezepten Eb. Nr. 242—247 = Hearst Nr. 71—75 (das erste Rezept Eb. Nr. 242 fehlt im Hearst). Von diesen sechs Verbandsmitteln für allerlei Schmerzen und Krankheiten am Kopf und an allen Gliedern ist das erste „von Re für sich selbst gemacht“, das zweite „von Schu für sich selbst“ (oder: für Re selbst?), das dritte bis sechste von Tefnut, von Geb, von Nut und von Isis „für Re selbst“. Wie dieser göttliche Ursprung der Rezepte zu denken ist, bleibt unklar. Übrigens ist auch der Spruch L. Nr. 25 (vgl. im vorstehenden) angeblich von Gottheiten verfaßt.

Persönlichkeiten im Bereich des Irdischen, die ein Rezept verfaßt haben sollen, werden sehr selten verwähnt und nur gelegentlich mit Namen genannt. Von einem Arzt namens Neterhotep war schon die Rede. Das Schminkmittel Eb. Nr. 419 soll erfunden („gemacht“) sein von einem Hohenpriester von Heliopolis, von „dem Großen der Seher Chui“. Andere Texte nennen, unpersönlich, einen Arzt, wie Eb. Nr. 188 (eine der Diagnosen für den kranken Magen), „das geheime Kräuter(buch) das ein Arzt gemacht hat“ anführt, nach dem ein Mittel bereitet werden soll, oder wie das größere der beiden Adernbücher, dessen Titel lautet: „Das Geheimnis des Arztes, die Kenntnis vom Gang des Herzens (und) die Kenntnis vom Herzen“ (Eb. 99, 1ff.). In einer der Glossen des Buches von den Wunden im Smith wird ein Buch des „Verbinders“ erwähnt (Smith Fall 19 = 7, 20); vgl. dazu unten.

Die Hauptmasse der Texte ist einheimischen Ursprungs. Aber es gibt auch drei Rezepte, die aus dem Ausland kommen, was merkwürdig genug ist. Das Augenheilmittel Eb. Nr. 422 ist angeblich von „einem Asiaten aus Byblos“ mitgeteilt, falls nicht zu übersetzen[1]) sein sollte „von einem Asiaten einem Mann aus Byblos mitgeteilt“ (der es dann nach Ägypten gebracht haben müßte). Nennt dies Rezept auch sonst in den Mitteln vorkommende Drogen, ganz wie die einheimischen Rezepte auch, so sind die beiden Beschwörungen L. Nr. 27 und 32 sogar in fremder Sprache gehalten. Der Spruch L. Nr. 27 soll ein mit fremdem Namen *ḥmkt* bezeichnetes Leiden bannen; er ist „von einem Ausländer“ mitgeteilt. Und der Spruch L. Nr. 32, gegen „die Asiatenkrankheit“ soll in der Sprache von *kftj* „Kreta“ abgefaßt sein. Tatsächlich bestehen beide Sprüche aus unägyptischen Wörtern, deren sprachliche Zugehörigkeit sich nicht feststellen läßt, zumal der zweite Spruch nicht einmal in einzelne Wortgruppen zerlegt werden kann. Wie der ägyp-

1) Diese zweite Übersetzung gibt den vorliegenden Text wieder. Bei der ersten, an sich wahrscheinlicheren, müßte man den Text etwas ändern.

tische Beschwörer die Texte rezitieren konnte, ist schwer zu begreifen; denn sie sind unvokalisiert geschrieben.

Im vorstehenden habe ich wiederholt von Büchern gesprochen, und zwar in zweifacher Weise: teils habe ich die Bezeichnung gebraucht von gewissen Textgruppen, die wir wegen ihrer inneren Geschlossenheit oder Zusammengehörigkeit als „Buch“ benennen würden, und teils habe ich mit dem Wort einen ägyptischen Ausdruck für „Buch“ übersetzt. Bei diesen echten Büchern handelt es sich um die folgenden.

Unter den mehrfach in der ägyptischen Sprache vorhandenen Wörtern für „Buch“ (= Papyrusbuch, also Rolle, auch wohl einzelnes größeres Blatt) ist eines, das sich bisher ausschließlich für ein medizinisches Buch verwendet findet: *dmḏ·t* „(medizinisches) Sammelbuch“. In dem beim Auflegen der Heilmittel auf eine Körperstelle zu rezitierenden Begleitspruch Eb. Nr. 1 = H. Nr. 78 (vgl. oben bei den Zaubersprüchen Ziffer 55) heißt es vom Arzt, „daß Thoth sein Führer ist, der die Schrift reden läßt, der die Sammelbücher machte, der den Gelehrten Wissen verleiht, den Ärzten, die in seinem Dienst stehen“. Und in einem neuägyptischen Liebeslied[1]) erklärt der Liebeskranke, daß ihm Ärzte nicht helfen können, sondern nur „die Schwester, die ihm mehr bedeutet als ein medizinisches Sammelbuch, ihm nützlicher ist als sämtliche Heilmittel“.

Im medizinischen Schrifttum findet sich diese Buchbezeichnung als Überschrift an folgenden Stellen: Die erste Gruppe von Rezepten im Ebers (nach den drei einleitenden Sprüchen für das Auflegen, das Abnehmen und das Einnehmen der Heilmittel) Eb. Nr. 4—187 hat den Titel „Sammelbuch der Rezepte. Das Beseitigen von Krankheiten im Bauch“ (dieser zweite Satz ist zugleich Überschrift des ersten Rezepts). Die in sich geschlossene Gruppe der Augenmittel (Eb. Nr. 336—431) hat den Gesamttitel „Sammelbuch der Augen“ im Sinne von „für die Augen“. Und auch der Hearst verwendet das Wort einmal: H. Nr. 94—122 bildet offenbar eine Gruppe für sich, Rezepte, welche Behandlungen der *mt*-Gefäße (Nerven o. ä.) betreffen. Ihre Überschrift lautet (H. Nr. 94 = 7, 14): „Sammelbuch des Linderns aller möglichen Schmerzen“. Die vierte Erwähnung ist in Pap. Berlin Nr. 163: das zweite, kleinere, Adernbuch, das Eb. 103, 1 als *mḏꜣ·t*-„Buch“ bezeichnet ist, hat im Pap. Berlin Nr. 163 den Titel „Sammelbuch“. Aber in der Beschreibung der oben erwähnten seltsamen Fundumstände wird (B. Nr. 163) wieder nur einfach von dem „Buch“ (*mḏꜣ·t*) gesprochen.

Dies in der ägyptischen Sprache gewöhnliche und allgemeine Wort für „Buch“ (*mḏꜣ·t*)[2]) kommt als Überschrift eines medizinischen Textes sonst nur noch vor im Titel des Verjüngungsmittels auf der Rückseite des Pap.

---

[1]) Pap. Beatty I Sect. C, Rs. 4, 10.

[2]) Vgl. auch die eine der Lückenbezeichnungen oben auf Seite 99.

Smith (21, 9ff.), das „Buch (*mḏ3·t*) des Jungmachens einen Alten“ heißt. Denn die Bezeichnungen als „Buch“ (*mḏ3·t*) der Besprechungen der Migräne und der Beschwörung der *nśj·t*-Krankheit in den Pap. Beatty V und VI (vgl. oben bei den „Zaubersprüchen“ die Ziffern 74, 75 und 86) sind die auch sonst bei Zaubertexten außerhalb der Medizin üblichen.

Das von mir so benannte „Buch von den Wunden“, „das Wundenbuch“ des Pap. Smith (dessen alten Titel wir nicht kennen) erwähnt in drei seiner Glossen als Quellen für gewisse Ausdrücke und deren Erklärungen zweimal ein altes „Buch“ über Wundbehandlungen und einmal ein solches für das Verbinden. Das Wort, das dabei für „Buch“ gebraucht wird, *t3w*, kennen wir sonst als Bezeichnung von Zeremonialbüchern. Die im Pap. Smith zitierten beiden Bücher haben die Titel „*t3w*-Buch von dem was Wunden betrifft“ (Fall 5 und 41) und „*t3w*-Buch von dem was den Verbinder [als Personenbezeichung] betrifft“ (Fall 19).

Diese Bücher, von denen wir sonst nichts wissen, werden wohl oder vielleicht einen etwas anderen eigentlichen Titel gehabt haben; das „was Wunden betrifft“, „was den Verbinder betrifft“ klingt ungewöhnlich. Ob die Abschreiber des Pap. Ebers, des Pap. Hearst und des Berliner Papyrus ihre Bezeichnung „Sammelbuch“ schon vorfanden oder ob sie diese von sich aus hinzugetan haben, läßt sich nicht sagen. Der Wechsel von „Buch“ und „Sammelbuch“ in der Überschrift des kleineren Adernbuches ist auffallend. Man würde entweder die eine oder die andere Bezeichnung in beiden Exemplaren erwarten. Vielleicht ist *dmḏ·t* „Sammelbuch“ in Berlin Nr. 163 ein Fehler. Das erste der Rezepte des „Sammelbuches des Linderns aller möglichen Schmerzen“ des Pap. Hearst (vgl. oben) hat auch der Pap. Ebers als Nr. 657, aber ohne diesen Gesamttitel davor.

Ganz für sich steht die unten auf Seite 140 erwähnte, sonst nicht bekannte Bezeichnung „Sammlung von Mitteln des Arztes“ im Pap. Beatty VI Nr. 14 (= 6, 8—10), die möglicherweise eine Gruppenüberschrift ist ähnlich wie *dmḏ·t* „Sammelbuch“.

C. Übersicht der den Papyrus gemeinsamen Einzeltexte

Die folgende Zusammenstellung der zugleich im Pap. Ebers und in einem der anderen Papyrus vorhandenen Texte gibt an

1. Die gemeinsamen Einzeltexte.
2. Die gemeinsamen Textgruppen.

Alle gemeinsamen Texte sind für uns in textkritischer Hinsicht interessant und wertvoll. Für unsere Vorstellung von den Vorlagen der Papyrus haben aber nur die Textgruppen unter Ziffer 2 Bedeutung.

Ich kann dabei die Konkordanz, die ich seinerzeit in meinen „Untersuchungen“ Bd. I Seite 72ff. gegeben habe, berichtigen. Die dort für Eb. Nr. 9; 16; 23, 165; 225; 230; 239; 271; 325; 491; 622; 629; 632; 636 angeführten Parallelen des Pap. Hearst oder Berlin oder London sind zu streichen. Die als Parallelen genannten Texte sind denen des Pap. Ebers nur sehr ähnlich, sind aber keine wörtlichen Übereinstimmungen.

1. Gemeinsame Einzeltexte

a) Eb(ers) und H(earst): Eb. 1 = H. 78; Eb. 7 = H. 58; Eb. 32 = H. 3; Eb. 49 = H. 18; Eb. 182 = H. 16; Eb. 282 = H. 68; Eb. 294 = H. 35; Eb. 301 = H. 33; Eb. 302 = H. 131; Eb. 436 = H. 239; Eb. 437 = H. 24; Eb. 584 = H. 41; Eb. 593 = H. 143; Eb. 647 = H. 116; Eb. 652 = H. 101; Eb. 657 = H. 94; Eb. 693 = H. 121; Eb. 694 = H. 110: Eb. 695 = H. 142; Eb. 708 = H. 31 und 150; Eb. 711 = H. 32 und 151; Eb. 712 = H. 17; Eb. 733 = H. 159.

b) Eb(ers) und B(erlin): Eb. 55 = B. 2; Eb. 122 = B. 35; Eb. 297 = B. 136; Eb. 315 = B. 29; Eb. 317 = B. 34; Eb. 659 = B. 49; Eb. 810 = B. 17; Eb. 856 = B. 163.

c) Eb(ers) und L(ondon): Eb. 487 = L. 51; Eb. 490 = L. 17; Eb. 497 = L. 18; Eb. 504 = L. 52 und 56; Eb. 506 = L. 60; Eb. 549 = L. 19.

2. Gemeinsame Textgruppen

a) In beiden angeführten Papyrus in derselben Folge der Einzeltexte:

Eb. 217, 218 = H. 48, 49 (Krankheit des Herzens).
Eb. 221, 222, 223, 224 = H. 79, 80, 81, 82 (ʿȝʿ-Krankheit).
Eb. 243, 244, 245, 246, 247 = H. 71, 72, 73, 74, 75 („Götterrezepte")[1]).
Eb. 248, 249 = H. 76, 77 (Kopfleiden).
Eb. 432, 433, 434 = H. 21, 22, 23 (Bißwunden).
Eb. 474, 475 = H. 157, 158 (Haarwuchsmittel).
Eb. 499, 500 = L. 47, 48 (Sprüche für Brandwunden).
Eb. 537, 538 = H. 39, 40 (ȝšj·t-Krankheit).
Eb. 557, 558 = H. 140, 141 (Eiter ausziehen).
Eb. 563, 564 = H. 125, 126 (Jucken).
Eb. 566, 567 = H. 127, 128 (Schwellungen).
Eb. 627, 628 = H. 96, 97 (*mt*-Erkrankungen).
Eb. 654, 655 = H. 123, 124 (Gelenkerkrankungen).
Eb. 713, 714, 715 = H. 152, 153, 154 (Hautverschönerung).
Eb. 714, 715 = H. 153, 154 = Smith 21, 3—6 und 21, 6—8 (Hautverschönerung)[2]).
Eb. 724, 725 = H. 129, 130 („Blutfressen").

b) Im Pap. Ebers in Folge stehende Rezepte im anderen Papyrus vorhanden, aber in abweichender Folge:

Eb. 4, 5, 6 = H. 53, 55, 56 (kranker Bauch).
Eb. 277, 278, 279, 280 = H. 63, 64, 66, 65 (Harnbeschwerden).

---

[1]) Es sind im ganzen sechs Rezepte; das erste, Eb. Nr. 242, fehlt im Hearst.

[2]) Statt der Dreiergruppe des Ebers und Hearst lag dem Schreiber des Pap. Smith nur die Zweiergruppe Eb. 714 und 715 vor.

Eb. 492, 493, 494, 495 = L. 49, 50, 15, 16 (Brandwunden).
Eb. 508, 509 = L. 59, 53 (Brandwunden).
Eb. 616, 617, 618, 619, 620, 621 = H. 173, 174, 177, und 178, 175, 173 (Zehen und Zehennägel).
Eb. 642, 643, 644 = H. 111, 112 und 99 (*mt*-Erkrankungen).
Eb. 660, 661, 662 = H. 117, 119, 120 (*mt*-Erkrankungen).
Eb. 751, 752, 753, 754 = H. 209, 206, 210, 207 (*nśj·t*-Krankheit).

Es ist immerhin bemerkenswert, daß abgesehen von den beiden Hautverschönerungsmitteln Eb. 714 und 715 = H. 153 und 154 = Smith 21, 3—6 und 21, 6—8 dreifache Parallelen nicht vorkommen[1]), und daß in allen Fällen die Texte auch im Pap. Ebers stehen. Parallelen etwa nur im Pap. Hearst und Pap. Berlin oder im Pap. Hearst und Pap. London oder in Pap. Berlin und Pap. London sind nicht nachzuweisen. Das erklärt sich mit aus dem Umfang des Pap. Ebers, der vier- oder fünfmal so viel Texte enthält als jeder der anderen Papyrus. Im übrigen spricht die Konkordanz für sich und macht deutlich, was ich im vorstehenden über die den Papyrus zugrunde liegenden Textsammlungen vermutet habe. Weiter zeigt die obige Zusammenstellung, wie nahe sich der Pap. Ebers und der Pap. Hearst stehen: von den 105 den Papyrus gemeinsamen Texten[2]) enthält der Pap. Hearst 86. Der Anteil der beiden anderen Papyrus Berlin und London an dem Gemeinsamen ist sehr viel geringer.

Inzwischen haben wir noch mehr Parallelen feststellen können. Die Konkordanz wird später vervollständigt gegeben werden.

Zweiter Abschnitt: Analyse und Inhalt der Papyrus

Die Übersicht des Bestandes an medizinischen Texten im zweiten Kapitel des ersten Abschnitts (oben Seite 87ff.) konnte gelegentlich der Beschreibung der Papyrus nur ganz im groben andeuten, was sie enthalten. Die folgende Analyse der Papyrus und Besprechung ihres Inhalts im einzelnen stützen sich auf die Untersuchungen, die ich seinerzeit darüber durchgeführt habe. Diese bedürfen vielfach der Berichtigung, müssen außerdem vertieft und erweitert werden. Ich habe damals manche Textgruppen nur oberflächlich behandelt, habe mich hier und da auch zu sehr auf die Bearbeitungen von Breasted, Wreszinski und Ebbell verlassen. Zudem ist inzwischen im Pap. Beatty VI noch ein neuer wichtiger medizinischer Papyrus

[1]) Ich meine solche in drei verschiedenen Papyrus. Denn tatsächlich ist ja, wegen der Doppelaufnahmen Eb. Nr. 708 = H. Nr. 31 = H. Nr. 150 und Eb. Nr. 711 = H. Nr. 32 = H. Nr. 151 und Eb. Nr. 618 = H. Nr. 177 = H. Nr. 188 und Eb. Nr. 504 = L. Nr. 52 = L. Nr. 56.

[2]) Vgl. die Konkordanz bei der Analyse des Pap. Hearst auf Seite 134.

hinzugekommen. Gleichwohl behalten meine Untersuchungen ihren Wert, insbesondere für die rein philologischen Fragen und für die hieroglyphischen Wiedergaben der Beispiele, und ich werde mich gegebenenfalls auf sie beziehen. Ich nehme die Papyrus in derselben Folge durch, in der ich sie oben beschrieben habe.

1. Kapitel: Analyse der Papyrus

1. Pap. med. Kahun

Der Inhalt dieses unseres ältesten Papyrus unter den Medizinern besteht aus zwei Teilen: Kolumne 1 und 2 enthalten zusammen 17 Diagnosen über eigentliche Frauenleiden an den Genitalien, Kolumne 3 enthält ebenfalls 17 Einzeltexte, die in der Hauptsache Mittel um die Empfängnis zu ermöglichen, Geburtsprognosen und ähnliches betreffen.

Das durch Rubra der einleitenden Formeln hervorgehobene Schema der 17 Diagnosen ist sehr einfach und stellt vielleicht eine Frühform dar: „Diagnose (*šś3·w*) einer Frau“ (die an dem und dem leidet); „du sollst betreffs ihrer sagen“ (es ist das oder das Leiden); „du sollst betreffs ihrer machen“ (mit folgender Behandlungsangabe oder mit bloßem Rezept). Daß dies Schema an ein paar Stellen Auslassungen der einen oder anderen Formel zeigt oder auch etwas erweitert ist, ist unwesentlich.

Das Verdikt nach „du sollst betreffs ihrer sagen“ wird regelmäßig in einem Satz mit „das ist“ ausgesprochen und gibt in jedem Fall eine bestimmte Erkrankung oder krankhafte Erscheinung des Geschlechtsteils *ḥm·t*, Vulva bzw. Uterus bzw. beides an[1]). Irgendwelche Untersuchung findet nicht statt, so daß wir nicht erfahren, wie der Arzt dazu kommt, das in der Einleitung der Diagnosen genannte Weh und Ach aus dem einen Punkte zu kurieren, alles auf ihn zurückzuführen.

Dies Weh und Ach, die Symptome, betreffen der Reihe nach (in der Folge der 17 Diagnosen): 1. Augenbeschwerden, Sehkraftbehinderung, Nackenschmerzen; 2. Die Kranke riecht nach Gebratenem; 3. Schmerzen an After, Damm, Beinansatz; 4. Schmerzen an Damm, Genitalien und deren Umgebung; 5. Zahnschmerzen; 6. Schmerzen in den Augenhöhlen; 7. Gehbeschwerden an den Beinen; 8. Schmerzen am Nacken und an den Ohren, Hörbeschwerden; 9. Genitalien und alle Glieder tun weh; 10. Harnbeschwerden; 11. schlechter Schlaf; 12. Schmerzen an den Oberschenkeln; 13. Dasselbe auf nur einer Seite; 14. Durst; 15. Schmerzen am Damm; 16. Glieder- und Augenhöhlenschmerzen; 17. Kopfbeschwerden.

Der letzte Abschnitt „du sollst betreffs ihrer machen“ gibt die Behandlung an, die in Räucherungen des Genitals besteht (1. 2. 17), in Einläufen in dasselbe (4. 5. 12), in Mitteln zum Einnehmen (3. 6. 9. 10. 11. 13. 14—16), in Reiben der schmerzenden Beine (7). Einmal, in Fall 8, wird nur auf ein,

---

1) Das Nähere im 1. Bd. dieses Grundrisses „Anatomie und Physiologie“.

offenbar bekanntes, Rezept verwiesen; das Rezept wird im Wortlaut nicht mitgeteilt. Die Fälle 5 und 13 werden, wenn gewisse Komplikationen eintreten, als hoffnungslose bezeichnet.

Die Texte der dritten Kolumne sind nicht im Stil der Diagnosen gehalten. Es sind teils Rezepte gegen Schmerzen und Störungen an den Genitalien (Nr. 20; 21; 22; 23; 24; 33) und gegen ein Übermaß an Harn (Nr. 34), teils, und das in der Hauptsache, sind es Prognosen (*šjȝ* „Erkennungen"), ob eine Frau gebären wird oder nicht (Nr. 19; 26—32), soweit man den mehrfach sehr beschädigten Texten überhaupt mit Sicherheit entnehmen kann, was sie enthalten. Die Prognose Nr. 30 ist in der Hauptsache ein kurzer Spruch, der über etwas nicht mehr Erkennbarem rezitiert werden soll. Nur einer der Texte (Nr. 25) trägt die Überschrift *šsȝ·w* „Diagnose", ohne jedoch eine solche zu sein.

2. Pap. Edwin Smith

Der Inhalt gliedert sich klar in zwei Gruppen von Texten, die zufällig mit der Beschriftung der Vorder- und Rückseite des Papyrus zusammenfallen: in A die 48 Fälle des „Buches von den Wunden" und in B die Sprüche und Rezepte der Rückseite, die teils von demselben Schreiber aufgezeichnet sind, der auch das Wundenbuch abgeschrieben hat, die teils (es sind die beiden letzten Texte) von einer späteren Hand nachgetragen sind.

A. Das Buch von den Wunden.

Diese zusammenfassende Benennung der 48 Diagnosen ist modern. Wir wissen nicht, ob die Textgruppe einen gemeinsamen Titel hatte, etwa „Sammelbuch von Verletzungen"; denn die erste erhaltene Kolumne ist stark zerstört. Die Bezeichnung „Buch von den Wunden" ist nicht ganz korrekt, insofern die Fälle 39 sowie 45 und 46 nicht eigentliche Verletzungen nach Art der in den anderen Fällen beschriebenen betreffen, sondern entzündliche Erscheinungen, Geschwülste und Abszesse. Aber die Benennung empfiehlt sich, um diese Diagnosen als Gruppe zu kennzeichnen.

Die Fälle sind geordnet nach der Folge, in welcher der Ägypter auch sonst die Körperteile aufzählt: Kopf, Hals, Schultergürtel mit den Armen, Oberkörper (und Beine). Die Fälle, deren Durchzählung modern ist, betreffen im einzelnen:

Kopf: Fall 1—27, und zwar: Schädeldach, Fall 1—8; Stirn, Fall 9; Augenbrauenbogen, Fall 10; Nase, Fall 11—14; Wangenpartie, Fall 15—17; Schläfengegend, Fall 18—22; Ohr, Fall 23; Unterkiefer, Fall 24—25; Oberlippe, Fall 26; Kinn, Fall 27.

Hals: Fall 28—33, und zwar: Kehle, Fall 28; Halswirbel, Fall 29—33.

Schlüsselbeine: Fall 34—35.

Oberarm: Fall 36—38.

Brust: Fall 39—41.

Rippen: Fall 42—46.
Schulter: Fall 47.
Wirbelsäule des Rückens: Fall 48.

Die Ordnung der Fälle 34—48 ist nach unserem Gefühl nicht ganz folgerichtig.

Jeder Fall ist für sich mit dem oben besprochenen Wort *šś*ȝ·*w* „Anweisung“, „Diagnose“ bezeichnet. Auf die so eingeleitete Überschrift des Falles folgt das konsequent durchgeführte Schema der Diagnosen: „Wenn du untersuchst . . .“; „Dann sollst du sagen: . . .“; „Dann sollst du machen: . . .“. In den meisten Fällen hat das Schema diese einfache Gestalt. Aber in den Fällen 7, 8, 28, 34, 37 und 47 ist es erweitert, indem sich an die Erstdiagnose noch eine oder mehrere Zweit- und Nachuntersuchungen schließen. Am ausführlichsten ist Fall 47 mit im ganzen fünf Untersuchungen beziehungsweise Befundfeststellungen.

Wenn ich oben gesagt habe, daß das Schema der Überschrift folgt, so ist das richtig für den vorliegenden Text. Tatsächlich aber scheinen die Überschriften, wohl nicht vom Abschreiber, sondern gewiß schon in der Vorlage, sekundär erst aus dem Inhalt der Diagnosen abgeleitet zu sein. Denn sie geben oft entscheidend wichtige Wörter nur in abgekürzter Schreibung, deren volle erst in der Formel „wenn du untersuchst . . .“ erscheint[1]). Man würde umgekehrt erwarten, daß die Vollschreibung in der Überschrift später abgekürzt wäre, wenn die Überschrift von Anfang an zugleich mit dem Wortlaut der eigentlichen Diagnose formuliert worden wäre. Für die Annahme der Nachträglichkeit der Überschriften spricht weiter, daß es in ihnen immer heißt (so und so Wunde) „an seinem Kopf“ und ähnlich, nicht „am Kopf“. Der Hinweis durch das „sein“ auf den Patienten ist sonst nicht verständlich. Denn von diesem ist erst im folgenden Abschnitt nach „wenn du untersuchst“ die Rede als von „einem Mann mit einer so oder so Wunde an seinem Kopf“. Das an „seinem“ Kopf ist mechanisch mit in die Überschrift übernommen worden, es sei denn, das die Gesamtüberschrift der ganzen Reihe irgendwie den Patienten als solchen nannte. Aber davon wissen wir nichts.

Für den Inhalt der Diagnosen muß ich mich hier mit den Überschriften begnügen. Das Buch als Ganzes kann in diesem Zusammenhang nicht eingehend besprochen werden. Das wird in einem der späteren Bände des Grundrisses geschehen.

Fall 1: die zerstörte Überschrift nannte eine Wunde am Kopf, die bis auf den Knochen geht.

Fall 2: Diagnose für eine Wunde am Kopf.

---

[1]) Gelegentlich ist die Überschrift unvollständig, insofern nicht die ganze Beschreibung der Wunde aus der ersten Formel „wenn du untersuchst . . .“ ausgezogen ist; vgl. z. B. Fall 40 und 44 unten Seite 111.

Fall 3: Diagnose für eine klaffende Wunde am Kopf, die bis auf den Knochen geht, mit einem Loch im Schädel.

Fall 4: Diagnose für eine klaffende Wunde am Kopf, die bis auf den Knochen geht, mit einem Spalt des Schädels.

Fall 5: Diagnose für eine klaffende Wunde am Kopf, mit einem Bruch des Schädels.

Fall 6: Diagnose für eine klaffende Wunde am Kopf, die bis auf den Knochen geht, mit Bloßlegung des Gehirns.

Fall 7: Diagnose für eine klaffende Wunde am Kopf, die bis auf den Knochen geht, mit einem Loch der *tpꜣ·w* des Schädels[1]).

Fall 8: Diagnose für einen Bruch am Schädel unter der Haut des Kopfes.

Fall 9: Diagnose für eine Wunde an der Stirn, mit einem Bruch der Scherbe des Schädels. — Der Fall ist allen anderen Wundbehandlungen der Gruppe gegenüber dadurch merkwürdig, daß er einen kurzen Zauberspruch enthält, der über das „Mittel" eines Verbandes zu sprechen ist (vgl. oben Seite 14). Der Spruch ist in die Diagnose eingeschoben.

Fall 10: Diagnose für eine Wunde an der Spitze der Augenbraue.

Fall 11: Diagnose für einen Bruch des Pfeilers der Nase.

Fall 12: Diagnose für einen Bruch in der Kammer der Nase.

Fall 13: Diagnose für einen Bruch in der Nase.

Fall 14: Diagnose für eine Wunde in der Nase (im Nasenloch?).

Fall 15: Diagnose für ein Loch in der Wange.

Fall 16: Diagnose für einen Spalt in der Wange.

Fall 17: Diagnose für einen Bruch in der Wange.

Fall 18: Diagnose für eine Wunde im Jochschläfenbein.

Fall 19: Diagnose für ein Loch im Jochschläfenbein.

Fall 20: Diagnose für eine Wunde im Jochschläfenbein, die bis auf den Knochen geht, mit einem Loch des Jochschläfenbeins.

Fall 21: Diagnose für einen Spalt im Jochschläfenbein.

Fall 22: Diagnose für einen Bruch im Jochschläfenbein.

Fall 23: Diagnose für eine Wunde im Ohr.

Fall 24: Diagnose für einen Bruch im Unterkiefer.

Fall 25: Diagnose für eine Verrenkung am Unterkiefer.

Fall 26: Diagnose für eine Wunde in der Lippe.

Fall 27: Diagnose für eine klaffende Wunde am Kinn.

Fall 28: Diagnose für eine Wunde am Vorderhals.

Fall 29: Diagnose für eine klaffende Wunde an einem Wirbel des Nackens.

Fall 30: Diagnose für eine Bruchverletzung an einem Wirbel des Nackens.

Fall 31: Diagnose für eine Verrenkung an einem Wirbel des Nackens.

Fall 32: Diagnose für eine Verstauchung an einem Wirbel des Nackens.

Fall 33: Diagnose für eine Quetschung an einem Wirbel des Nackens.

Fall 34: Diagnose für eine Verrenkung an den Schlüsselbeinen.

---

[1]) Zu *tpꜣw* vgl. „Anatomie und Physiologie" (Index).

Fall 35: Diagnose für einen Bruch an den Schlüsselbeinen.

Fall 36: Diagnose für einen Bruch im Oberarm.

Fall 37: Diagnose für einen Bruch im Oberarm mit einer offenen Wunde darauf.

Fall 38: Diagnose für einen Spalt im Oberarm.

Fall 39: Diagnose für Abszesse (?) an der Brust.

Fall 40: Diagnose für eine Wunde an der Brust (die bis auf den Knochen geht, mit einem Loch im Brustbein)[1]).

Fall 41: Diagnose für eine schlimme Wunde an der Brust.

Fall 42: Diagnose für eine Bruchverletzung an den Rippenknochen der Brust.

Fall 43: Diagnose für eine Verrenkung der Rippenknochen der Brust.

Fall 44: Diagnose für einen Bruch an den Rippenknochen der Brust (mit einer offenen Wunde auf ihr)[1]).

Fall 45: Diagnose für Abszesse auf der Brust.

Fall 46: Diagnose für Geschwülste (?) an der Brust.

Fall 47: Diagnose für eine klaffende Wunde an der Achsel.

Fall 48: Diagnose für eine Bruchverletzung eines Wirbels des Rückgrats.

Es ist schon wiederholt darauf hingewiesen worden, daß dieser letzte Fall unvollständig abgeschrieben ist: der Schreiber hat mitten in einem Satz der Behandlungsangabe aufgehört. Und wir ahnen nicht, ob und wie die Sammlung von Wunddiagnosen weitergegangen ist.

Der Text des Wundenbuches ist kein einheitlicher hinsichtlich seiner Entstehung. Vielmehr können wir drei Schichten der Textwerdung unterscheiden. Es sind diese:

1. Der eigentliche Diagnosenkörper, beginnend mit der Formel „wenn du untersuchst einen Mann mit der und der Wunde“ usw.

2. Die, wie es scheint, nachträglich aus dieser ersten Diagnosenformel abgeleiteten Überschriften; vgl. dazu das oben Bemerkte.

3. Die den Diagnosen beigefügten Glossen, im ganzen 69, welche unverständlich gewordene oder neue, unbekannte, Ausdrücke des alten, jedenfalls älteren Diagnosentextes erklären, seien es nun Wundzustände oder Namen von Körperteilen oder ähnliches mehr. Wieweit die Sprache dieser Glossen Unterschiede gegenüber der Sprache der Diagnosen erkennen läßt, bedarf noch eindringender Untersuchung. Jedenfalls aber kommt das jüngere Demonstrativ *pꜣ* „dieser“ bzw. artikelhaft „der“ und *tꜣ*.„diese“ bzw. „die“ im Wundenbuch nur in einigen Glossen vor (*pꜣ* Smith 1, 11 in einer Glosse zu Fall 1; 2, 10 in einer Glosse zu Fall 4; 5, 5 in einer Glosse zu Fall 9; — *tꜣ* nur 5, 5 neben *pꜣ*)[2]).

[1]) Das in Klammern Gegebene fehlt der ungenau formulierten Überschrift (vgl. oben Seite 109).

[2]) Für das Einzelne verweise ich auf die Untersuchung von H. von Deines: Die Demonstrativa im Wundenbuch des Pap. Edwin Smith (Mitteil. Institut f. Orientforschung, Bd. II, Seite 1—29. — Berlin, Akademie-Verlag 1954).

Die Glossen ihrerseits berufen sich (abgesehen von Hinweisen wie „er sagt“, „es wird gesagt“ und ähnlichen) mehrmals auf zwei ältere Schriften, eine über Wundbehandlung und eine vom Verbinden; vgl. oben Seite 104. Des weiteren hat der Verfasser einer Glosse zu Fall 1 (Edw. Smith 1, 3—9) ein Stück der Einleitung des Buches vom Herzen und von den Gefäßen, das uns im Pap. Ebers (99, 1ff.) erhalten ist, exzerpiert und verwendet. Allerdings war das Exemplar dieses Buches, das er benutzte, nicht, wie kleine Textvarianten zeigen, dasselbe, das dem Kompilator des Pap. Ebers vorgelegen hat.

Die Glossen im Wundenbuch sind den einzelnen Diagnosen nach Bedarf beigegeben; sie folgen dem jeweils letzten Wort des eigentlichen Diagnosentextes. Ihre Zahl schwankt zwischen 1 und 10, wie eben die zu erklärenden Ausdrücke und Wörter es erforderten. Eine Anzahl von Diagnosen ist ohne Glossen geblieben. Über die Herkunft der Glossen und ihren oder ihre Verfasser wissen wir nichts. Wir wissen auch nicht, ob sie einer Sammlung erklärender Bemerkungen über medizinische Ausdrücke entnommen oder für die besonderen Bedürfnisse der Wunddiagnosen von Fall zu Fall hergestellt sind.

Die besondere Art des Wundenbuches als eines Lehrbuches hat M. Meyerhof so klar erkannt und gekennzeichnet, daß ich ihn selbst sprechen lasse[1]): „Der Verfasser des Chirurgiebuches hat sein Werk ungemein methodisch geschrieben, indem er stets vom Kopf abwärts zu den weiter unterhalb liegenden Organen vorrückt und bei jedem Körperteil die leichteren Weichteilwunden den einfachen und immer komplizierteren und schwereren Knochenbrüchen vorangehen läßt. Er hat aber auch sein Buch sogleich in eine lehrhafte, in eine richtig scholastische Form gebracht. Sein Buch ist so, wie es da ist, zum Einpauken und Auswendiglernen vollkommen geeignet. Ähnliches finde ich in der arabischen medizinischen Literatur des Mittelalters wieder, wo die Übersetzer aus dem Griechischen sehr häufig Werke von Hippokrates und Galen in die Form von Frage und Antwort gebracht und methodisch vereinfacht haben, um den Ärzten das Erlernen des Inhalts so bequem wie möglich zu machen.“ — Vgl. auch meine Bemerkungen zum Buch vom kranken Magen unten Seite 118.

B. Die Einzeltexte der Rückseite.

Diese Texte, die sich an Bedeutung mit den Diagnosen des Wundenbuches auch nicht entfernt vergleichen lassen, gliedern sich äußerlich nach den Schreibern in zwei Gruppen, in diejenigen, welche derselbe Abschreiber, dessen Fleiß wir das Wundenbuch verdanken, kopiert hat, und in die beiden letzten Rezepte, die von einer späteren Hand noch zugefügt sind. Das habe ich oben schon bemerkt. Wer oder was den ersten Abschreiber bewogen hat, nachdem er seine Arbeit auf der Vorderseite unvollendet abgebrochen hatte,

[1]) Auf Seite 680 seiner oben Seite 89 genannten Arbeit.

auf die Rückseite noch eine Anzahl von Sprüchen gegen den Pesthauch, eine Diagnose für ein Frauenleiden und zwei Schönheitsmittel zu setzen, wissen wir nicht.

Im einzelnen handelt es sich um folgende Texte:

1. Eine Folge von 8 Sprüchen, die sämtlich ausdrücklich oder andeutend gegen eine *ỉꜣd·t* genannte Schädigung gerichtet sind, die zuweilen jährlich in Ägypten aufgetreten sein muß („Jahr der *ỉꜣd·t*“), die sich unter anderem als ein verderblicher Lufthauch äußert und die wir mit „Pest“ wiedergeben, ohne damit mehr als eine allgemeine Bezeichnung für eine den Menschen anwehende, Krankheit und Tod bringende Schädigung aussprechen zu wollen. Der eigentlichen Medizin ist das Wort fremd. Die Überschriften besagen:

a) „Spruch für das Abwehren des Hauches der Pest des Jahres“ (Smith 18, 1—11). Er ist über einem Amulett zu sprechen, und wird am Schluß gekennzeichnet: „er ist ein Schutz des Jahres, er ist ein die *dḥr·t*-Krankheit Vertreiber im Jahre der Pest“.

b) „ein anderer (Spruch) für das Abwehren des Krankheitshauches der Dämonen (*ḫꜣj·tjw*)“ (Smith 18, 11—16). Er ist über einem Amulett zu sprechen. Der Mann, der es tut, „kann nicht sterben an der Pest des Jahres“.

c) „ein anderer Schutz vor der Pest des Jahres“ (Smith 18, 17—19).

d) „ein Anderer“ (Smith 18, 19—19, 2).

e) „Desgleichen ein Anderer“ (Smith 19, 2—14). Auch dieser Spruch soll über einem Amulett rezitiert werden.

f) „Spruch für das Reinigen einer Fliege“ (Smith 19, 14—18). Der Spruch soll wohl Übertragung der Krankheit durch Fliegen verhindern. — Vgl. den Spruch g.

g) „Spruch für das Reinigen von allerlei Dingen von der Pest“ (Smith 19, 18—20, 8). Durch Rezitation des Spruches „wird die Pest entfernt, abgewehrt das Vorbeigehen der Dämonen an eßbaren Dingen und ebenfalls an den Betten“.

h) „Anderer“ (Smith 20, 8—12). Der Rezitationsvermerk scheint unvollständig zu sein und der Text plötzlich abzubrechen.

2. Auf diese acht Besprechungen folgt mit neuer Zeile (Smith 20, 13—21, 3) eine Diagnose, die ohne besondere Überschrift so beginnt: „Wenn du untersuchst eine Frau die an ihrem Magen leidet, deren Menstruation nicht kommen kann“. Der Befund stellt eine Blutverstopfung in der Vulva fest, für deren Beseitigung erst ein heilsamer Trank, dann ein Salbmittel und schließlich eine Beräucherung der Genitalien mit Myrrhe und Weihrauch verordnet werden. Diese Diagnose ist in ihrer Anlage den drei in Eb. Nr. 831 bis 833 vorliegenden Diagnosen für Frauenleiden sehr ähnlich, die ebenfalls unvermittelt mit „wenn du untersuchst eine Frau (die an . . . leidet)“ anfangen. Es wäre denkbar, daß alle vier aus derselben Quelle stammen[1]).

[1]) Die verschiedene Bezeichnung der Kranken im Pap. Smith und im Pap. Ebers spricht wohl nicht gegen diese Vermutung, wie ich „Untersuchungen“ I, Seite 24, glaubte.

3. Noch am Schluß der letzten Zeile dieser Diagnose beginnt ein „Rezept, die Haut umzukehren“ (Smith 21, 3—6) und

4. folgt ein „anderes, das Gesicht zu verschönern“ (Smith 21, 6—8). Beide Salbmittel sind uns auch im Pap. Ebers als Nr. 714 und 715 und im Pap. Hearst als Nr. 153 und 154 erhalten (vgl. oben Seite 106). Das erste dieser Schönheitsmittel hat in allen drei Papyrus dieselbe Überschrift. Das zweite ist im Ebers überschrieben „den Körper (*ḥ*ʿ) zu verschönen“ und im Hearst „die Haut zu verschönen“. Die Rezepte selbst sind im wesentlichen gleichlautend, wenn sie auch einige interessante, orthographisch-sprachliche Varianten aufweisen, die den Inhalt der Rezepte jedoch nicht berühren.

Mit dieser seltsamen Zusammenstellung von, medizinisch gesehen, belanglosen Zaubersprüchen, einer echten Diagnose und zwei Schönheitsmitteln beendet der Abschreiber des Buches von den Wunden seine Arbeit. Auf die untere Hälfte seiner zuletzt beschriebenen Kolumne hat ein Späterer dann noch zwei Texte gesetzt, die auch noch eine zweite Kolumne zu etwa zwei Dritteln in Anspruch nehmen:

5. „Buch vom Machen einen alten Mann zu einem jungen“ (Smith 21, 9 bis 22, 10). Die Überschrift ist eingeleitet mit der Formel „hier beginnt“ (*ḥꜣ·tj* ʿ *m*), die im Smith nur an dieser Stelle auftritt, in anderen medizinischen Papyrus vereinzelt, im Ebers sehr oft eine neue Gruppe von Texten einführt. Das „Buch“ ist ein Rezept für ein Salbmittel gegen die Falten der Gesichtshaut und andere äußerliche Alterserscheinungen des Körpers, das in der Genauigkeit der Bereitungsaufgaben seinesgleichen sucht. Inhaltlich, als ein Verschönerungsmittel, schließt sich dieser Text an die beiden letzten Rezepte der ersten Hand an.

6. Ein „wenn du betrachtest einen Mann der an seinem After leidet“ (Smith 22, 11—14) beginnendes Rezept (im Diagnosenstil) für eine Salbe, mit der eine Binde bestrichen werden soll, die an den After gegeben wird, schließt den beschriebenen Teil des Pap. Smith, auf dessen Rückseite noch viel Raum frei geblieben ist.

3. Pap. Ebers

A. Übersicht.

Die Einzeltexte[1]) des Pap. Ebers sind in der Handschrift, aufs ganze gesehen, verhältnismäßig geordnet, jedenfalls besser als im Pap. Hearst oder Pap. Berlin, wenn die Ordnung auch nach unseren Begriffen vielfach zu wünschen übrig läßt. Sie geht weder nach den Krankheiten noch nach den von diesen betroffenen Körperteilen und Körperstellen (nach denen das Wundenbuch angelegt ist). Vielmehr besteht die Ordnung nur darin, daß

[1]) Über die Durchzählung von Wreszinski in seiner Ausgabe habe ich oben auf Seite 92 gesprochen. Es sind nicht 877 Einzeltexte, wie er angibt, sondern nur etwa 870, da er die Doppelaufnahmen desselben Textes nicht berücksichtigt und auch sonst bei seiner Numerierung Fehler gemacht hat.

der Abschreiber nach Vermögen inhaltlich Gleiches oder Verwandtes in Gruppen zusammengefaßt hat, falls diese Gruppen ihm nicht schon vorlagen.

Von einer sachlichen Anordnung der Gruppen jedoch kann man kaum sprechen, wenn man ihre Folge auch nur flüchtig überblickt. An die drei, das Ganze einleitenden Begleitsprüche schließen sich an: Abführmittel und ähnliche Rezepte verschiedener Bestimmung — Magenleiden, -behandlungen und entsprechende Rezepte — Leiden am Kopf — Mittel für Appetit und Verdauung — Rheumabeschwerden — Husten — Augenkrankheiten — Bißwunden — Kopfleiden und Haarerkrankungen — Leberbeschwerden — Brandblasen und andere Verletzungen — Jucken — Leiden an Fingern und Zehen — Salben für Wunden und gegen Schmerzen der *mt*-(Gefäße, Muskeln Sehnen) — Erkrankungen der Zunge — Schönheitsmittel — Zahnleiden — Schnupfen — Ohrleiden — Frauenleiden allerlei Art — Hausmittel gegen Ungeziefer — die beiden Bücher vom Herzen und von den Gefäßen — Diagnosen für Geschwülste.

Hinzu kommt, daß auch innerhalb der Gruppen mancherlei nicht in Ordnung ist, so daß eine genauere Analyse und Betrachtung des Inhalts unerläßlich erscheint, soll wirklich ein Einblick und Überblick gerade bei dieser unserer wichtigsten, weil längsten und inhaltreichsten, medizinischen Sammelschrift gewonnen werden. Die Grundlage des folgenden bilden meine „Untersuchungen".

Was rein äußerlich den Pap. Ebers von den anderen Sammelhandschriften unterscheidet, ist die nahezu regelmäßig durchgeführte Einleitung der Gruppen mit der Formel *ḥꜣ·tj ͑ m* „hier beginnt". Sie wird sechsunddreißigmal verwendet und bevorzugt so, daß mit ihr eine neue Zeile anfängt. Dadurch heben sich die Gruppen als solche gut heraus. Man möchte vermuten, daß diese ungewöhnliche Gliederung des Stoffes dem Schreiber des Papyrus verdankt wird. Auf das *ḥꜣ·tj ͑ m* folgt nur ausnahmsweise eine pluralische Gesamtbezeichnung der Einzeltexte einer Gruppe. In der Regel steht die Formel ganz äußerlich vor der Überschrift des ersten Rezeptes einer Rezeptfolge. Vor den *šśꜣ·w*-Diagnosen ist *ḥꜣ·tj ͑ m* nicht gebräuchlich.

B. Der Inhalt im einzelnen in fünfundvierzig Gruppen.

Bei der folgenden Aufgliederung, die zugleich das inhaltlich nah oder fern Verwandte zusammenfaßt, schließe ich mich, soweit tunlich, an die eben erwähnte Formel an, die ich als „Gruppe" bezeichne. Auf die fünfundvierzig Abschnitte, die ich unterscheide, verteilen sich die Einzeltexte des Pap. Ebers so: (die Nr. des Abschnittes steht in der Klammer): 1—3 (1); 4—187 [ohne 104—121] (2); 104—121 (3); 188—207 (4); 208—220 (5); 221—241 (6); 242—247 (7); 248—250 + 252—260 (8); 251 (9); 261—283 (10); 284—293 (11); 294—300 (12); 301—304 (13); 305—325 (14); 326—335 (15); 336—431 (16); 432—436 (17); 437—450 (18); 451—463 (19); 464—476 (20); 477—481 (21); 482—514 (22); 515—542 (23); 543—550 (24); 551—555 (25); 556—602 (27); 603—615 (28); 616—626 (29); 627—696 (30);

697—704 (31); 705—738 (32); 739—749 (33); 750—756 (34); 757—760 (35); 761—763 (36); 764—782 (37); 783—807 (38); 808—830 (39); 831—833 (40); 834—839 (41); 840—853 (42); 854—855 (43); 856 (44); 857—877 (45).

1. Gruppe. Eb. Nr. 1—3 = 1, 1—2, 6.

Drei Begleitsprüche für das Auflegen und für das Abnehmen eines Verbandes sowie für das Einnehmen eines Medikamentes:

a) „Spruch für das Auflegen eines Mittels auf irgendein Glied des Mannes“ (Nr. 1 = 1, 1—11) mit der Schlußanweiscng „zu rezitieren, wenn ein Mittel aufgelegt wird auf irgendein Glied des Mannes[1]), welches erkrankt ist“.

b) „Anderer Spruch für das Abnehmen irgendeines Verbandes“ (Nr. 2 = 1, 12—2, 1), ohne Anweisung für die Rezitation.

c) „Spruch für das Trinken eines Mittels“ (Nr. 3 = 2, 1—6), mit der Anweisung am Schluß „zu rezitieren, wenn ein Mittel getrunken wird“.

Näheres über solche Sprüche, von denen der erste des Pap. Ebers auch im Pap. Hearst steht (H. Nr. 78 = 6, 5), siehe oben im ersten Teil dieses Bandes unter „Zaubersprüche“.

Paralleltext: Eb. 1 = H. 78.

2. Gruppe. Eb. Nr. 4—187 = 2, 7—36, 3.

„Sammelbuch (*dmḏ·t*) von Mitteln [für] das Vertreiben von Krankheiten im Bauch“. Auf diese Gruppenüberschrift folgt unmittelbar ein eindrogiges Rezept, ein Trankmittel.

Die umfangreiche Sammlung enthält Rezepte für Abführmittel, für Mittel zum Regeln des Stuhlganges und des Harnlassens, gegen Eingeweidewürmer und ähnliche Beschwerden des Bauches. Die meisten Heilmittel sollen als Tränke oder auch als Kaumittel durch den Mund eingenommen werden; andere werden als Einläufe oder Darmzäpfchen angewendet. Ein paarmal werden auch Salben verordnet und auch Umschläge auf den Unterbauch. Aber derartige Applikationen sind selten in dieser Gruppe, die im großen und ganzen einheitlich ist bis auf eine kleine Sondergruppe von Salbmitteln zur Linderung der noch nicht genau bestimmbaren, so oft in der Medizin vorkommenden Leiden („Schmerzen“ ?) *wḥꜣ·w* und *wḫd·w* am ganzen Körper oder an dessen Gliedern. Diese Salbmittel hat der Abschreiber, dem sie vielleicht als geschlossene Reihe in die Hand gekommen waren, nach seiner Gewohnheit mit der Einleitung „Gruppe“ versehen (Nr. 104—121 = 25, 11 bis 27, 7), mitten in der größeren Gruppe der Texte Nr. 4—187, deren Rezepte dann als Trankmittel oder Einläufe und ähnliche Mittel „die in den After gegeben werden sollen“ weitergehen.

Die Aufnahme dieser Salbmittel ist insofern gerechtfertigt, als es auch vorher und nachher Trankmittel zur Beseitigung der *wḥꜣ·w* und *wḫd·w*

---

[1]) „des Mannes“ (oder „eines Mannes“) = des oder eines „Patienten“. Natürlich auch einer Patientin. Aber diese, „die Frau“, wird ausdrücklich eigentlich nur genannt, wenn es sich um Leiden handelt, die nur eine Frau haben kann. „Mann“ ist die allgemeinere Bezeichnung für „Patient“.

in der Gruppe 2 gibt. Nur hätten die Salben, von unserem Standpunkt aus, nicht einen eigenen Gruppentitel bekommen sollen, es sei denn, er war schon in der Vorlage vorhanden und wurde mechanisch mit abgeschrieben. Übrigens steht der Gruppentitel der Salbmittel am Ende einer Zeile (nicht am Anfang wie sonst), also im laufenden Text der Gruppe 2 (Nr. 4—187).

Andererseits würden wir einen Gruppentitel erwarten vor den Rezepten Nr. 183—187, die Behandlungen der *šnb·t*-„Brust“ und der *smꜣ*-„Lunge“ durch Trankmittel angeben. Daß diese Rezepte denen für Erkrankungen des Bauches angeschlossen sind, hängt gewiß mit den unklaren anatomischen Vorstellungen zusammen. Zu ihnen gehört auch das Rezept Nr. 21 (= 6, 17 bis 7, 1), das zwischen zwei Abführmitteln kaum am richtigen Platz ist, und gehört auch das Rezept Nr. 35 (= 11, 18—12, 3) in ähnlicher Umgebung. Es ist mit Nr. 185 (= 35, 18—21) identisch, seiner vollständigeren und richtig eingeordneten Fassung.

Ebenfalls an unrichtiger Stelle steht die diagnosenartige Behandlungsanweisung für einen an *št·t*-„Rheuma“ (?) Leidenden Nr. 102 (= 25, 3—8). Sie gehört zu der kleinen Gruppe 12 (Nr. 294—300), in der sie nochmals als Nr. 296 (= 52, 1—7) mit einigen nicht unerheblichen Abweichungen enthalten ist; der Text in Nr. 296 ist anscheinend der bessere. Auch das Rezept Nr. 128 (= 27, 21—30, 2; Kolumne 30 ist die auf 27 folgende, da die Kolumnenziffern 28 und 29 übersprungen sind), ein „Mittel für das Schienbein“, ist gewiß unter Rezepten für Erkrankungen des Bauches nicht an der richtigen Stelle; es gehört zu der Gruppe 28. Und auch das Rezept Nr. 130 (= 30, 4—6) ein Mittel für eine Wunde, ist falsch eingeordnet; es stände richtiger bei den Mitteln für Wundbehandlungen der Gruppe 23. — Rezept Nr. 32 (= 11, 3—6) ist fast wörtlich als Nr. 514 (= 69, 21—22) in Gruppe 23 an falscher Stelle nochmals aufgenommen; siehe das dort dazu Bemerkte.

Paralleltexte:

Eb. 4 = H. 53; Eb. 5 = H. 55; Eb. 6 = H. 56; Eb. 7 = H. 58; Eb. 32 = 514 = H. 3; Eb. 35 = Eb. 185; Eb. 49 = H. 18; Eb. 55 = B. 2; Eb. 102 = Eb. 296; Eb. 122 = B. 35; Eb. 132—137 = Eb. 147—152; Eb. 182 = H. 16.

3. Gruppe. Eb. Nr. 104—121 = 25, 11—27, 7.

Die Textgruppe enthält die unter 2 besprochenen *gśw*-„Salbmittel“.

4. [ohne „Gruppe“]. Eb. Nr. 188—207 = 36, 4—43, 2.

Eine Folge von *šśꜣ·w*-Diagnosen für „einen am *rꜣ-ib*-Magen Leidenden“ (oder „für Leiden am Magen“ ?).

Die einzelnen Diagnosen werden ohne Wiederholung von *šśꜣ·w*-Diagnose (so beginnt nur die erste in Nr. 188) eingeleitet mit der Formel „wenn du untersuchst . . .“. Ihrer sind im ganzen 18, nicht 20, wie man nach der mechanischen Durchzählung der Einzeltexte bei Wreszinski zunächst denken würde, der die Zweitaufnahmen von Nr. 191 (= 37, 10—17) und von Nr. 192 (= 37, 17—38, 3) im Papyrus Kolumne 38, 10—17 und 38, 17—39, 2 nicht als Nr. 191 bis und 192 bis bezeichnet, sondern als Nr. 194 (= 38, 10—17) und Nr. 195 (= 38, 17—39, 2) weiterzählt. Zwischen beiden Diagnosenpaaren steht als einzelner neuer Text Nr. 193 (= 38, 3—10).

Diese Diagnosen mit dem Grundschema „wenn du untersuchst . . .", „dann sollst du sagen . . .", „dann sollst du machen . . ." bilden eine geschlossene Gruppe, die in keinem der anderen medizinischen Papyrus Parallelen oder Varianten hat. Denn die auf der Rückseite des Edwin Smith aufgezeichnete Diagnose für „eine Frau die an ihrem Magen leidet" (vgl. oben beim Inhalt des Pap. Edwin Smith Seite 113) nennt zwar den Magen, betrifft aber eine Störung der Menstruation und gehört zu den Behandlungen von Frauenleiden.

Das in diesen Diagnosen vorliegende „Buch vom kranken Magen" ist von sehr anderer Art als das oben Seite 112 gekennzeichnete „Wundenbuch". In diesem steht der spezielle Fall der Verwundung von vornherein fest mit einer mehrmals wiederholten immer gleich formulierten Bezeichnung, um dann des Genaueren nach Aussehen und Art der Wunde (eines Knochenbruches und so weiter) beschrieben zu werden, wobei unbekannte oder sonst unklare Ausdrücke der Beschreibung in Glossen nach Bedarf erklärt werden. Zugleich werden die Begleit- oder Folgesymptome, die sich zeigen müssen oder zeigen könnten, besprochen, und es werden die nötigen Anweisungen für Verbände, Nachbehandlungen und ähnliches erteilt.

In den Diagnosen für Magenleiden dagegen wird das Leiden, Beschwerden am Magen, zunächst nur allgemein genannt mit seinen Symptomen. Die besondere Art der Erkrankung muß erst durch die Untersuchung festgestellt und auf deren Grundlage formuliert bestimmt werden, ehe die Behandlung einsetzen kann, wobei mehrmals Zweituntersuchungen und Nachbehandlungen notwendig sind. Diese Diagnosen sind ungleich lebendiger als die lehrbuchartigen des Wundenbuches: man hat das Gefühl, ein Kranker kommt zum Arzt, um sich untersuchen und behandeln zu lassen, ein Internist bemüht sich, die Krankheitsursache zu finden und das durch sie bewirkte Leiden zu beheben. Freilich macht diese Eigenart die Texte auch schwer verständlich, die ebenso reich an ungewöhnlichen Ausdrücken wie dürftig und zusammengerafft in der Darstellung sind. Sie können nur durch eindringende philologische Behandlung gedeutet werden.

5. [ohne „Gruppe"]. Eb. Nr. 208—220 = 43, 2—44, 12.

Eine Anzahl von Rezepten, die ebenfalls Erkrankungen des Magens betreffen, zum Teil dieselben Zustände, die auch schon in den Diagnosen auf Grund anderer Mittel zur Heilung gebracht werden sollten. Die Texte Nr. 208—220 sind gleichsam die Rezepturergänzung zu den Diagnosen der Gruppe 4. Die beiden letzten Rezepte Nr. 219 und 220 nennen in den Überschriften das *ḥꜣ tj*-Herz und gehören vielleicht besser zur folgenden Gruppe.

Paralleltexte:

Eb. 217 = H. 48; Eb. 218 = H. 49.

6. Gruppe. Eb. Nr. 221—241 = 44, 13—46, 9.

Das erste Rezept ist wie die folgenden dazu bestimmt, „die ꜥꜣꜥ-Krankheit im Bauch, im Herzen zu beseitigen". Es handelt sich, falls die Deutung[1]) richtig ist, um Mittel gegen das „Blutharnen" (Hämaturie), zu denen wohl auch das Rezept Nr. 62 (= 19, 11—19) zu stellen ist: es gibt an, daß die genannte Krankheit gewisse Würmer im Bauch entstehen läßt.

Paralleltexte:

Eb. 221 = H. 79; Eb. 222 = H. 80; Eb. 223 = H. 81; Eb. 224 = H. 82; Eb. 226 = H. 84.

7. Gruppe. Eb. Nr. 242—247 = 46, 10—47, 10.

Eine Folge von sechs Rezepten, von denen das zweite bis sechste sich auch im Hearst findet (H. Nr. 71—75 = 5, 7—6, 2). Die Folge war eine feste: vom zweiten Rezept an sind die Mittel als „zweites", „drittes" und so fort bis „sechstes" durchgezählt. Es sind Medikamente für Umschläge der schmerzhaften und kranken Stellen des Körpers einschließlich des Kopfes; bestimmte Krankheitsnamen werden nicht genannt. Die Rezepte sind dadurch merkwürdig, daß sie auf Gottheiten zurückgeführt werden, die sie „gemacht" haben sollen[2]). Und zwar ist das erste „ein Rezept, das Re für sich selbst gemacht hat". Das zweite eines, „das Schu für sich selbst gemacht hat". Die folgenden vier sind „für Re selbst gemacht": von der Göttin Tefnut, von dem Erdgott Geb, von der Himmelsgöttin Nut und von der Göttin Isis, dies letzte mit der ausdrücklichen Bemerkung „um die Krankheiten in seinem (des Re) Kopf zu vertreiben". Ich habe diese Mittel oben auf Seite 102 schon erwähnt.

Auf diese „Göttermittel", die sich in Nichts von beliebigen Rezepten sonst unterscheiden, bei denen nur die Zurückführung auf gleichsam göttlichen Ursprung merkwürdig ist, folgen Mittel gegen Leiden am Kopf, vielleicht in Anknüpfung an die im sechsten Göttermittel erwähnten Krankheiten im (am) Kopf des Re. Übrigens folgen die beiden ersten Rezepte der Gruppe 8, Eb. Nr. 248 und 249 (= 47, 10—14) auch im Pap. Hearst als Nr. 76 und 77 (= H. 6, 2—5) unmittelbar auf das letzte Göttermittel: das war also eine feststehende Folge (die Vorlagen des Pap. Ebers und des Pap. Hearst waren in diesem Fall aber sicher nicht dieselben).

Paralleltexte:

Eb. 243 = H. 71; Eb. 244 = H. 72; Eb. 245 = H. 73; Eb. 246 = H. 74; Eb. 247 = H. 75.

8. [ohne „Gruppe"] Eb. Nr. 248—250 = 47, 10—15 und Eb. Nr. 252 bis 260 = 48, 3—20.

Rezepte gegen Leiden „am (im) Kopf". Zwischen ihnen steht der Text Nr. 251, der im folgenden unter 9 besprochen wird. Das Rezept Nr. 250 (= 47, 14—15) hat die Überschrift „anderes (Mittel) für Krankheit im hal-

[1]) Vgl. Ebbell, Ztschr. f. ägypt. Sprache Bd. 62, 1927, 16.

[2]) „Gemacht" im Sinne von zuerst hergestellt, in ihrer Zusammensetzung erfunden.

ben Kopf", ein Salbmittel gegen Migräne (Hemikrania), gegen die wir sonst nur die Zaubersprüche besitzen, von denen oben Seite 22 schon die Rede war. Das Rezept Nr. 252 (= 48, 3—5) ist zur Beseitigung von Zittern am Kopf bestimmt; es ist im Stil der Diagnosen abgefaßt.

Das Rezept Nr. 260 (= 48, 17—20) für die *sm3*-behaarte Stelle des Kopfes, an die das Mittel gegeben werden soll, enthält die für die Augenmittel bezeichnenden Drogen und gehört vermutlich zu den Rezepten für die Augen. Wenn das richtig ist, dann würde *sm3* eine behaarte Stelle der Augen bezeichnen (Brauen oder Wimpern).

Paralleltexte:

Eb. 248 = H. 76; Eb. 249 = H. 77.

9. [ohne „Gruppe"] Eb. Nr. 251 = 47, 15—48, 3.

Ein kleiner Sondertext mit der Überschrift „kennen dessen, was man mit der *dgm*-Pflanze (vermutlich: Rizinus) machen kann als etwas in alten Schriften Gefundenes als etwas für die Menschen Nützliches". Aus ihm sind die beiden Rezepte Eb. Nr. 25 (= 8, 12—16) und Eb. Nr. 123 (= 27, 11—14) abgeleitet worden, wie ich oben Seite 10 gezeigt habe. Zur Angabe „aus alten Schriften" vgl. das Seite 101 dazu Bemerkte.

Die Einschiebung dieses kleinen Buches in die Kopfmittel des Abschnittes 8 mag dadurch veranlaßt sein, daß als erste Verwendungsweise der Pflanze angegeben ist, ihre in Wasser zerstoßene Wurzel diene zur Heilung „wenn sie an den Kopf dessen der krank ist gegeben werde", mit einer, falls nicht etwas ausgelassen sein sollte, recht allgemeinen Bezeichnung des Patienten.

10. Gruppe. Eb. Nr. 261—283 = 48, 21—50, 21.

Rezepte zur Beseitigung von Urinstörungen und von Beschwerden am Damm (vielleicht dessen Wundwerden durch Harnfluß), die durch Tränke oder Einläufe oder durch Salbungen, besonders des Penis, geheilt werden sollen. Unter den Rezepten sind zwei, die auch den noch kindlichen Patienten eigens berücksichtigen. In Nr. 272 bis (= 49, 18—21; Wreszinski hat das Rezept bei seiner Bezifferung der Einzeltexte übergangen) ist am Schluß bestimmt, daß ein Kind das Trankmittel nicht wie die Erwachsenen aus einem größeren Napf trinken soll, sondern aus einer kleineren Schale. In Nr. 273 (= 49, 21—50, 2) wird als Form des Medikamentes eine Pille verordnet, welche ein Erwachsener trocken schlucken kann. Ein Kind aber soll sie mit einem flüssigen Schluckmittel herunterspülen; und einem Kind, das noch in der Windel ist, soll die Pille in der Milch seiner Amme zerrieben werden, so daß das Mittel beim Brustnehmen auflutscht.

Paralleltexte:

Eb. 276 = Eb. 281; Eb. 277 = H. 63; Eb. 278 = H. 64; Eb. 279 = H. 66; Eb. 280 = H. 65; Eb. 282 = H. 68.

11. Gruppe. Eb. Nr. 284—293 = 50, 21—51, 14.

Trankmittel um „zu bewirken, daß das Herz Brot empfängt" wie die Überschrift des ersten Rezeptes lautet, dem sich die übrigen nur als „anderes (Rezept)" anschließen. Es sind Mittel, welche Appetit oder Verdauung beeinflussen sollen. Das „Herz" (*ib*) ist wohl eine Verkürzung aus *r3-ib* „Magen" oder ist dessen Synonym. Für die Magen-Herz-Frage siehe meine Darlegungen im I. Bande.

12. Gruppe. Eb. Nr. 294—300 = 51, 15—52, 17.

Mittel gegen die *št·t*-Krankheit (vermeintlich Rheumatismus[1])). Der Text Nr. 296 (= 52, 1—7) findet sich noch einmal im Pap. Ebers als Nr. 102 (= 25, 3—8) aus einer anderen, weniger guten Vorlage. Und zu Nr. 294 (= 51, 15—19) gehört aus Pap. Hearst dessen Nr. 35 (= H. 3, 4—6) als eine Variante des ersten Teils von Eb. Nr. 294 mit etwas abweichenden Lesarten oder Schreibungen. Die Texte Nr. 295 und 296 sind, trotz ihrer Bezeichnung in der Überschrift als Rezept, im reinen Diagnosenstil abgefaßt. Der Text Nr. 294 enthält eine der wenigen Drogenbeschreibungen der ägyptischen Medizin: die leidlich klare Beschreibung eines Krautes *šn-wt·t*, etwa „Schlangenkraut", das „auf seinem Bauch wächst" und Blüten hervorbringt, die wie Lotusblumen aussehen, und über dessen Blätter auch noch etwas ausgesagt wird.

Paralleltexte:

Eb. 294 = H. 35; Eb. 297 = B. 136.

13. [ohne „Gruppe"] Eb. Nr. 301—304 = 52, 17—22.

Vier Rezepte gegen verschiedene Leiden. Die Rezepte, die nichts besonderes bieten, stehen anscheinend weder mit den vorhergehenden noch mit den folgenden in Zusammenhang.

Paralleltexte:

Eb. 301 = H. 33; Eb. 302 = H. 131.

14. Gruppe. Eb. Nr. 305—325 = 53, 1—55, 1.

Mittel für Beseitigung des Hustens (*šrj·t*), in zwei Abteilungen. Die erste hat in Nr. 305 (= 53, 1—2) die Überschrift „Mittel für das Beseitigen des Hustens"; auf Nr. 305 folgen noch fünfzehn nur als „anderes" (Mittel) bezeichnete Rezepte. Nr. 321 hat die Überschrift „Heiltrank für das Beseitigen des Hustens im Bauch", mit weiteren vier „anderen" (Rezepten). Die zusätzliche Angabe „im Bauch" besagt nichts besonderes gegenüber der Überschrift von Nr. 305, da der Husten für den Ägypter aus dem Bauch kommt; vgl. dazu „Anatomie und Physiologie".

Die Mehrzahl der Mittel soll eingenommen werden, in der Regel als Tränke. Zwei Mittel (Nr. 320 und 325) sind Rauchinhalationen: der Kranke soll den Rauch erhitzter Kräuter und dergleichen durch ein Rohr „schlukken" = einatmen. In Nr. 320 (= 54, 8—10) ist das Verfahren nur ganz kurz

[1]) Vgl. Ebbell in Ztschr. f. ägypt. Sprache Bd. 63, 1928, 115. — Ebbell möchte das Wort wegen der Etymologie des griechischen Rheuma mit einem ägyptischen Verbum zusammenbringen, das nach seiner Vermutung etwas wie „fließen" bedeutet haben soll, das aber sicher „gießen, eingießen" bedeutet. Ohne über die Richtigkeit des *št·t* als „Rheuma" etwas aussagen zu wollen, scheint es mir, wenn schon die Etymologie bemüht werden muß, für „Rheuma" näher zu liegen, das ägyptische Wort mit dem Verbum *štj* „schießen" zu verbinden: ich denke an unser „Hexenschuß".

angedeutet, in Nr. 325 (= 54, 18—55, 1) aber genauer beschrieben; zu diesem Text gibt es im Pap. Berlin in dessen Nr. 46 (= 4, 5—8) eine Variante. Nach Nr. 325 sollen fein zerkleinerte pflanzliche und mineralische Stoffe auf heiß gemachten Steinen erhitzt werden, über sie ein Topf gestülpt werden, in dessen durchbohrten Boden ein Rohr gesteckt ist, mittels dessen der Kranke den Kräuterdampf „schluckt". Das Verfahren soll mit kleinen Mengen des Räucherpulvers im ganzen siebenmal angewendet werden. Weil der Mund und der Schlund durch den Rauch vermutlich austrocknen, soll zum Schluß etwas fettes Fleisch oder Öl nachgegessen werden müssen. Übrigens kann sich der Kranke den Apparat selbst herstellen.

Paralleltexte:

Eb. 309 = B. 30; Eb. 310 = B. 38; Eb. 315 = B. 29; Eb. 317 = B. 34; — Eb. 305 ist Eb. 324 sehr ähnlich.

15. Gruppe. Eb. Nr. 326—335 = 55, 2—20.

Das erste Rezept gibt an, daß es für das „Töten der *gḥw*-Erkrankung" bestimmt ist; die übrigen haben nur „anderes" als Überschrift. Es sind Mittel zum Einnehmen gegen das unbestimmbare Leiden *gḥw*, vielleicht ein Parasit (das Wort ist mit der Eidechse determiniert). — Das letzte Rezept besteht nur aus einer Überschrift „anderes", die Wreszinski zu der folgenden Gruppenüberschrift gezogen hat, zu der sie gewiß nicht gehört. Entweder fehlt der Text zu dem „anderes" oder der Schreiber hat das Wort versehentlich gesetzt und vergessen, es nachträglich zu streichen.

16. Gruppe. Eb. Nr. 336—431 = 55, 20—64, 5.

„Sammelbuch (*dmḏ·t*) der Augen". So lautet die gemeinsame Überschrift dieser fünfundneunzig Rezepte für Augenkrankheiten (vgl. die eingangs besprochene Stelle bei Clemens Alexandrinus), die, ohne Parallelen in den anderen Sammelhandschriften, nur im Pap. Ebers erhalten sind. Jedenfalls so, daß man mit ihnen etwas anfangen könnte. Denn tatsächlich gibt es im Pap. Carlsberg VIII wörtliche Parallelen zu den Rezepten für die Augen des Pap. Ebers, die aber so zerstört sein sollen, daß sie „ohne Wert oder Interesse" sind[1]). Von Interesse sind sie aber schon durch ihre bloße Existenz in dem Kopenhagener Papyrus. Hinzu kommt nur ein Rezept für das Augenleiden *š3r·w* im Pap. London Nr. 35 (= 12, 2—3) und ein Spruch gegen dieselbe Erkrankung ebda. Nr. 34 (= 11, 8—12, 1) sowie ein Spruch gegen mehrere Augenleiden (und noch andere Erkrankungen sonst) ebd. Nr. 36 (= 12, 3—14) und auch ein Begleitspruch für das „Geben der Mittel an die Augen", ebenfalls im Pap. London als Nr. 22 (= 7, 1—7). — Aber die Erwähnung der Augen in den Überschriften der Rezepte ist nicht allein maßgebend für deren Zugehörigkeit zu den Augenmitteln, unter denen auch solche sind, die das Auge nicht ausdrücklich nennen, wie Nr. 391 (= 61, 9—11), das sicher, wie die Drogen zeigen, ein Augenmittel angibt, aber nur vom Kopf spricht. Und vgl. auch die Bemerkung zu Nr. 260 in Gruppe 8

[1]) So Iversen in seiner Bearbeitung des Pap. Carlsberg (vgl. oben Seite 95).

und auch die zu Nr. 751 am Ende unserer Gruppe: Der Zusatz „in den Augen" kann zuweilen fehlerhaft sein!

An die Gesamtüberschrift schließt sich sogleich die Überschrift des ersten Rezeptes (Nr. 336 = 55, 21—56, 6) an: „was man macht gegen" (eine Blutansammlung besonderer Art im Auge). Wie eigenartig das Rezept Nr. 336 und das folgende Nr. 337 gefaßt sind, ist oben Seite 65 besprochen worden.

Die Rezepte stehen in vollständiger Unordnung. Mittel gegen dieselben Leiden sind auseinandergerissen, tauchen unter Mitteln gänzlich anderer Bestimmung wieder auf, so daß die Vermutung naheliegt, die Gesamtüberschrift rühre von dem Abschreiber her, der aber nicht versucht hat oder imstande war, die kleinen Zettel mit den verschiedenen Rezepten in eine sachliche Ordnung zu bringen, das inhaltlich Zusammengehörige auch zusammen zu schreiben. Auch sonst sind allerlei Versehen festzustellen, dabei auch die zweimalige Aufnahme desselben Rezeptes gegen Albugines, einmal allein (Nr. 347 = 57, 5—6), einmal (Nr. 360 = 58, 6—15) mit einer Beschwörung, die über dem Heilmittel zu sprechen ist (vgl. dazu bei „Zaubersprüche" Ziffer 9).

Mehrfach lassen sich auch kleine Sondergruppen erkennen, die nicht eigentlich medizinisch interessant sind, wohl aber bemerkenswert für die Quellen, welche dem Kompilator vorgelegen haben; auf diese Sonderquellen habe ich in den „Untersuchungen" in Bd. I, Seite 38ff., hingewiesen. Aus zwei verschiedenen Vorlagen stammen auch die beiden inhaltlich völlig identischen Rezepte Nr. 423 (= 63, 11—12) und Nr. 430 (= 64, 3—4); sie sind gegen dasselbe Leiden bestimmt und geben dieselben Drogen, aber einmal wird nur „Auge" gesagt, das anderemal „die Augen", und die Reihenfolge der Drogen ist hier eine andere als dort, und in der Schreibung sind ihre Bezeichnungen mehrfach verschieden.

Die Augenleiden sind sehr zahlreich, unter ihnen auch besonders Blutansammlungen im Auge und sogar Blindheit. Andere Rezepte sollen die „Sehfähigkeit eröffnen" oder „kräftigen" bzw. „behandeln". Aber auch ganz allgemeine „Schminkmittel" finden sich und mehrere Rezepte, die bewirken sollen, daß ausgezupfte Haare (wohl: Wimperhaare) nicht wieder wachsen.

In Nr. 356 (= 57, 17—20) wird gegen Blindheit ein Mittel angegeben, das als Flüssigkeit in das Ohr eingeträufelt werden soll, und in Nr. 362—364 (= 58, 17—58, 22) soll das Heilmittel „an die Schläfe gegeben werden". Über die diesen Anweisungen zugrunde liegenden falschen Vorstellungen der Ägypter vom Zusammenhang zwischen Ohr und Auge siehe Näheres in der „Anatomie und Physiologie".

Die Rezepte Nr. 388 (= 61, 4—6) und Nr. 393 (= 61, 14—16) gehören zusammen. In der Überschrift von Nr. 393 ist von der Stärkung des Sehvermögens in den Monaten Tybi und Mechir die Rede, in Nr. 388 ebenso in den Monaten Phamenoth und Pharmuti, die auf den Mechir folgen. Das hat der Abschreiber nicht beachtet.

Das Rezept Nr. 422 (= 63, 8—11) nennt ein Augenmittel, das angeblich aus der Fremde, aus Asien, stammen soll; vgl. dazu das oben Seite 102 Bemerkte.

Vgl. auch das in Gruppe 34 stehende Rezept Nr. 751, das die *nśj·t*-Krankheit „in den Augen" nennt, die durch Einnehmen des Mittels beseitigt werden soll; wie dort bemerkt ist, könnte der Zusatz „in den Augen" fehlerhaft sein.

In die Gruppe von den Augenleiden gehört im übrigen das Rezept Eb. Nr. 418 (= 63, 2—3) nicht. Es betrifft eine Erkrankung der Nase, wenn diese auch durch ein Schminkmittel beseitigt werden soll, wie es so oft bei Augenleiden angewendet wird.

17. [ohne „Gruppe"] Eb. Nr. 432—436 = 64, 5—13.

Diese fünf unvermittelt auf das letzte Augenmittel folgenden Rezepte betreffen Bißwunden, die ersten vier zur Heilung vom „Biß eines Menschen", das fünfte Rezept für eine durch ein Krokodil verursachte Bißwunde. Wie im Wundenbuch wird ein Verband „mit frischem Fleisch am ersten Tage" und eine Nachbehandlung mit Öl und Honig empfohlen. Und auch die im Wundenbuch vorkommende Beschreibung des Zustandes einer bösen Wunde, bei der das Fleisch bloßliegt (Wundenbuch in Fall 47 = Pap. Smith 16, 17) findet sich genau so Eb. Nr. 436 bei der Wunde durch ein Krokodil. Und weiter sind die Rezepte Nr. 435 und 436 im Stil einer Diagnose abgefaßt.

Diese Rezepte gehören mit ganz ähnlichen im Pap. Hearst (Nr. 21—23 = 2, 6—8 und Nr. 239—244 = 16, 4—9) zusammen, als Reste eines im übrigen verlorenen Buches von Bißwunden[1]). Die Rezepte Eb. Nr. 432—434 kommen in der gleichen Folge auch im Pap. Hearst als Nr. 21—23 vor, wo sie von demselben Rezept gefolgt sind, mit dem die nächste Gruppe 18 des Pap. Ebers beginnt.

Paralleltexte:

Eb. 432 = H. 21; Eb. 433 = H. 22; Eb. 434 = H. 23; Eb. 436 = H. 239.

18. Gruppe. Eb. Nr. 437—450 = 64, 14—65, 8.

Salben und andere Verbandsmittel für „das Vertreiben der *ḫnśj·t*-Krankheit am Kopf". Nur das erste Rezept hat die volle Überschrift. Alle folgenden Rezepte sind nur als „anderes" (Mittel) bezeichnet.

Paralleltext:

Eb. 437 = H. 24.

19. Gruppe. Eb. Nr. 451—463 = 65, 8—66, 7.

Äußerlich anzuwendende Mittel „um das Ergrauen der Haare zu beseitigen und das Haar zu behandeln" oder auch „um zu verhindern, daß Ergrauen eintritt". Auch im besonderen ein Mittel „das Ergrauen der Augenbrauen" zu verhindern (Nr. 462 = 66, 2—4). Dem Rezept Nr. 460 fehlt

[1]) Ich habe die Bißwundentexte näher besprochen in: Melanges Maspéro, vol. I, Seite 309—312 (Kairo 1935).

augenscheinlich der Schluß, dem Rezept Nr. 461 der Anfang; bezeichnenderweise steht Nr. 460 am Ende der Kolumne 65, Nr. 461 am Beginn von Kolumne 66.

20. Gruppe. Eb. Nr. 464—476 = 66, 7—67, 7.

Mittel „für das Wachsenmachen der Haare". Dabei ist ein Rezept (Nr. 468 = 66, 15—18), das für die Mutter eines Königs Athotis aus dem Alten Reich erfunden sein soll. Zu der ungewöhnlichen Gestaltung des Rezeptes Nr. 467 (= 66, 13—15) siehe oben Seite 76. Die Rezepte Nr. 474 und 475 (= 67, 3—4 und 67, 4—5) sollen das Haar nicht erhalten, sondern ausgehen lassen: sie sind für die „verhaßte" Nebenbuhlerin im Harem bestimmt, auf deren Kopf die Mittel gegeben werden müssen. Das letzte Rezept der Gruppe scheint ein Gegenmittel gegen das Ausgehen der Haare zu enthalten (Nr. 476 = 67, 5—7).

Paralleltexte:

Eb. 474 = H. 157; Eb. 475 = H. 158.

21. Gruppe. Eb. Nr. 477—481 = 67, 7—16.

Fünf Rezepte für „das Behandeln der Leber" mit innerlich zu nehmenden Mitteln, die leider für die Leber und deren Erkrankungen nichts lehren.

22. Gruppe. Eb. Nr. 482—514 = 67, 17—69, 22.

Rezepte für Brandwunden. Die letzten fünf (Nr. 510—514 = 69, 18—22) gehören nicht eigentlich zu dieser Gruppe, sondern besser zur nächsten. Denn zufolge der Überschrift von Nr. 510 sind es Mittel zum Heilen von „Striemen durch Schläge" mit Salben und Verbänden.

Die Brandwunden, besser wohl: Brandblasen, sind zum Teil komplizierter Natur, auch aufgebrochene Wunden, die durch Verbrennungen entstanden sind. Unter den Rezepten stehen als Nr. 499 und 500 (= 69, 3—7) zwei Besprechungen von Verbrennungen, Sprüche mit einem Zug aus der Göttersage: als der kleine Sohn der Göttin Isis in Gefahr war, zu verbrennen, und es an Wasser fehlte, das Feuer in der Wüste zu löschen, half sich die Mutter mit ihrem eigenen Wasser bzw. sie spie das Feuer aus. Zu diesen Sprüchen, die über geeigneten Verbandsmitteln rezitiert werden sollen, enthält der Pap. London als Nr. 46—48 (= 14, 8—15, 4) interessante Varianten. Siehe auch bei „Zaubersprüche" die Ziffern 14—17.

Paralleltexte:

Eb. 487 = L. 51; Eb. 490 = L. 17; Eb. 492 = L. 49; Eb. 493 = L. 50; Eb. 494 = L. 15; Eb. 495 = L. 16; Eb. 497 = L. 18; Eb. 499 = L. 47; Eb. 500 = L. 48; Eb. 504 = L. 52 und 56; Eb. 506 = L. 60; Eb. 508 = L. 59; Eb. 509 = L. 53.

23. Gruppe. Eb. Nr. 515—542 = 70, 1—71, 21.

Rezepte für das „Gesundenlassen" oder „Verbinden" oder „Trocknen" oder für noch anderes bei Wunden, Schlagwunden, Wundentzündungen. Zumeißt bloße Rezepte. Nur in Nr. 522 (= 70, 11—20) ist eine genauere Behandlungsvorschrift in mehreren Etappen nach Art einer Diagnose mitgeteilt. Zu dieser Gruppe gehören wohl auch die Rezepte Eb. Nr. 510—514

(= 69, 18—22), die der Schreiber noch zur Gruppe 22 gestellt hat. Und auch Eb. Nr. 130 (= 30, 4—6) wird hierher zu nehmen sein.

Die Rezepte Nr. 510—513 (= 69, 18—21) werden als Verband oder als Salbe angewendet, wie es bei äußerlichen Verletzungen naturgemäß ist. Das Rezept Nr. 514 (= 69, 21—22) aber ist ein Mittel zum Einnehmen. Das ist an sich schon auffallend. Aber es kommt hinzu, daß dies Rezept fast wörtlich identisch ist mit dem Rezept Eb. Nr. 32 (= 11, 3—6), bestimmt für das Entleeren des Bauches. Hier ist ein Mittel zum Einnehmen am Platze. Und so glaube ich, daß Nr. 514 gar nicht zu den Rezepten der Gruppe Nr. 510—513 gehört, sondern dort an falscher Stelle steht. — Wenn meine Vermutung zutrifft, dann würde es bedeuten, daß die nur „anderes (Mittel)" überschriebenen Rezepte unter Umständen falsch aufgenommen sind; vgl. dazu das oben auf Seite 46 Bemerkte.

Paralleltexte:

Eb. 514 = Eb. 32; Eb. 537 = H. 39; Eb. 538 = H. 40.

24. Gruppe. Eb. Nr. 543—550 = 71, 20—72, 10.

Acht Rezepte, von denen die drei ersten (Nr. 543—545) ein unbekanntes Leiden *ꜣkw·t*, von denen die letzten fünf (Nr. 544—550) ein ebenso unbekanntes *kꜣkꜣ·wt*-Leiden beseitigen sollen. Möglicherweise gehören beide Bezeichnungen zusammen. Wir erfahren nicht, wo im oder am Körper diese Krankheiten[1]) auftreten.

Paralleltexte:

Eb. 547 = 550; Eb. 549 = L. 19.

25. Gruppe. Eb. Nr. 551—555 = 72, 10—18.

Die Rezepte sollen ein *bnw·t* benanntes Leiden heilen. Die *bnw·t* scheinen Entzündungen (an Wunden, am weiblichen Geschlechtsteil) zu bezeichnen. Hier treten sie in den beiden ersten Rezepten am Körper und an allen Gliedern auf und sind in Nr. 551 durch Salben, in Nr. 552 („anderes") durch ein Trankmittel zu behandeln. Die drei letzten Rezeptüberschriften scheinen die Zähne zu nennen als von dem Leiden befallen (Nr. 554 und 555 geben Kaumittel dagegen an). Vielleicht handelt es sich um Entzündungen des Zahnfleisches; die drei Rezepte gehören wohl zu denen der Gruppe 33.

26. Gruppe. Eb. Nr. 556—591 = 72, 19—75, 18.

Die Überschrift des ersten Rezeptes Nr. 556 (= 72, 19—20) „Vertreiben der *šfw·t*-Schwellungen, Beruhigen des Juckens an allen Gliedern" hat auch das Rezept Nr. 563 (= 73, 9—11). Also ist, was Wreszinski nach seiner Textanordnung angenommen zu haben scheint, das „Vertreiben der Schwellungen" nicht ein gemeinsamer Titel der ganzen Reihe, sondern nur Bestandteil der Überschrift des ersten Rezeptes. Die „Schwellungen", deren Wasser ausgezogen werden muß (RpRp Nr. 565—582), die „Schörfe" zu bilden scheinen, die zum „von selbst abfallen" gebracht werden können, kommen auch „im Bauch" vor und am Knie (Nr. 591 und 562). Diese letzten

---

[1]) Vgl. Ebbell in Ztschr. f. ägypt. Sprache Bd. 62, 1927, Seite 18.

beiden Rezepte gehören hinsichtlich des Körperteils, den sie nennen, eigentlich zu der Gruppe 28 mit Rezepten gegen allerlei Bein- und Fußleiden. Das Rezept Nr. 589 (= 75, 10—14) wurde oben Seite 102 schon erwähnt als angeblich aus einem Tempel des Osiris-Onnophris stammend. — Das Rezept Nr. 565 (= 73, 12—17) sieht mit seinem auf die Überschrift folgenden „du sollst ihm Mittel (*sp·w*) für das Ausziehen der Flüssigkeit machen" aus, als läge nur der Rest einer Diagnose vor, von der nur die Formel „du sollst machen" erhalten ist. Gerade dies Rezept hat in H. keine Parallele.

Paralleltexte:

Eb. 557 = H. 140; Eb. 558 = H. 141; Eb. 563 = H. 125; Eb. 564 = H. 126; Eb. 566 = H. 127; Eb. 567 = H. 128; Eb. 584 = H. 41.

27. Gruppe. Eb. Nr. 592—602 = 75, 19—76, 19.

Die in dieser „Gruppe" zusammengefaßten Rezepte sind ungleichen Inhalts. Die ersten (Nr. 592—597) sollen gegen „Blutfressen", „Blutanhäufungen" und andere durch das Blut verursachte Störungen helfen, auch am Hals (Nr. 596). Zugleich sollen die Mittel auch „das Jucken beruhigen", wie in der Gruppe 26. Das Jucken wird eine Begleit- oder Folgeerscheinung wie der Schwellungen so auch dieser Blutleiden sein. — Die Rezepte Nr. 598 bis 602 nennen allgemeine Erscheinungen: „Krankheit" am oder im Körper.

Paralleltext:

Eb. 593 = H. 143.

28. Gruppe. Eb. Nr. 603—615 = 76, 19—78, 3.

Mittel für Leiden am Knie und am Bein sonst. Zu diesen Verbänden und Salben gehören hinsichtlich des von Schwellungen mit Jucken befallenen Körperteils aus Gruppe 26 die Rezepte Nr. 562 (= 73, 7—9) und Nr. 591 (= 75, 16—18) sowie das Rezept für das Schienbein (aus der Gruppe 2) Nr. 128 (= 27, 21—30, 2).

29. Gruppe. Eb. Nr. 616—626 = 78, 4—79, 5.

Rezepte gegen Erkrankungen der Finger und der Zehen (Zittern; Nagelentzündungen; Ausfallen eines Nagels). Das erste Rezept ist im Pap. Ebers in Unordnung, kann aber mit Hilfe des Rezeptes im Pap. Hearst Nr. 173 (= H. 11, 17—12, 3) wieder hergestellt werden und mit Hilfe von Eb. Nr. 621 (= 78, 16—18), das an falscher Stelle steht. Das erste Rezept der Gruppe setzt sich zusammen aus: Gruppenüberschrift der Gruppe 29 (= Eb. 78, 4); ihr muß folgen Eb. Nr. 621 (= 78, 16—18) und darauf Eb. Nr. 616 plus Eb. Nr. 617 (= 78, 4—10)[1]).

Paralleltexte:

Eb. 616 = H. 173; Eb. 617 = H. 174; Eb. 618 = H. 177; Eb. 619 = H. 178; Eb. 620 = H. 175; Eb. 621 = H. 179.

30. Gruppe. Eb. Nr. 627—696 = 79, 5—85, 16.

Eine umfangreiche Sammlung von im ganzen siebenzig Rezepten, nach der Überschrift des ersten „Salbmittel", besonders für die Behandlung der

---

[1]) Das einzelne ist Untersuchungen I, Seite 48, klargestellt; ebenda ist auf noch andere Unregelmäßigkeiten in dieser Gruppe hingewiesen.

mt als Muskeln, Bänder, Sehnen und, möglicherweise, auch Nerven, obwohl die Ägypter anatomische Nerven kaum gekannt haben werden. Neben Salben und Umschlägen geben fünf Rezepte (Nr. 631—633 = 79, 10—19 und Nr. 695 und 696 = 85, 13—16) Mittel zum Einnehmen an, dabei auch für „den Arm der zittert". Das Rezept Nr. 636 (= 80, 2—4) enthält ein Salbmittel für „das Gesundenlassen eines Knochens an irgendeiner Körperstelle"; es ist das einzige Rezept des Pap. Ebers, das ausdrücklich auf Knochenbehandlung Bezug nimmt. Vergleiche dazu den Inhalt des Pap. Hearst, der solcher Rezepte eine ganze Anzahl angibt.

Paralleltexte:

Eb. 627 = H. 96; Eb. 628 = H. 97; Eb. 642 = H. 111; Eb. 643 = H. 112; Eb. 644 = H. 99; Eb. 647 = H. 116; Eb. 649 = H. 107 und 228; Eb. 652 = H. 101; Eb. 654 = H. 123; Eb. 655 = H. 124; Eb. 657 = H. 94; Eb. 659 = B. 49; Eb. 660 = H. 117; Eb. 661 = H. 119; Eb. 662 = H. 120; Eb. 693 = H. 121; Eb. 694 = H. 110; Eb. 695 = H. 142.

31. Gruppe. Eb. Nr. 697—704 = 85, 16—86, 3.

Mittel für die erkrankte (entzündete? belegte?) Zunge. Die Heilung soll bewirkt werden durch Medikamente, die zu kauen sind.

32. Gruppe. Eb. Nr. 705—738 = 86, 4—89, 1.

Die in dieser Gruppe zusammengeschriebenen Rezepte enthalten zum Teil Schönheitsmittel, von denen die beiden Nr. 714 und 715, zur Umkehrung der Haut und zur Verschönerung des Gesichtes, schon beim Pap. Smith, Rückseitetexte 3 und 4, erwähnt sind. Andere sollen üblen Körpergeruch im Sommer beseitigen, Falten glätten und ähnliches bewirken. Aber davor und dazwischen stehen auch Rezepte für echte Krankheiten, wie das schon in Gruppe 27 vorkommende Leiden des „Blutfressens", vielleicht in diesem Zusammenhang als ein äußerlich sichtbares und entstellendes Leiden (Nr. 722—725 = 87, 17—88, 3). Auch ein Abführmittel ist dabei (Nr. 713 = 87, 1—3) und ein Rezept, Nr. 733 (= 88, 13—16), gegen Behexung. Daneben auch einige Rezepte zur Heilung von Krankheiten, die sich zur Zeit noch nicht feststellen lassen[1]).

Paralleltexte:

Eb. 708 = H. 31 und 150; Eb. 711 = H. 32; Eb. 712 = H. 17; Eb. 713 = H. 152; Eb. 714 = H. 153 = Smith 21, 3—6; Eb. 715 = H. 154 = Smith 21, 6—8; Eb. 724 = H. 129; Eb. 725 = H. 130; Eb. 733 = H. 159.

33. Gruppe. Eb. Nr. 739—749 = 89, 2—15.

Rezepte für Zahnbehandlung, zu denen inhaltlich auch die Rezepte Nr. 553—555 (= 72, 13—18) gehören aus Gruppe 25, zu der sie geschrieben sind, weil sie Entzündungen (*bnw·t*) der Zähne, etwa des Zahnfleisches, be-

[1]) Über den offenbaren Irrtum, der Ebbell hinsichtlich der Deutung der in Nr. 705 unserer Gruppe erwähnten Krankheit *špn* als Gonorrhöe unterlaufen ist, habe ich in der „Anatomie und Physiologie" Seite 75, 6 gesprochen.

treffen. Die Rezepte Nr. 739 und 740 (= 89, 2—4) sprechen vom „Stopfen“ eines Zahnes mit demselben Verbum, das für das Stopfen = Nudeln der Gänse und anderen Geflügels gebraucht wird. Es wird sich um ein primitives Plombieren handeln.

34. Gruppe. Eb. Nr. 750—756 = 89, 16—90, 5.

Die Gruppe ist, soviel wir erkennen können, uneinheitlich. Das erste Rezept Nr. 750 (= 89, 16—18) gibt ein Trankmittel an, das Erbrechen hervorrufen soll, gegen ein Leiden, das herkömmlich als „Krätze“ gedeutet wird, was jedoch nicht sicher ist (*ḏḥr·t sb·t*). Die anschließenden Rezepte nennen die *nśj·t*-Krankheit, in Nr. 751 (= 89, 18—20) „in den Augen“, aber hier ebenso durch Einnehmen von Mitteln zu beseitigen wie „die *nśj·t*-Krankheit im Patienten“ der Rezepte Nr. 752—756. Der Zusatz „in den Augen“ fehlt in der Parallele H. Nr. 209, wo die Überschrift nur lautet „anderes Rezept“; ob der Zusatz Eb. Nr. 751 falsch ist? — Die Zusammenstellung von „Krätze“ (?) mit „Epilepsie“, denn das soll *nśj·t* angeblich bedeuten[1]), ist nicht recht zu verstehen.

Paralleltexte:

Eb. 751 = H. 209; Eb. 752 = H. 206; Eb. 753 = H. 210; Eb. 754 = H. 207.

35. Gruppe. Eb. Nr. 757—760 = 90, 6—14.

Vier Rezepte für das Behandeln der rechten Körperseite mit Umschlägen resp. Verbänden.

Das Rezept Nr. 754 der Gruppe 34 ist das letzte, das eine Parallele in einem der anderen Papyrus hat. Von Gruppe 35 an ist alles, was der Pap. Ebers noch enthält, ohne Dubletten, außer dem Rezept Nr. 810 der Gruppe 39 und außer dem zweiten Buch vom Gefäßsystem in Gruppe 44. Für beide Texte sind Parallelen im Pap. Berlin vorhanden.

36. Gruppe. Eb. Nr. 761—763 = 90, 14—91, 1.

Zwei Rezepte gegen den Schnupfen und eine Beschwörung des Schnupfens, die über einem Mittel zu sprechen ist, das in die Nase gegeben werden soll. Diese Beschwörung beschreibt den Schnupfen sehr drastisch „der die Knochen [des Schädels] zerbricht, der den Schädel zerstört, im Gehirn hackt, die sieben Öffnungen des Kopfes krank werden läßt“. Zu dieser Wirkung des Schnupfens mag passen, daß das Mittel von Rezept Nr. 762 „an die Nase gegeben“ werden soll, während mit dem von Nr. 761 „der Mund gefüllt werden muß“; der Mund ist ja eine der sieben Öffnungen des Kopfes.

37. Gruppe. Eb. Nr. 764—782 = 91, 2—93, 5.

Die Gruppe beginnt mit einem Rezept für ein Ohr, das nicht gut hört. Und auch die Rezepte Nr. 765—770 betreffen Ohrleiden, zum Teil komplizierterer Natur, mit diagnosenartigen Behandlungsanweisungen. Aber von Nr. 771 (= 92, 7ff.) an folgen Leiden anderer Art, unter ihnen vielleicht auch „Haarausfall“. Das Rezept Nr. 781 (= 93, 3—5), dessen Überschrift

---

[1]) Nach B. Ebbell, Ztschr. f. ägypt. Sprache Bd. 62, 1927, Seite 13.

ausgelassen ist, erwähnt „Salben des Penis“, und das letzte, Nr. 782 (= 93, 3—5), enthält ein Mittel gegen übermäßiges Kinderschreien. Es mag eigentlich zur folgenden Gruppe gehören.

Das Rezept Nr. 782 gegen übermäßiges Kinderschreien ist dadurch bemerkenswert, daß an seinem Schluß das Wort *ʿšꜣw·t* in einer Glosse erklärt ist: „*ʿšꜣw·t*, das ist ein Kind, welches schreit“ (im Sinne von: zu viel schreit). Glossen in Rezepten sind ganz selten; vgl. auch zu B. Nr. 118.

38. Gruppe. Eb. Nr. 783—807 = 93, 6—94, 22.

Rezepte für Mittel gegen Frauenleiden, wie Verzögerung der Schwangerschaft, Gebärmuttervorfall, Blasenleiden. Auch Mittel, die Geburt zu erleichtern oder einen Abortus zu bewirken. Die Medikamente werden in die Genitalien eingeträufelt oder in Form von Zäpfchen eingelegt oder in den After eingeführt. Daneben auch Räucherungen der Geschlechtsteile. Andere Mittel sollen eingenommen oder als Salben und Umschläge auf den Unterbauch gegeben werden.

Die Rezepte Nr. 788 (= 93, 17—18) und Nr. 796 (= 94, 8—10) sind bestimmt „zu sehen ob Milch gut (oder schlecht) ist“, was an ihrem Geruch festgestellt werden kann. Sie stehen bei den Mitteln für Leiden der Frau, und so bin ich geneigt, in dieser Milch die Milch der Frau (nicht etwa des Rindes) zu sehen. „Milch einer, die einen Knaben geboren hat“ und „Milch vom Menschen“ sind offizinell gebräuchlich. Es wird sich um die Brauchbarkeit solcher Milch handeln.

39. Gruppe. Eb. Nr. 808—830 = 95, 1—96, 16.

Die Rezepte enthalten Mittel gegen Erkrankungen der weiblichen Brust (der Milchdrüsen ?) und auch zur Heilung von Leiden an oder in der Vulva (resp. am oder im Uterus) und der Lippen der Scheide. Die Applikation der Mittel erfolgt zumeist in die Genitalien. Für die Gruppe Nr. 823—827 (= 96, 9—12) siehe das oben Seite 69 Bemerkte.

Der Text Nr. 811 (= 95, 7—15) gibt eine „Besprechung der weiblichen Brust“ an, die über einem zusammengesetzten Mittel rezitiert werden muß, das dann an die Brust gegeben wird.

Paralleltext:

Eb. 810 = B. 17.

40. [ohne „Gruppe“] Eb. Nr. 831—833 = 96, 16—97, 7.

Drei mit „wenn du untersuchst eine Frau (die an dem oder dem leidet)“ anfangende Diagnosen für Erkrankungen am Genitalapparat und gegen Menstruationsstörungen. Diese Diagnosen mit durchgeführtem Schema gehören zum Frauenbuch von Kahun und zu der Diagnose auf der Rückseite des Pap. Smith.

41. [ohne „Gruppe“] Eb. Nr. 834—839 = 97, 7—15.

Sechs Rezepte, welche die der vorhergehenden Gruppen inhaltlich ergänzen. Die beiden ersten betreffen Leiden an den Genitalien, zwei sollen die Milchgabe der Amme befördern, und die beiden letzten geben Merkmale, ob ein Neugeborenes lebensfähig ist oder sterben muß.

42. Gruppe. Eb. Nr. 840—853 = 97, 15—98 Ende.

Rezepte, die wir nach ihrem Inhalt nicht in der Medizin suchen würden: Mittel gegen allerlei Ungeziefer, wie Flöhe, Mäuse und andere Tiere. Am Schluß zwei Räuchermittel (Kyphirezepte), „um den Geruch des Hauses oder der Kleider angenehm zu machen“ (Nr. 852 = 98, 12—14b und Nr. 853 = 98, 14b—18b). Das zweite kann unter Zusatz von Ḥonig auch zu Pillen verarbeitet werden, die den Mundgeruch verbessern sollen.

Über die besondere Weise, wie diese beiden Rezepte aufgeschrieben sind, vgl. oben Seite 91.

43. Gruppe. Eb. Nr. 854—855 = 99, 1—102, 16.

Das erste der beiden im Ebers erhaltenen Bücher über das Herz und das Gefäßsystem: „Das Geheimnis des Arztes, die Kenntnis vom Gang des Herzens (und) die Kenntnis vom Herzen“, wie die Überschrift lautet. Sie paßt, wenn man will, für das Ganze des folgenden Textes, ist aber vermutlich nur einem Teil[1]) desselben zu eigen, falls sie vom Abschreiber aus seiner Vorlage übernommen ist, was man wohl annehmen darf.

Der uns in der Gruppe vorliegende Text ist uneinheitlich, geht auf drei Quellen zurück, von denen zwei dem Abschreiber durcheinandergeraten sind[2]). Von der dritten Quelle können wir nur Spuren erkennen (vgl. unten bei c). Die beiden Hauptbestandteile dieses Textes scheiden sich so:

a) Eb. 99, 1—12 plus 100, 2—14.

b) Eb. 99, 12—100, 2 plus 100, 4—102, 16.

Um dieser beiden Hauptbestandteile des hier vorliegenden Herzbuches mit seinen Glossen willen hat Wreszinski dem Text zwei Nummern in seiner Durchzählung gegeben. Aber er hat damit und mit einem Versuch, die Glossen, so wie er sie zu erkennen glaubte, in der hieroglyphischen Transskription noch besonders deutlich zu machen, keine glückliche Hand gehabt. Er hat mehr verwirrt als geklärt. Aber seine Bezifferung läßt sich im Augenblick nicht ersetzen.

Im einzelnen:

a) Eb. 99, 1—12 plus 100, 2—14 (= Nr. 854).

Die merkwürdige, gewiß sehr alte Abhandlung über das Herz und seine Funktion und über die Gefäße des Körpers und ihre physiologische Bedeutung, in der so gut wie nichts auf Beobachtung und Erfahrung, vielmehr nahezu alles auf Theorie beruht. Ich habe in der „Anatomie und Physiologie“ eingehend über diesen Text gehandelt.

---

[1]) In der „Anatomie und Physiologie“ habe ich (Seite 65, Note 3) vermutet, daß der Titel die beiden uneinheitlichen Bestandteile des Ganzen in der Weise zusammenfaßt, daß „das Gehen (der Gang) des Herzens“ das Gefäßsystem meint, „die Kenntnis (das Wissen) vom Herzen“ sich auf die Glossensammlung bezieht.

[2]) Erkannt von H. Schäfer in seiner Dissertation und in deren Erweiterung: Ztschr. f. ägypt. Sprache Bd. 30, 1892, Seite 107ff.

Aus diesem Buch, in einer etwas anderen Fassung als der des Ebers, hat der Glossator des Wundenbuches den Anfang für eine seiner Erklärungen entnommen; vgl. oben Seite 112.

b) Eb. 99, 12—100, 2 und 100, 14—102, 16 (= Nr. 855).

Umfangreiche Stücke aus einer alten Sammlung von Glossen zu sprachlichen Wendungen, die mit „Herz" gebildet sind[1]). Diese auch in der Sprache der Medizin gebräuchlichen Ausdrücke müssen einmal in Texten verwendet gewesen sein, zu denen jene Glossen ebenso gefügt waren wie die im Wundenbuch. Eine Spur solchen Textes besitzen wir in der Diagnose Berlin Nr. 154 (= 3038, 13, 3—8), in der vier der in den Ebersglossen erklärten Ausdrücke vorkommen.

c) Aber auch die Glossensammlung selbst scheint noch Reste des Textes zu enthalten, für dessen Erklärung diese Glossen einmal bestimmt waren. Als solche Reste glaube ich mit Sicherheit Eb. 100, 16—17 und 100, 14—16 erkennen zu können[2]). Es handelt sich um einige Sätze im Diagnosenstil, die in den Glossen, in denen sie stehen, als Fremdkörper erscheinen.

44. Gruppe. Eb. Nr. 856 = 103, 1—18.

Das zweite Buch von den Gefäßen (*mt*), das den Titel hat „Buch des Vertreibens der *wḫd·w*-Schmerzen (?) in jeglichem Körperglied des Patienten". Wir besitzen im Pap. Berlin als Nr. 163 (= 15, 1—17, 1) eine zweite Niederschrift des Textes, die ausführlicher ist, als die des Pap. Ebers, insbesondere in der, allerdings nebensächlichen, die Auffindung des Buches erzählenden Einleitung und in der Nachschrift.

Der Text heißt im Pap. Berlin nicht einfach „Buch", sondern „Sammelbuch" (vgl. oben Seite 103).

Im Gegensatz zu der mehr theoretischen Abhandlung der Gruppe 43 sind in diesem Buch bei mehreren der immer paarweise genannten Gefäße auch die Krankheiten angegeben, die durch sie erregt oder verbreitet werden. (Eb. 103, 3—5; 103, 5—8; 103, 8—11; 103, 11—13). Für die Heilung werden Rezepte empfohlen, die in der Fassung des Pap. Berlin am Schluß des ganzen Textes noch um sechs vermehrt sind, welche der Kunst des Arztes Neterhotep verdankt sein sollen. Dabei findet die genaue Feststellung des Leidens Eb. 103, 5—8; 103, 8—11; 103, 11—13 in der Form kurzer Diagnosen statt: „wenn er leidet . . .", „du sollst sagen . . .", „du sollst machen . . .". Auf diese letzte Formel folgt je ein Rezept.

45. [ohne „Gruppe"] Eb. Nr. 857—877 = 103, 19—110, 9.

Einundzwanzig, jedesmal ausdrücklich als solche, *šsȝ·w*, bezeichnete Diagnosen. Der Abschreiber beginnt mit dieser Textgruppe nicht eine neue Seite, sondern läßt sie auf der letzten Zeile der Kolumne 103 anfangen, so daß man meinen könnte, er habe sie als Fortsetzung des zweiten Buches von den Gefäßen angesehen, mit dem die Diagnosen aber ersichtlich nichts zu tun haben.

---

[1]) Vgl. Schäfer, Dissertation: Commentationes de Papyro Medicinali Lipsiensi (Pap. Ebers), Berlin 1892, Seite 19ff.

[2]) Den Nachweis werde ich an anderer Stelle erbringen.

Allen diesen Diagnosen, die Geschwülste oder geschwulstähnliche Leiden betreffen, ist gemeinsam, daß sie in der Überschrift niemals auf den Kranken Bezug nehmen, sondern die Erkrankung nennen. In ihrem Verlauf bleiben die Diagnosen der unten angegebenen Untergruppen b—d bei der Erkrankung, die der Untergruppe a aber gehen im Verdikt „dann sollst du sagen" doch auf den Patienten ein. Weiter ist allen gemeinsam, daß sie nicht, wie sonst üblich, sagen „wenn du untersuchest (*ḫ3j*)", sondern „wenn du prüfst (*wp*)". Im einzelnen bedürfen diese Texte unbeschadet einer schon vorliegenden Behandlung der Fälle Nr. 863—877 durch einen Arzt[1]), noch einer eindringenden philologischen Untersuchung, die ich angestellt habe und an anderer Stelle veröffentlichen werde. Hier muß ich mich auf eine kurze Kennzeichnung beschränken. Es lassen sich vier Unterabteilungen feststellen:

a) Eb. Nr. 857—862 (= 103, 19—106, 2).
Fälle von *ḥnḥn·t*-Geschwülsten, welche mit Verbänden behandelt werden sollen. Für diese sind Rezepte mit sehr speziellen Überschriften beigegeben.

b) Eb. Nr. 863—875 (= 106, 2—109, 11).
Fälle von *ʿ3·t*-Geschwülsten.

c) Eb. Nr. 876 (= 109, 11—18).
Sonderfall an einem *mt*-Gefäß.

d) Eb. Nr. 877 (= 109, 18—110, 9).
Unklarer Sonderfall.

Die Erkrankungen der Untergruppen b—d sind sehr anders und vielgestaltiger als die der Untergruppe a hinsichtlich der Angaben über die Behandlung, bei der in den Fällen b—d ein operativer Eingriff fast die Regel ist.

4. Pap. Hearst

Wie ich schon oben auf Seite 93 bemerkt habe, ist die Zählung der Einzeltexte dieses Papyrus bei Reisner und bei Wreszinski eine verschiedene. Wreszinski hat seine Numerierung gegenüber der von Reisner nicht begründet, ja die Änderung in seiner Ausgabe nicht einmal erwähnt. Beide Bezifferungen der Texte weichen an vielen Stellen so sehr voneinander ab, daß auch die Zusammenstellungen der im Pap. Ebers und im Pap. Hearst identischen Rezepte, die Reisner gegeben hat, im Vergleich mit der Zählung bei Wreszinski unbrauchbar geworden sind. Aber allerdings ist die Durchzählung von Wreszinski die bessere und ich benutze nur diese, nicht die von Reisner. Die Divergenzen im einzelnen aufzuzeigen ist, auch im Hinblick auf die vorbereitete Neuausgabe der medizinischen Texte, jetzt nicht mehr notwendig.

---

[1]) B. Ebbell, Der chirurgische Teil des Papyrus Ebers (in Acta Orientalia VII) und von demselben Verfasser: Die altägyptische Chirurgie, Oslo, 1939 (in diesem Buch wird auch das Wundenbuch des Pap. Smith behandelt). — Die sorgfältigen Arbeiten kranken, wie alle Bemühungen Ebbells um die altägyptische Medizin, daran, daß Ebbell mehr aus den Texten herauslas, als sie hergeben können.

Die eingehende Inhaltsübersicht des Pap. Ebers war eine gebotene, einmal, weil die von Georg Ebers in seiner Erstausgabe veraltet ist und es eine neuere sonst nicht gibt, und zum zweiten auch deshalb, weil der Pap. Ebers als umfangreichste der Sammelschriften für uns die Basis des Vergleichs mit den anderen bildet. Den Pap. Hearst in derselben Weise durchzunehmen ist aber überflüssig. Denn er deckt sich inhaltlich weitgehend mit dem ihm nächstverwandten Pap. Ebers, auch über die vielen wörtlich gemeinsamen Rezepte hinaus. Etwa ein Drittel der Texte des Pap. Hearst findet sich auch im Pap. Ebers. Es sind die folgenden:

H. 3 = Eb. 32; H. 16 = Eb. 182; H. 17 = Eb. 712; H. 18 = Eb. 49; H. 21 = Eb. 432; H. 22 = Eb. 433; H. 23 = Eb. 434; H. 24 = Eb. 437; H. 31 = Eb. 708; H. 32 ≟ Eb. 711; H. 33 = Eb. 301; H. 35 = Eb. 294; H. 39 = Eb. 537; H. 40 = Eb. 538; H. 41 = Eb. 584; H. 48 = Eb. 217; H. 49 = Eb. 218; H. 53 = Eb. 4; H. 55 = Eb. 5; H. 56 = Eb. 6; H. 58 = Eb. 7; H. 63 = Eb. 277; H. 64 = Eb. 278; H. 65 = Eb. 280; H. 66 = Eb. 279; H. 68 = Eb. 282; H. 71 = Eb. 243; H. 72 = Eb. 244; H. 73 = Eb. 245; H. 74 = Eb. 246; H. 75 = Eb. 247; H. 76 = Eb. 248; H. 77 = Eb. 249; H. 78 = Eb. 1; H. 79 = Eb. 221; H. 80 = Eb. 222; H. 81 = Eb. 223; H. 82 = Eb. 224; H. 94 = Eb. 657; H. 96 = Eb. 627; H. 97 = Eb. 628; H. 99 = Eb. 644; H. 101 = Eb. 652; H. 110 = 694; H. 111 = Eb. 642; H. 112 = Eb. 643; H. 116 = Eb. 647; H. 117 = Eb. 660; H. 119 = Eb. 661; H. 120 = Eb. 662; H. 121 = Eb. 693; H. 123 = Eb. 654; H. 124 = Eb. 655; H. 125 = Eb. 563; H. 126 = Eb. 564; H. 127 = Eb. 566; H. 128 = Eb. 567; H. 129 = Eb. 724; H. 130 = Eb. 725; H. 131 = Eb. 302; H. 140 = Eb. 557; H. 141 = Eb. 558; H. 142 = Eb. 695; H. 143 = Eb. 593; H. 150 = Eb. 708; H. 151 = Eb. 711; H. 152 = Eb. 713; H. 153 = Eb. 714; H. 154 = Eb. 715; H. 157 = Eb. 474; H. 158 = Eb. 475; H. 159 = Eb. 733; H. 173 = Eb. 616 und 621; H. 174 = Eb. 617; H. 175 = Eb. 620; H. 177 = Eb. 618; H. 178 = Eb. 619; H. 188 = Eb. 752; H. 206 = Eb. 752; H. 207 = Eb. 754; H. 209 = Eb. 751; H. 210 = Eb. 753; H. 239 = Eb. 436.

Für viele der sonst im Pap. Ebers enthaltenen Mittel gegen *wḫd·w*-Schmerzen, gegen Husten, gegen Harn- und Blasenbeschwerden, gegen Schwellungen, für das Herz und zum Abführen bietet der Pap. Hearst Ergänzungen, die bei der Neuordnung der medizinischen Texte zu berücksichtigen sein werden, die aber eine Aufzählung im einzelnen nicht verlohnen.

Worauf es für die Angabe des Inhalts des Hearst ankommt, ist die Herausstellung des ihn vom Ebers unterscheidenden Besonderen. Und das ist noch nicht geschehen[1]), abgesehen von den Angaben in meinen Untersuchungen, die ich im folgenden benutze. Reisner hat in seiner Erstausgabe auf Seite 2 eine Inhaltsübersicht in großen Zügen gegeben, die zu allgemein gehalten

[1]) Auch nicht in dem schon angeführten Buch von Chauncey D. Leake, das sich im besonderen mit dem Pap. Hearst befaßt.

ist, und Wreszinskis Aufzählung der Rezeptüberschriften nach ihrer Folge im Papyrus macht niemanden glücklich, der den Inhalt des Hearst kennenlernen will, ganz abgesehen davon, daß diese Aufzählung nur den hieroglyphischen Wortlaut mitteilt. Es kommt hinzu, daß die Niederschrift der Rezepte gleichen oder verwandten Inhalts im Hearst einer Ordnung ähnlich der im Pap. Ebers von dessen Kompilator versuchten ermangelt. Im Pap. Hearst ist auch die oben besprochene Gruppeneinleitung nur einmal verwendet, in Nr. 94 (= 7, 14) in der Überschrift „Gruppe: Sammelbuch des Linderns aller Schmerzen", das Rezepte für die Behandlung von *mt*-Gefäßen (Muskeln und so weiter) aufführt, die fast alle auch aus dem Pap. Ebers bekannt sind. Diese Gruppe des Pap. Hearst wird bis zu dessen Nr. 124 (= 9, 4) reichen.

Die nachweisbaren Parallelen des Pap. Hearst und des Pap. Ebers liegen zwischen dessen Nummern 1—753 (= Gruppe 1—34 der Analyse des Pap. Ebers). Dem Pap. Hearst fehlen die Mittel für Frauenkrankheiten, Ohrenleiden, Erkrankungen der Gefäße des zweiten Herzbuches, Geschwülste der Gruppen des Pap. Ebers von Gruppe 37 ab. Weiter fehlen im Pap. Hearst Mittel für die Augen, die Zähne, die Brandwunden und für noch andere Erkrankungen, die im Pap. Ebers vorkommen. Und der Pap. Hearst enthält keine Diagnosen, außer dem diagnosenartigen Rezept Nr. 173 (= 11,17 bis 12, 1), das mit Nr. 174 (= 12, 1—3) zusammen ebenso eine Einheit bildet wie Eb. Nr. 616 mit 617 (= 78, 4—10).

Das im Pap. Ebers nur vereinzelt oder gar nicht Belegte, das der Pap. Hearst in seinen Rezepten enthält, ist in der Hauptsache folgendes:

a) neue und seltene Krankheitsbezeichnungen, deren nähere Angaben, solange sie gänzlich unbestimmbar sind, hier überflüssig sind, in den Rezepten Nr. 27 (= 2, 11—12), Nr. 38 (= 3, 8), Nr. 167 (= 11, 9—10), Nr. 170 (= 11, 12—15), Nr. 171 (= 11, 15—16).

b) Mittel für Knochenbrüche, die im Pap. Ebers fehlen bis auf Eb. Nr. 636 (= 80, 2—4) = Hearst Nr. 233 (= 15, 13—14):

1. Allgemeine Mittel für die Behandlung von Knochenbrüchen: Nr. 13 (= 1, 12—13) und Nr. 14 (= 1, 13—15) sowie Nr. 217—225 (= 14, 13 bis 15, 4).
2. Mittel für die Nachbehandlung eines geheilten Knochenbruchs: Nr. 226 (= 15, 4—5) und Nr. 227 (= 15, 5—6).
3. Mittel für einen Rippenbruch: Nr. 15 (= 1, 15—16).

c) Mittel für Bißwunden (vgl. Ebers Gruppe 17) durch ein Krokodil Nr. 239 und 240 (= 16, 4—5), durch ein Schwein Nr. 241 und 242 (= 16, 5—7), durch ein Nilpferd Nr. 243 (= 16, 7—8) und durch einen Löwen Nr. 244 (= 16, 8—9). Außerdem Mittel gegen den Biß von einem Menschen Nr. 21 bis 23 (= 2, 6—8).

d) Mittel für Erkrankungen der Finger und Zehen, welche die im Ebers genannten ergänzen und das erste des Ebers (Nr. 616) wesentlich berichtigen.

Es sind dreiunddreißig Rezepte: Nr. 173—205 (= 11, 17—13, 12). Einige dieser Rezepte stehen auch im Pap. Ebers.

e) Drei Rezepte (Nr. 25 = 2, 9—10; Nr. 144 = 10, 4—5; Nr. 145 = 10, 5—6) geben interessante ausführliche Beschreibungen der Herstellung bestimmter Medikamente.

f) Von den schon oben auf Seite 19 angeführten Sprüchen als Begleittexte gewisser Handlungen des Arztes stehen, abgesehen vom ersten der Ebersspürche (Eb. Nr. 1 = 1, 1—11), der auch im Pap. Hearst als Nr. 78 (= 6, 5 bis 11) vorhanden ist, allein fünf nur im Pap. Hearst: Nr. 212 (= 13, 17 bis 14, 2); Nr. 213 (= 14, 2—4); Nr. 214 (= 14, 4—7); Nr. 215 (= 14, 7—10) und Nr. 216 (= 14, 10—13).

5. Pap. med. Berlin

Diese Sammelhandschrift mit im ganzen 204 Einzeltexten enthält nur eine kleine Zahl von Parallelen zum Pap. Ebers: B. 2 = Eb. 55; B. 17 = Eb. 810; B. 29 = Eb. 315; B. 34 = Eb. 317; B. 35 = Eb. 122; B. 49 = Eb. 659; B. 136 = Eb. 297; B. 163 = Eb. 856. — Allerdings ist dabei die wichtige Parallele des zweiten der Gefäßbücher aus Gruppe 44 des Pap. Ebers.

Wie denn überhaupt der Pap. Berlin inhaltlich reicher und interessanter ist als der Pap. Hearst, der ja eigentlich nur bloße Rezepte enthält, während der Pap. Berlin auch einige Diagnosen und anderes Wertvolle bietet. Nur ist diese Handschrift leider orthographisch und sprachlich so verwahrlost, daß es an nicht wenigen Stellen schwierig ist, auch nur die einzelnen Wörter in ihrem Lautbestand zu erkennen, vom Verständnis vieler Sätze ganz zu schweigen. Läge uns diese Sammeschrift in so guter Gestalt vor wie der Pap. Ebers oder der Pap. Hearst, sie würde ganz anders bewertet[1]) werden, als es um ihres textlichen Zustandes wegen möglich ist.

Für den Inhalt im ganzen[2]) gilt dasselbe, was ich schon beim Pap. Hearst gesagt habe: ein beträchtlicher Teil der Texte stellt nichts anderes dar, als eine Ergänzung zu entsprechenden Stücken des Pap. Ebers und kann hier außer Betracht bleiben. Ich beschränke mich auf das Neue und Besondere des Inhalts.

a) Das Hauptstück ist der Text Nr. 163 (= 15, 1—17, 1), das zweite der beiden Bücher über die Gefäße des Pap. Ebers (Eb. Nr. 856 = 103, 1—18). Der Text des Pap. Berlin ist ausführlicher als der des Pap. Ebers und hat, bei aller Übereinstimmung im ganzen und in der Reihenfolge der Teile,

---

[1]) Ich berichtige meine Beurteilung in „Untersuchungen“ I Seite 62 „der Pap. Berlin ist inhaltlich von geringerem Interesse“. Das ist nicht richtig. Den Wert dieses Papyrus habe ich erst im Lauf der Arbeit an der Medizin erkannt. Aber eine reine Freude macht die Handschrift nicht!

[2]) Die sehr summarische Inhaltsangabe von Wreszinski auf Seite XII und XIII der Einleitung seiner Ausgabe zeigt nur zu deutlich, daß die Einzeltexte ohne Ordnung niedergeschrieben sind, so, wie sie dem Abschreiber gerade in die Hand kamen.

zahlreiche Abweichungen im einzelnen, die deutlich zeigen, daß beide Niederschriften des Gefäßbuches auf verschiedene Vorlagen zurückgehen. Keine der beiden Niederschriften ist fehlerfrei, aber aus beiden zusammen läßt sich ein einigermaßen guter Text gewinnen. Im Pap. Ebers ist die Zahl der Gefäße mit 12 falsch angegeben. Der Pap. Berlin hat die richtige Zahl 22. Aber auch in ihm fehlt das Gefäßpaar des Nackens. Im Pap. Ebers ist nur der eine Satz ausgelassen „es sind zwei Gefäße im Menschen für seinen Nacken"; im Pap. Berlin fehlt infolge eines Homoioteleuton-Versehens des Schreibers der ganze auf den Nacken bezügliche Textabschnitt[1]). Dem in beiden Niederschriften gleichlautenden Schlußsatz „die Gefäße der Beine sind es die anfangen abzusterben", mit dem das Buch im Pap. Ebers endet, sind im Pap. Berlin noch sechs Rezepte angehängt, die nacheinander angewendet werden sollen. Diese Rezepte sind angeblich von einem Arzt namens Neterhotep erfunden.

b) Nr. 154 (= 13, 3—8). Eine am Anfang verstümmelte Diagnose für eine Erkrankung der Verdauungsorgane, im besonderen mit Beschwerden am After. Sie ist deshalb von großem Interesse, weil in ihr vier der Ausdrücke vorkommen, die im Glossenteil des ersten Buches von den Gefäßen (Ebers Gruppe 43b) genannt und erklärt sind[2]). Wir gewinnen so eine Vorstellung von den Texten, auf welche sich jene Glossen beziehen. Das der Diagnose angehängte Rezept ist unvollständig. Die anschließenden beiden Rezepte (Nr. 155 = 13, 8—10 und Nr. 156 = 13, 10—11) enthalten Mittel zur Behebung desselben Leidens.

c) Nr. 153 (= 13, 1—3) und Nr. 161 (= 14, 6—9). Der erste Text eine Halbdiagnose, der zweite eine Volldiagnose nebst Rezept Nr. 162 (= 14, 9 bis 11) für im Körper ziehende („hin- und herfahrende") *wḥd·w*-Schmerzen, die durch Mittel zum Einnehmen gelindert oder beseitigt werden sollen.

d) Nr. 157 (= 13, 11—14, 3) und Nr. 158 (= 14, 3—4). Rezepte im Halbdiagnosenstil gegen Übersattheit, Speisenüberfülle im Bauch. Die Trankmittel beider Rezepte werden durch die auf Nr. 158 folgenden Nr. 159 und 160 (= 14, 4—6) ergänzt.

e) Nr. 52 (= 5, 1—4). Ein Rezept, das in seiner Überschrift die Krankheit *ḫnśw* nennt, die an den zusammengesetzten Ausdruck für eine Geschwulst in Eb. Nr. 874 erinnert. Sie soll mit einem Salbmittel behandelt werden.

f) Nr. 66—76 (= 6, 6—7, 5). Eine Anzahl von Rezepten für Räuchermittel gegen verschiedene krankhafte Zustände. Das Rezept Nr. 68 (= 6, 8—9), also nicht das erste der Folge, hat eine Überschrift, die, ganz singulär, etwa besagt „Art wie Räucherungen insgesamt vorzunehmen sind" ohne Angabe eines bestimmten Leidens. Den am Anfang verwendeten Ausdruck *tp n* kennen wir aus der Mathematik („Art der Verteilungsrechnung"

[1]) Für das Verständnis des Textes lieferte H. Schäfer in seiner schon oben angeführten Dissertation und in seinem Aufsatz in Ztschr. f. ägypt. Sprache Bd. 30, 1892, Seite 35—37 wichtige Beiträge.

[2]) Von H. Schäfer erkannt in seiner Dissertation Seite 19ff.

und ähnlich). Aber das Rezept selbst gibt nur eine Reihe von Drogen an und zum Schluß die Weisung „der Patient werde mit ihnen beräuchert", also ohne nähere Angaben über die Art des Bereitens oder Räucherns. Auffallend ist die Fassung der Überschrift gewiß; ob sie aber, wie Wreszinski meinte, eine Gruppeneinleitung ist analog dem *ḥꜣ·tj-ʿ-m* des Ebers, erscheint mir zweifelhaft.

Das letzte Rezept Nr. 76 (= 7, 4—5) soll Verzerrung der einen Gesichtshälfte durch einen Schweiß treibenden Dampf mit anschließendem Reiben des Gesichts mit der Hand heilen.

g) Nr. 78 (= 7, 6). Räucherrezept gegen einen Stich vom Skorpion (das einzige Rezept der Hauptüberlieferung, das den Skorpion erwähnt).

h) Nr. 80—88 (= 7, 7—8, 1) und 107—108 (= 9, 4—9, 6). Rezepte gegen „Erhitzung" (Fieber?).

i) Nr. 136—147 (= 11, 5—12, 6). Eine Reihe von Rezepten gegen das *śt·t*-Rheuma (?), durch welche die entsprechenden Mittel in den Papyrus Ebers und Hearst wesentlich bereichert werden. Unter ihnen ist Nr. 138 (= 11, 7—11) interessant durch genaue Angabe der Bereitung des Mittels, eines Trankmittels, wie bei allen Rezepten der Gruppe.

k) Nr. 184 (= 19, 7—11) und Nr. 185 (= 19, 11—20, 4) beschreiben ebenfalls eingehend die Bereitungen. Nr. 184 enthält ein Mittel zum Nachtrinken, Nr. 185 ein Rezept zur Herstellung von rotem Fett, das auch als ein Trank genommen werden soll.

l) Nr. 189 (= 20, 9—21, 3) ist ein Spruch, der beim Einnehmen rezitiert werden muß. Er erinnert an den Spruch Eb. Nr. 3, hat aber im einzelnen einen ziemlich abweichenden Wortlaut.

m) Nr. 190 (= 21, 3—9). Ein Spruch mit unverständlichem Titel. Zum Schluß wird ein Arzt Neterhotep erwähnt.

n) Nr. 118 (= 10, 3—5), ein Rezept gegen ein *ʿꜣ·t* bezeichnetes Leiden, das durch Schwitzen behoben werden soll, hervorgerufen durch ein Heilmittel, welches (es ist ein zusammengesetzter Ausdrück) in zwei Glossen erklärt wird. Das einzelne der Drogenbenennung und ihrer Deutung durch die Glossen ist recht unklar. Aber das Vorkommen von Glossen am Ende eines Rezeptes ist zu vermerken wegen seiner Seltenheit; vgl. dazu Analyse des Pap. Ebers Gruppe 37 Rezept Nr. 782.

Die von anderer Hand nachgetragenen Einzeltexte der Rückseite des Papyrus sind zweierlei Art:

o) Nr. 192—199 (= Rs. 1, 1—2, 5) enthalten Angaben, zu „sehen", ob eine Frau gebären wird oder ob nicht[1]).

p) Nr. 200 (= Rs. 2, 6—8); Nr. 201 (= Rs. 2, 9—10); Nr. 202 (= Rs. 2, 11); Nr. 203 (= Rs. 2, 12) sind Rezepte gegen Leiden im Ohr.

---

[1]) Für die Texte Nr. 193 und Nr. 199 hat Ad. Erman (Aus den Papyrus der Kgl. Museen, 1899, S. 76) auffällige Parallelen aus Hippokrates und aus der Dreckapotheke beigebracht. — Vgl. auch das auf Seite 81 zu den Prognosen Bemerkte.

6. Pap. Beatty VI

Die Bedeutung dieses Papyrus beruht auf den zumeist Erkrankungen des Afters betreffenden Rezepten der Vorderseite. Die beiden Kolumnen der Rückseite enthalten zwei Zaubersprüche, von denen der erste (= Rs. 1, 1—5) stark zerstört ist, aber eine Vignette hat; der zweite (= Rs. 2, 2—5), weit besser erhaltene (ihm fehlt der Schluß), ist als „Buch des Vertreibens der *nśj*- und *nśj·t*-Krankheit" überschrieben[1]). Die beiden dazwischen stehenden Rezepte (= Rs. 1, 5—7 und 1, 7—2, 2) sollen das Leiden *nkn* und eine Krankheit *mḥ3* in irgendeinem Körperteil beseitigen.

Die Texte der Vorderseite hat ihr Bearbeiter Jonckheere von 1—41 durchgezählt[2]). Bei Kolumne 8, 5—7 ist es fraglich, wie die überschriftlosen Rezeptreste zusammenzuziehen oder zu teilen sind. Aber Jonckheere mag mit seiner Zählung recht haben, der ich hier folge. Der von Jonckheere als einheitlicher angesehene Text Nr. 12 (= 6, 1—6) allerdings ist zu teilen: er enthält 6, 1—2 das Nachrezept zu Nr. 11 und in 6, 2—6 den Rest einer Diagnose nebst Rezept.

Die Rezepte betreffen fast sämtlich „afflictions de l'anus". Jedenfalls wird der After in vielen Überschriften genannt, aber neben ihm auch die Brust *šnb·t*, das Herz *ḥ3·tj*, die Lenden *ḏrw·w*, die Harnblase *špj·t*. Und man kann bei einer Anzahl von Rezepten zweifelhaft sein, wohin man sie stellen soll, ob zu den Erkrankungen des Afters oder zu einem der andren Körperteile[3]), wenn diese zuerst genannt sind. Die besondere Art der *wḥd·w*-Schmerzen der Rezepte Nr. 31—34 (= 8, 3—7) müssen nicht solche am After sein; daß sie unter Rezepten für den After stehen, ist meines Erachtens nicht entscheidend.

Die Rezepte sind dadurch bemerkenswert, daß einer ganzen Anzahl unmittelbar ein „danach", „nach diesem" anzuwendendes Zusatzrezept folgt. Es sind „Doppelrezepte", wie ich sie in meinen Untersuchungen genannt habe[4]); die von Jonckheere vorgeschlagene Bezeichnung „kombinierte Rezepte" ist deutlicher. Solche Zusatzrezepte sind Nr. 3 (= 2, 10—3, 9); Nr. 6 (= 4, 11—5, 2); Nr. 12 und 13 (= 6, 1—8); Nr. 15 (= 6, 10—11); Nr. 17 (= 6, 12—13); Nr. 19 (= 7, 2—3); Nr. 21 (= 7, 4—5); Nr. 24

[1]) Dieser Spruch ist von Gardiner in seiner Ausgabe des Papyrus im Textband auf Seite 74 übersetzt worden.

[2]) In dem oben zu Seite 94 angeführten Buch.

[3]) Die Erwähnung der genannten Körperteile in Verbindung mit dem After hängt zum Teil mit den anatomischen Vorstellungen der ägyptischen Ärzte zusammen. — Mit dem richtigen Einordnen mancher Rezepte steht es überhaupt bedenklich (vgl. auch das oben auf Seite 54 Bemerkte), zumal dann, wenn die Überschrift mehrere Organe angibt oder für uns unklar ist. Die Anwendung eines Mittels, in den Fällen des Pap. Beatty in dieser oder jener Weise in oder an den After, ist nicht immer maßgebend. Auch die meisten Mittel gegen Erkrankungen des Bauches, um nur diese zu nennen, werden so verabreicht.

[4]) Untersuchungen II Seite 75; dazu Jonckheere auf Seite 71, Note 1, seines Buches.

(= 7, 8—9); Nr. 26 (= 7, 10—12); Nr. 32 (= 8, 4—7); Nr. 39 (= 8, 13); Nr. 41 (= 8, 14). Viele von ihnen geben an, daß ein Einlauf in den After zu machen ist, nachdem im ersten Rezept etwa ein Mittel zum Einnehmen verordnet war, auch wohl schon einmal ein Klistier angewendet war.

Das Rezept Nr. 14 (= 6, 8—10) hat eine doppelte Überschrift. Vor der eigentlichen Bezeichnung als Rezept für das Vertreiben von bestimmten Leiden an Brust, Lenden und After steht ein sonst nicht belegter Ausdruck, der in seinem zweiten Bestandteil sicher „Sammlung von Mitteln des Arztes" besagt, dessen Anfang vielleicht, wie Jonckheere vorschlägt, „Handbuch" („manuel") bezeichnen mag[1]). Diese Sammelüberschrift entspricht etwa den mit *dmḏ·t* „Sammelbuch" gebildeten Gruppenüberschriften in den anderen medizinischen Papyrus. Wenn man will, faßt sie die nächstfolgenden Rezepte Nr. 14—22 (= 6, 8—7, 10) als eine besondere Gruppe zusammen, Rezepte, in deren Überschriften vor dem After die Brust und das Herz erwähnt werden, in Nr. 20 (= 7, 3—4) sogar nur das Herz, dessen Erhitzung durch einen Einlauf in den After beseitigt werden soll[2]).

Nr. 6 (= 4, 11—5, 5) ist das „Hernachrezept" zu Nr. 5 (= 4, 1—10) gegen die *bnw*-Erkrankung des Afters. Es gibt zunächst ein Mittel an, welches das in Nr. 5 geannte Mittel durch ein anderes neues ergänzt. Dann aber werden noch zwei verschiedene mögliche Befunde von Auftreten von Blutungen angegeben, für deren Behebung je ein Medikament empfohlen wird. — Einen Zweitbefund mit neuem Rezept enthält auch die Diagnose in Nr. 12.

Die Texte dieser „affections anales", wie Jonckheere sie gemeinsam bezeichnet — für mein Gefühl etwas zu weitgehend, was ich oben schon angedeutet habe —, sind zumeist von dem schwer zu bestimmenden Alter der Rezepte sonst. Das Rezept Nr. 5 (= 4, 1—10) aber nennt als Droge „Fischschuppen (??) des *jm*-Meeres" mit dem jungen, erst seit Anfang des Neuen Reiches belegten, aus dem Semitischen übernommenen Wort für das Meer[3]). Von sprachlichen Besonderheiten habe ich die eigentümliche Gruppenüberschrift in Nr. 14 schon erwähnt. Eine andere ist das in Nr. 20; 22; 23 und 24 verwendete *kꜣp·w* für „Erhitzung" (wohl besonderer Art) des Herzens und des Afters. Das Wort ist geschrieben, als wäre es ein Derivat vom Stamme *kꜣp* „räuchern". Es findet sich in den anderen medizinischen Texten in diesem Gebrauch nicht[4]).

---

[1]) Jonckheere auf Seite 24, Note 4. — Das Wort *šḥwj* „Sammlung" ist sonst in der Sprache der Medizin nicht gebräuchlich.

[2]) Jonckheere vermutet, daß in der Überschrift von Nr. 20 eine Erwähnung des Afters nach Herz ausgelassen sei.

[3]) Das Wort kommt in der Sprache der Medizin nur noch in dem Zauberspruch Nr. 189 (= 20, 9—21, 3) des Pap. med. Berlin vor: „das *jm*-Meer hört die Stimme des Seth".

[4]) Der im Pap. Hearst 8, 5 genannte Krankheitsdämon *kꜣp·w* ist eine Ableitung von *kꜣp* „sich verbergen", nicht von *kꜣp* „räuchern".

7. Pap. med. London

Von dem Inhalt dieses Papyrus ist im vorstehenden schon wiederholt ausführlich gesprochen worden, wie bei den Zaubersprüchen auf Seite 12ff. und in anderem Zusmmenhang auf Seite 101,4 und 122. Was die Handschrift außer den an den angegebenen Stellen hinreichend gekennzeichneten Einzeltexten als eigentliche Rezepte enthält, ist inhaltlich sehr einseitig. Es sind Rezepte für Mittel gegen Brandwunden (Brandblasen) in drei Gruppen: Nr. 15—21 (= 6, 1—9); Nr. 49—53 (= 15, 4—7); Nr. 56—61 (= 15, 10 bis 15). Irgend etwas Besonderes bieten diese Rezepte nicht.

Die sonst erwähnten Erkrankungen sind regelmäßig mit einem Zauberspruch verknüpft, auch da, wo ein bestimmtes Mittel für ihre Behandlung angegeben ist. So bei den Augenleiden Nr. 22 und 23 sowie Nr. 34 und 35 (vgl. Gruppe 16 der Inhaltsübersicht des Ebers). So bei der Affektion des *ḥꜣ·tj*-Herzens in Nr. 14 (oben Seite 16), bei der *tmj·t*-Krankheit (oben Seite 16), bei dem Mittel gegen Bluten einer Wunde in Nr. 43 (oben Seite 13) und bei der *tnt ʿꜣmw*-Krankheit in Nr. 32 (oben Seite 16). Auch die Rezepte gegen Brandwunden Nr. 46 und 47 stehen in Verbindung mit Besprechungen (oben Seite 15).

Im übrigen lassen sich nur 61 Einzeltexte klar abgrenzen. Von Seite 16, 1 des Papyrus an verschwimmt der Text in Sprüchen ohne Gestaltung und ohne deutlich erkennbaren Zweck.

8. Pap. Carlsberg VIII

Dieser Papyrus, der nur in kümmerlichen Resten erhalten ist, hat sein Interesse vor allem in dem, was einmal auf der hoffnungslos zerstörten Vorderseite gestanden hat: in einer, soweit erkennbar, fast wörtlichen Parallele zu dem im Pap. Ebers (Gruppe 16 der Analyse) stehenden Sammelbuch von den Augen[1]).

Die mehr oder weniger erhaltenen und verständlichen Texte der von anderer Hand beschriebenen Rückseite sind sieben Geburtsprognosen, wie sie ähnlich auch der Pap. Kahun, der Pap. Berlin und auch der Pap. Ebers enthalten. Von diesen Prognosen, für die ich auf die Bemerkungen oben Seite 81 verweise, stellen Nr. 5—7 Parallelen zu den Texten B. Nr. 195 (= Carlsberg 5), 198 (= Carlsberg 6) und 193 (= Carlsberg 7) dar, dabei ist Carlsberg 6 so gut wie wörtlich mit B. Nr. 198 übereinstimmend.

Kapitel 2: Inhalt der Papyrus

Nach Lage der Dinge und bei dem derzeitigen Stand unserer Kenntnisse ist es nicht möglich, dieEinzeltexte inhaltlich vollständig zu erfassen und zu ordnen. Die folgende Übersicht kann nur eine vorläufige sein. Sie will in Kürze die mehr oder weniger sicher erkennbaren medizinischen Bereiche,

---

1) Vgl. das oben Seite 122 Bemerkte.

die sich bei der Analyse der Papyrus ergeben haben, so gut sich das tun läßt, in eine sachliche Ordnung bringen, wie sie auch bei der vorbereiteten Neuherausgabe der Texte nebst Übersetzung befolgt werden wird. Dabei führe ich nicht in jedem Falle alle in Betracht kommenden Einzeltexte an, sondern beschränke mich in der Hauptsache auf Hinweise auf die vorstehenden Analysen. Die Gruppen des Pap. Ebers zitiere ich als Gr. — Vgl. auch die Zaubersprüche oben auf Seite 12ff.

A. Allgemeines

I. Vom Herzen und von den „Gefäßen".
   a) Anatomisch-physiologischer Traktat über das Herz und die von ihm ausgehenden Gefäße: Eb. Gr. 43.
   b) Sammlung von Glossen zu Ausdrücken über normale und krankhafte Zustände des Herzens: Eb. Gr. 43.
   c) Abhandlung über die Gefäße des Herzens als den Wegen, auf denen sich die Krankheiten im Körper verbreiten: Eb. Gr. 44.
   d) Rezepte für allerlei Erkrankungen der *mtw*-(Gefäße, Muskeln u. a. m.): Eb. Gr. 30; dazu zahlreiche Rezepte im Pap. H. und auch Pap. B.

II. Mittel gegen Fieber: B h.

III. Rezeptierbuch über die Verwendungsmöglichkeiten der *dgm*-Pflanze: Eb. Gr. 9.

IV. Mittel zum Nachtrinken nach dem Einnehmen eines beliebigen Medikaments: B k.

V. Begleitsprüche:
   a) bei der Bereitung der Mittel: H f.
   b) beim Einnehmen eines Mittels: Eb. Gr. 1.
   c) beim Verbinden: Eb. Gr. 1.

B. Verletzungen und Wunden

I. Die Diagnosen des Wundenbuches: Smith Vs. 1—17.

II. Rezepte für Knochenbrüche: Eb. Gr. 30 (Nr. 636); H b.

III. Rezepte für Schlagwunden verschiedener Art: Eb. Gr. 23; dazu Ergänzungen in H.

IV. Rezepte für Brandwunden (-blasen): Eb. Gr. 22; dazu Ergänzungen in L.

V. Diagnosen und Rezepte für Bißwunden: Eb. Gr. 17; H. c.

C. Geschwülste, Schwellungen, Jucken

I. Diagnosen und Rezepte für Geschwülste verschiedener Art: Eb. Gr. 45.

II. Rezepte zur Behandlung von Schwellungen und Juckreiz: Eb. G. 26; dazu Ergänzungen in H.

D. Leiden am Kopf

I. Allgemeine Rezepte: Eb. Gr. 8 und 18.
II. Rezepte für Augenleiden: Eb. Gr. 16.
III. Rezepte für Ohrenleiden: Eb. Gr. 37; dazu Ergänzungen in B.
IV. Rezepte für Erkrankung der Nase: Eb. Gr. 36.
V. Rezepte für Mundkrankheiten:
 a) Zunge: Eb. Gr. 31.
 b) Zähne: Eb. Gr. 25 und 33.

E. Erkrankungen der Gliedmaßen

I. Rezepte für Leiden an Fingern und Zehen: Eb. Gr. 29; dazu Ergänzungen in H.
II. Rezepte für Beinleiden: Eb. Gr. 28; dazu Ergänzungen in H. und B.

F. Erkrankungen des Leibesinnern

I. Allgemeines:
 a) Rezepte für allerlei Erkrankungen im Bauch: Eb. Gr. 2; dazu viele Ergänzungen in H. und B.
 b) Mittel zur Anregung der Eßlust und für die Verdauung: Eb. Gr. 11.
II. Magenleiden.
 a) Diagnosen mit eingestreuten Rezepten für Magenerkrankungen: Eb. Gr. 4.
 b) Rezepte für Magenleiden: Eb. Gr. 5.
 c) Diagnose für magenkranke Frau: Smith 20, 13—21, 3.
III. Rezepte für Erkrankungen des Herzens als Sitz der ʿȝʿ-Hämaturie (?): Eb. Gr. 6; dazu Ergänzungen in H., B. und L.
IV. Rezepte für Erkrankungen der Lunge: Eb. Gr. 2.
V. Rezepte für Erkrankung der Leber: Eb. Gr. 21.
VI. Erkrankungen des Afters und der Blase: Eb. Gr. 10 und Beatty; dazu Ergänzungen in Smith, H. und B.

G. Erkältungskrankheiten

I. Rezepte für den Husten: Eb. Gr. 14; dazu Ergänzungen in H. und B.
II. Diagnosen und Rezepte für *śṯ·t*-Rheuma (?): Eb. Gr. 12.

H. Frauenleiden

I. Eigentliche Frauenleiden: Kah.; Eb. Gr. 38; 40; 41.
II. Rezepte für die weibliche Brust: Eb. Gr. 39; dazu Ergänzungen in B.
III. Geburtsprognosen und ähnliches: Kah. Seite 3; Eb. Gr. 41; dazu Ergänzungen in B und Carlsberg.

J. Schönheitsmittel

I. Schönheitsmittel: Eb. Gr. 32; dazu Ergänzungen in Smith und H.
II. Rezepte für Haarpflege: Eb. Gr. 19 und 20; dazu Ergänzungen in H.

K. Hausmittel

I. Rezept für Räucherwerk: Eb. Gr. 42.
II. Rezepte gegen Ungeziefer: Eb. Gr. 42.

Die sehr summarische Übersicht müßte eigentlich noch einen Abschnitt L erhalten mit Hinweisen auf eine Anzahl bisher unbestimmbarer Krankheiten. Aber deren Nennung ist ohne ihre hieroglyphischen Schreibungen, von denen ich das Buch freihalten will, unnütz und würde auch dann nichts lehren.

Register

1. Allgemeines

2. Autorennamen

3. Ägyptische Wörter (in Auswahl)

FSC
www.fsc.org
MIX
Papier | Fördert
gute Waldnutzung
FSC® C083411

Kolibri 360 GmbH
Ferdinand-Jühlke-Straße 7
99095 Erfurt, Deutschland
produktsicherheit@kolibri360.de